THE
HUNGRY
BRAIN

Outsmarting the Instincts
that Make Us
Overeat

饥饿的大脑

如何聪明地战胜驱使我们暴饮暴食的本能

斯蒂芬·J.居耶内特（Stephan J.Guyenet） 著

石雨晴 译

山西出版传媒集团 山西人民出版社

本书无论如何都不能替代医生或其他医学专业人士就读者具体情况、症状或担忧而提供的建议。读者若需要个人医疗、健康、膳食、锻炼等方面的帮助或建议，请咨询专业的医生或其他合格的医疗保健专业人士。特此声明，作者及出版方不对读者因遵循本书中任何指导或建议，或因参与书中所述活动而产生的直接或间接后果负责。

目　录

前　言

1980 年，美国卫生与公众服务部（US Department of Health and Human Services，简称 HHS）和美国农业部发布了《美国居民膳食指南》（*Dietary Guidelines for Americans*），[1] 希望为美国的决策者、保健专家及一般民众提供简单可靠的膳食建议，降低他们患肥胖症和慢性疾病的风险。该文件只有 20 页，专注实现以下 7 个目标： 1

1. 所吃食物要多样化
2. 维持理想体重
3. 少吃肥肉并避免摄入过多饱和脂肪和胆固醇
4. 吃含有足够淀粉和纤维的食物
5. 避免糖摄入过量
6. 避免钠摄入过量
7. 若饮酒，要适量

若严格遵循该指南，你的膳食不会与如今大多数营养专家的建议有多大区别：以全谷物、豆荚、土豆、蔬菜、水果、坚果、瘦肉、海鲜和乳制品为主，少食添加脂肪、糖和深加工食品。

在“维持理想体重”一节，该指南解释称，体脂的变化取决于所
2 摄入卡路里与所燃烧卡里路之差，并清楚阐释了它所给出的四点体重管理策略：

- **加强锻炼身体**
- **少吃肥肉和高脂肪食品**
- **少吃糖和甜点**
- **不要过度饮酒**

这些策略看似非常合理。但你知道后来发生了什么吗？我们更胖了。从1980年至今，美国人肥胖率翻了一倍多。[2] 某些反对该指南的人将这一数据与其关联起来，提出该指南是让我们变胖的元凶，正是它建议我们用碳水化合物取代膳食脂肪，导致我们食用了过多的精制淀粉和糖。[3] 不过这根本就是无凭无据的胡乱猜测，真正遵循了该指南建议的美国人往往比其他美国人更瘦，[4] 更不用说该指南还明确强调了要控制糖和其他精制食品的摄入。①

该指南或许并不完美，但我们并不能将自己的腰围增长归咎于此。

---

① 再补充两个可驳斥该猜测的证据。第一，根据美国农业部（United States Department of Agriculture，简称为USDA）和美国疾病控制预防中心（Center for Disease Control and Prevention，简称为CDC）的数据，我们的绝对脂肪摄入量并没有真的减少，只是我们的碳水化合物摄入量增加了，因此它的百分比减小了。[5] 农业部的数据称我们的绝对脂肪摄入量增加了，疾病控制中心的数据称该摄入量基本没变。第二，美国农业部从1894年开始发布不同形式的膳食指南，控制脂肪摄入的建议并不是从1980年才开始提出的。[6]

它没能成功的真正原因在于，我们压根没有听从它的建议。1980 年那一版的建议我们没听，此后每五年更新一次的新版建议也大都被我们忽视。即便如今的公立学校在向学生普及这些建议，也未能改变这一现状。当然，我们也不是一点都没听取。我们确实有开始减少全脂牛奶的摄入，更多选用低脂和脱脂牛奶（不论此举的结果是好是坏）。① 我们还用饱和脂肪含量更低的鸡肉替代了部分牛肉。不过，我们的改
变是极其有选择性的，我们对汽水、精制糖、精制淀粉、添加脂肪和 3
深加工食品的摄入量剧增，导致卡路里摄入量飙升，这些都违背了该指南的建议。[8]

我不觉得这些消极变化与该指南有多大关系；我认为它们都是受强大社会经济力量一点一点影响的结果，这些力量改变了我们与食物的相处模式。② 不过它们确实揭示出了人性最基本的一面：要有效改变人的行为，只有信息往往是不够的。我认为该指南没能阻止肥胖蔓延恰恰反映了人们对自己的饮食行为存在大量误解。这些误解逐渐削弱着所有个体有效管理自己体重的能力。

关心自己的健康是理所当然的，因此关心自己怎么吃也是理所当然的，毕竟健康是影响个人幸福、寿命及在生活诸多方面表现的主要因素之一。如果我们的进食行为主要受基于理性思考的有意识选择的

---

① 2013 年，我与同事马里奥·克拉茨（Mario Kratz）、托恩·巴尔斯（Ton Baars）共同发表了一篇论文，重新审视了前人对全脂奶制品摄入量与肥胖、新陈代谢健康和心血管疾病之间关联的研究。[7] 据我所知，我们是率先开展该研究的人。研究结果显示，饮用全脂牛奶的人往往比不饮用全脂牛奶的人更瘦，新陈代谢也更健康。我认为，我们现在还不能断言这一发现意味着什么，但它足以成为我们质疑营养学家推荐低脂、脱脂乳制品的理由。

② 比如说越来越富裕的生活、从单职工到双职工家庭的逐步转变，以及加工食品与餐馆行业不断增强的影响力。想深入了解这些方面，可参阅图书《盐糖脂肪》（*Salt Sugar Fat*）、《快餐王国》（*Fast Food Nation*）、《食品政治》（*Food Politics*）和《世界是肥的》（*The World Is Fat*）。

指导，那么普及正确的饮食教育就能有效帮助我们逐步变得更苗条、更健康。与我们许多人一样，该指南的制定者认为，如果我们正确了解了如何吃、吃什么、吃多少，我们就会照着做。相反，如果我们的日常进食行为主要受大脑中不太理性的那些系统指导，那么无论我们所得到的信息有多精确、多清晰、多有说服力，也是无法有效改变我们原本的进食行为的。[①] 我认为，过去 35 年的实践证明了，后者才是事实。

为了了解这是为什么，我们必须从大脑入手。大脑进化了 5 亿多年，是满足人类生存所需的信息处理器官。若把人比作生物机械，大脑就是其中极其复杂的一块组件，不过我们可以用简单的概念来解释它的某些功能。诺贝尔奖得主、心理学家丹尼尔·卡尼曼（Daniel Kahneman）[②] 在其杰作《思考，快与慢》（*Thinking, Fast and Slow*）中将大脑的思维过程分为两类，他称之为系统 1 和系统 2。系统 1 的思维过程快且毫不费力，是直觉和无意识的思考，它们决定了柜台后面
4 油酥点心的味道和外表是否诱人。系统 2 的思维过程慢且费力，是理性和有意识的思考，它们决定了我们是否认为值得为这些点心承担其可能对体重与健康造成的不良后果，也决定了我们是否能克制购买这些点心的冲动。正如该例子所示，这两个系统虽然存在于同一个大脑中，但其所要实现的目标可能是相互冲突的。不过卡尔曼认为，系统 1 对我们日常生活的影响更大。

卡尔曼的研究成果属于心理学和神经科学的范畴，这方面的研究正日益增多，不断缩小理性与显意识在大脑中的领域。新的研究结果

---

① 当然，这取决于个体；对于一小部分人来说，光是这些信息就足以产生巨大影响。

② 卡尼曼将心理学应用于经济学研究，于 2002 年荣获诺贝尔经济学奖。——译者注

显示，我们的决策过程远没有大多数人凭直觉以为的那般理性，其实冲动的成分更多。

鲜少有人想要过食。更不会有人想要连续过食 10 年、20 年甚至 30 年，好让自己患上肥胖症，并最终成为糖尿病、心血管疾病的高危人群。节食和减重是个价值 600 亿美元的行业，这一点强有力地证明了大多数人都是不想要过食的。不过，事实是美国成年人中有 1/3 肥胖，还有 1/3 超重，这表明大多数人都存在过食问题。[9]

我们想要吃得更少、更健康，但往往事与愿违，这一事实正好与卡尔曼的观点一致。卡尔曼认为，我们有一个理性的有意识大脑，它在乎健康、体重、外表这些抽象的概念，也在乎它们的未来发展轨迹。同时，我们也有一个依赖直觉的无意识（或有意识程度最低的）大脑，它只在乎具体的、近在眼前的好处，比如摆在你面前的那块双层巧克力蛋糕，它往往不会听从“哥哥”理性大脑的金玉良言。

有意识大脑与无意识大脑间的冲突解释了我们为何明明不想过食却还是会过食。我们试图利用大脑的有意识区块控制自己的行为，但它的无意识区块会逐渐削弱我们的这一良好意图。再说回《美国居民膳食指南》，它的问题不是信息错误，而是瞄准了错误的脑回路。若事实确实如此，那么真正控制我们日常进食行为的脑回路是什么呢？它们又是如何工作的呢？只要可以回答上述问题，我们就可以理解现代人为何会选择损害自己健康的食物，并知道该如何去制止了。

我们为什么会有一些看似只会让我们变胖、生病的大脑功能？其 5
实，这些功能的存在是为了帮远古时代的人类更好地存活、繁荣和繁衍，当然，那个时代早已不复存在。我们将在后续章节探究现存捕猎－采集者的生活方式，他们的生活方式与我们祖先在过去数百万年间的生活方式十分相似。从中我们会发现，那些令我们陷入困境的冲动对我们的祖先来说是多么有用。在卡路里难觅的时代，追寻卡路里的大脑是财富，不过在食物过剩的时代就成了累赘。

科学家称这是*进化不匹配*（*evolutionary mismatch*）；换言之，就是曾经有益的特质在进入陌生环境后变得有害了。许多研究者都认为进化不匹配可以解释富裕世界中大量常见慢性疾病的成因。[10] 我在本书中的观点是，大脑中为帮助古人生存而形成的脑回路与给这些脑回路发送错误信息的环境之间不匹配，而这一不匹配正是导致我们过食与肥胖的原因。

本书是一次关于过食的科学之旅，我将作为导游带领着你。大脑不仅决定了我们是谁，还恰好是已知宇宙中最为复杂的实体，我一直为之深深着迷。在拿到弗吉尼亚大学生物化学理学学士学位、华盛顿大学神经科学博士学位后，我开始对大脑在肥胖形成中所扮演的角色产生了兴趣。为什么明明有害，我们还是会囤积过多的脂肪？在这一令人费解的问题驱使下，我加入了华盛顿大学的迈克·施瓦茨（Mike Schwartz）实验室，成了一名博士后研究员。我与施瓦茨共同致力于解开肥胖这一神经科学谜题。很快我就发现，我们研究大脑这一选择是正确的：大脑掌控着我们的食欲、进食行为、身体活动与体脂，因此，要真正了解过食和肥胖就必须了解大脑。研究者对这些过程如何起作用已经知之甚详，但这些知识显然没有被应用到流行的肥胖症理论中去，它们大都尘封在学术期刊中，被束之高阁，无人问津。① 我打算改变这一现状。

指导我们日常进食行为的无意识大脑不是一个单一的系统；它是许多独特系统的集合，这些系统存在于大脑的不同区域。得益于现代

①“尘封”只是比喻，因为如今这些学术期刊大都是电子版的。

研究，我们已经对这些系统本身以及它们如何影响我们的进食行为有 6
了独到的洞见，不过往往只有具备广泛科学背景的人才能接触到这些信息。我将在本书中解密这些发现，为你解读一些对过食行为最具影响力的大脑系统。与此同时，你将了解到自己大脑通常的工作方式，以及许多杰出研究者的观点。我会将这些信息转化为简单的策略，方便你有的放矢、毫无痛苦地管理自己的腰围。

欢迎你的加入，希望你可以享受本次《饥饿的大脑》之旅！

1

岛上最胖的人

为什么我们现在会比以前胖那么多?

答案就藏在我们所吃的食物,

以及这些食物与我们体脂的关联中。

尤塔拉（Yutala）是个大腹便便的胖子，但并非病态肥胖，他的 7
身材在世界上许多地方都不会特别引人注目。① 无论是纽约、巴黎还是内罗毕，街头随处可见他这样身材的人。不过在他的家乡，新几内亚海岸附近的基塔瓦（Kitava）岛上，他的身材就格外显眼了。他是这座岛上最胖的人。②

1990 年，研究员斯戴芬·林德伯格（Staffan Lindeberg）来到这座偏远的岛屿，研究在几乎没有工业化影响的文化中，人们的饮食和健康。[1] 和我们不同，他们不是到食品杂货店购买食物，而是拿着掘土棒到自己多产的田地里去挖山药、红薯、芋头和木薯。这些再加上海鲜、椰子、水果和多叶蔬菜就是他们全部的饮食了。他们每天都会劳作，而且随日出而起。他们身上没有查出任何肥胖症、糖尿病、心脏病和中风，就连老人也是如此。[2]

现代社会正苦于肥胖症和慢性疾病的困扰，对于现代人来说，上述发现真是太不可思议了，不过，这其实是非工业化社会的常态。非工业化社会可能类似于我们远古祖先所生活的社会。[3] 这些社会同样
存在健康问题，比如传染病和意外事故，但对那些在富裕国家常见的 8
致命或致衰疾病似乎有着惊人的抵抗力。

其实，尤塔拉只是碰巧在林德伯格研究期间回来探亲，他并不住在岛上。15 年前他就离开了基塔瓦岛，搬到巴布亚新几内亚最东端的小城阿洛陶（Alotau）去做生意了。在对他进行研究时，林德伯格发现，

---

① 为保护当事人隐私，此处使用化名。

② 根据林德伯格对所有基塔瓦岛民的调查，他是全岛身体质量指数最高的人。

他的体重比同身高男性岛民的平均体重多了约 50 磅（约 22.7 公斤），比排名第二的人重了 12 磅（约 5.4 公斤）。① 他还有一项指标也很突出：他是林德伯格所调查的所有基塔瓦人中血压最高的。[4] 现代社会的生活环境已经把尤塔拉的身体改造得“现代化”了。

在尤塔拉身上可以清楚看到工业化对人类健康的影响。② 在脱离了传统的饮食和生活方式后，他的体重增加了，而同样的剧情在全球不胜枚举的文化中都上演过了，我们自己的文化、家庭和朋友也不例外。饮食、生活方式和体重会随着文化的改变而改变，在美国，这方面的信息浩如烟海。我们可以从中获得宝贵线索，一点点弄清楚为什么尽管我们不愿意，但大脑还是会产生过食的冲动。首先，我们来探究一下过去一个世纪人类体重的变化。

进步的代价

与全球其他许多地区一样，工业化导致新几内亚的肥胖症和慢性病案例爆炸式增长。[5] 回顾美国历史，我们也能在很早的记录中发现类似的进步的代价。

1890 年的美国与现在的美国截然不同，当时 43% 的劳动力在务农，超过 70% 的工作是体力劳动。[6] 冰箱、超市、天然气炉、电炉、洗衣机、自动扶梯和电视还不存在，机动车都是留给工程师和不走寻
9 常路的富人的。获得和制备食物都需要花费功夫，生活本身就是锻炼。

肥胖在当时的美国是否常见？为了找到这个问题的答案，研究

① 以上数据是根据身体质量指数计算的，尤塔拉是 28，男性岛民平均值是 20。

② 以免造成误解，这里所说的对健康的影响也有积极的，比如疫苗和抗生素。

员洛伦斯·黑尔姆兴（Lorens Helmchen）和马克斯·亨德森（Max Henderson）仔细研究了超过 12000 名中年白人（他们都是美国内战老兵）的病历。黑尔姆兴和亨德森利用这些人的身高和体重数据计算出了他们的身体质量指数（body mass index，简称 BMI）。[7]BMI 其实是体重指标，只是经过了身高校正，以便比较不同身高者的体重。它的计算方式很简单，常用于评估一个人是体重正常、超重还是肥胖（BMI 在 18.5 到 24.9 属于正常；25 到 29.9 属于超重；30 及以上属于肥胖）。算出这些数据后，黑尔姆兴和亨德森有了惊人的发现：在 20 世纪以前，中年白人男子中的肥胖者只有不到 1/17。

此后，他们又用美国疾病控制与预防中心提供的数据计算了 1999 年到 2000 年间同一类群体的肥胖率，发现他们的肥胖率从刚迈入中年时的 24% 飙升到了退休时的 41%。① 将 1890 年到 1900 年的数据与 1999 年到 2000 年的数据放在一起，惊人的对比出现了（参见图 1）。

10

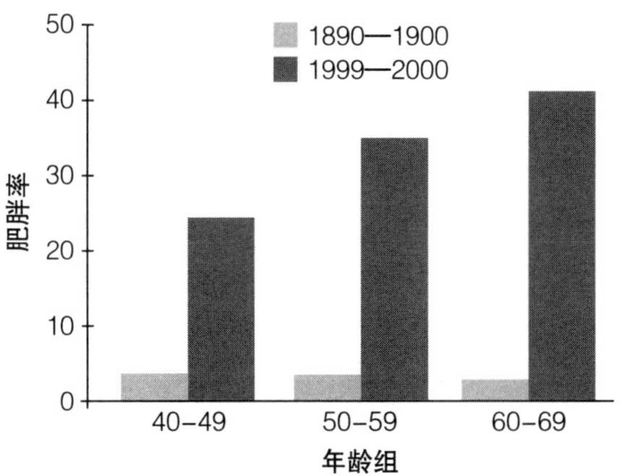

图 1：1890—1900 年和 1999—2000 年的美国白人男子肥胖率。数据源自亨德森等，《人类生物学刊》（*Annals of Human Biology*）2004 年第 31 卷第 174 页。

---

① 前者指 40 到 49 岁，后者指 60 到 69 岁。

这表明肥胖在20世纪前的美国是非常少见的，就如在今天依然保持传统生活方式的那些社会中一样。[8]回顾人类历史，肥胖在富人中业已存在了数千年，埃及女法老哈特谢普苏特（Hatshepsut）肥胖的木乃伊就是例证，该木乃伊已有3500年的历史了。尽管如此，如今的肥胖率之高可能还是史无前例的。

让我们更仔细地研究一下过去50年。这一阶段的数据是最可靠的，也是变化最大的。1960年只有1/6的美国成年人肥胖，到2010年该数字就变成了1/3（参见图2）。[9]在此期间，极端肥胖的患病率增长甚至更为惊人，从1/111飙升到了1/17。[10]更糟的是，儿童肥胖率也增长到了原来的5倍。[11]大多数变化都发生于1978年之后，且增速快得惊人。

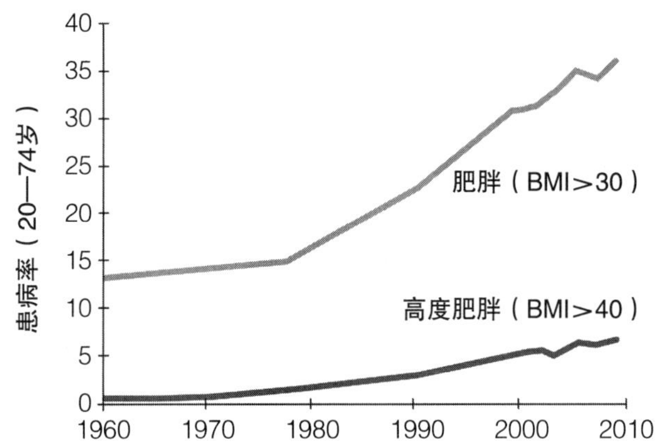

图2：1960—2010年间，20岁到74岁美国成年人的肥胖率。年龄标化（age adjusted）。数据源自美国疾病控制与预防中心的全国健康检查调查（NHES）及全国健康和营养检查调查（NHANES）。

11 公共卫生部门称其为“肥胖大流行”（obesity epidemic），它正严重影响着美国及全球其他富裕国家人民的健康和幸福。最新研究显示，我们可能严重低估了肥胖对健康的不利影响，因为在已过世的美国老年人中，高达 1/3 的死因与超重有关。[12] 糖尿病患病率正在飙升，此外，肥胖所导致的需正畸问题（orthopedic problem）数量也在激增。每年差不多有 20 万美国人通过胃束带手术或胃旁路手术减肥。[13] 现在的服装也有了非常惊人的尺寸，比如 XXXXXXXXL。

为什么我们现在会比以前胖那么多？答案就藏在我们所吃的食物，以及这些食物与我们体脂的关联中。我们很快就会探讨到这一点。不过，在此之前，我们得先了解食物是如何给我们的身体传输能量的。

卡路里的诞生

与普遍观点相反，卡路里这一术语并不是斯耐克维尔斯饼干公司（SnackWell's）创造的。它出现于 1800 年代早期，是科学家为了统一不同形式能量的度量衡而创造的，这些能量包括热能、光能、动能以及化学键中所蕴含的*势能*（*potential energy*）。[14] 面包、肉、啤酒和其他大多数食物中都存在这样的化学键，它们会在特定情况下释放势能，就像木头和汽油会在燃烧时释放热能和光能。

1887 年，现代营养学之父威尔伯·阿特沃特（Wilbur Atwater）阐释了势能是如何为人体这座熔炉提供燃料的：[15]

> 源自太阳的能量被储存在食物的蛋白质、脂肪以及碳水化合物中，今天的生理学家已经能够给我们解释这种能量是如何转变为热量温暖我们的身体，以及如何转变为我们工作和思考所需的力量的。

阿特沃特的团队率先意识到，了解能量的力量是了解人体的一种
方式，因此率先开始全面测量不同食物中的卡路里含量，具体方法是
12 将食物放入他的“热量计”（calorimeter）中燃烧。你在麦片包装盒一
侧看到的卡路里值，那都是用阿特沃特研究出的公式计算的，依靠的
是对食物中卡路里的测量，并根据人体复杂的消化和新陈代谢过程进
行了校正。①［能量值的实际单位是大卡，即千卡，但所用的英文符号
是*首字母大写的卡路里*（*Calorie*），率先这样使用的是阿特沃特，后
来便成了约定俗成。］[16]

为了测量人体消耗食物所产生的能量值，阿特沃特及其同事还建造了一个巨型的可住式热量计。这个热量计中的空间大小适中，可容受试者在其中居住多日，以进行实验。阿特沃特的系统特别有效，准确率超过 99%，而该系统显示，进入体重稳定者体内的食物能量与从人体所释放的能量相等。[17]换言之，若一个人既没有增重，也没有减重，则其摄入的卡路里与其身体所燃烧的卡路里相等。②

将其转化为能量平衡等式就是：

身体能量的变化 = 摄入的能量 – 消耗的能量

能量以食物的形式进入人体，然后被用于新陈代谢、泵血、呼吸、消化食物和维持人体活动，最后以热量的形式排出体外。在成长期，我们还会用食物中的能量来构建瘦体组织（lean tissue），比如肌肉和

---

① 脂肪、可消化碳水化合物和蛋白质的能量值分别约等于每克 9 大卡、4 大卡和 4 大卡。

② 当然，这要加上以粪便和尿液形式排出的能量；阿特沃特的发现其实仅仅意味着，人体没有魔法，它与其他万事万物一样，都遵循着物理定律（它尤其遵守热力学第一定律，即能量守恒定律）。

骨骼。在满足人体所需后剩余的能量都会以人体脂肪的形式储存下来，专业的术语是*脂肪组织*（*adipose tissue*）。脂肪组织是人体的主要能量储存处，而且几乎没有储存上限。当你摄入的卡路里高于身体燃烧量时，多余的卡路里主要就是转移到了你的脂肪组织中。你的*肥胖*（*adiposity*）程度就会增加。事实就是这么简单，不过后续章节我们还会讨论到，其可能的影响并不会像其最初的表现那样简单直接。

阿特沃特也发现，不同食物，包括那些富含碳水化合物、脂肪、蛋白质和酒精的食物，其中所含的化学能都能在人体中有效地互相转换：简言之，只要进入人体这座熔炉，所有卡路里都一样，没有区 13
别。[18] 近期的研究还证明：真正影响肥胖的是食物所能提供的卡路里总量，而非该食物中具体的脂肪含量、碳水化合物含量和蛋白质含量。该结论源自这一实验：当研究人员严格确保卡路里摄入总量不变时，改变饮食中的脂肪、碳水化合物和蛋白质含量并不会对肥胖产生任何显著影响；也就是说，无论你是想减重、维持体重还是增重，这种做法都不会有什么帮助。[19] 而这违背了我们的常识——在卡路里含量相同时，某些营养物质，比如碳水化合物或脂肪，更易令人发胖。不过，某些食物确实会比其他食物更容易导致肥胖，但其中主因似乎并非是它们对我们的新陈代谢率有什么特殊影响，而是它们会诱使我们摄入更多的卡路里。①

考虑到这一点，我们可以将之前的能量平衡等式稍作调整，以反

---

① 新的证据显示，某些饮食，比如极低碳水、极低脂且高蛋白的饮食，可以适度提升新陈代谢率，但迄今为止没有任何研究证实，这些影响能有效改变肥胖差异。[20] 而且极高脂、极高碳水的饮食也有可能加快新陈代谢，令脂肪燃烧速度略微加快。不过，抛开这两种极端情况，在严格控制卡路里摄入总量时，饮食结构，包括普通的低碳水、低脂饮食，对体脂的影响似乎都差不多。

映肥胖的长期变化：

肥胖变化 = 摄入食物的卡路里 – 消耗的卡路里

要增脂，你就必须增加卡路里摄入量，或减少卡路里消耗量，或者二者同时进行。要减脂，你就必须减少卡路里的摄入，或者燃烧更多的卡路里，或者二者同时进行。这是个很简单的概念，但要将其用于减重就会极为困难，许多人对此深有体会。

如果这个原理是真的，那么我们理应看到的是：伴随美国人腰围的增长，我们摄入的卡路里开始增多，和（或）消耗的卡路里开始减少。下面就让我们来看一看事实是否真的如此。

摄入的卡路里：如何改变我们的卡路里摄入量

要测出整个国家的卡路里摄入量是非常困难的。不过，迄今为止，研究人员已经成功地用三种不同方法完成了这一任务。第一种方法是
14 测量食物产量，要根据进出口的量进行调整，并尽量将被浪费的食物扣除，看剩余的人均卡路里有多少。[21] 第二种方法就是抽样，找出有代表性的样本，调查他们吃了什么，由此计算出他们摄入的卡路里。[22] 第三种方法是，将体重与卡路里摄入量之间的关系建成数学模型，用这个模型来计算体重增长所需的卡路里摄入量的变化值。[23]

我将三种方法估计出的卡路里摄入量绘制成了图表，即图 3。如你所见，这些方法得出的估计值虽然不同，但有一点是一致的，即它们均显示在我们体重增长最快的时期，我们的卡路里摄入量也大

幅增长了（在 1978 年至 2006 年间，我们的日均卡路里摄入量增加了 218—367 大卡）。第三种方法的创始人是美国国立卫生研究所（National Institutes of Health）研究员凯文·霍尔（Kevin Hall），据该方法估计（见图 3 中黑线所示），在“肥胖大流行”期间，我们的日均卡路里摄入量增加了 218 大卡，该值可能是与真实情况最接近的。值得注意的是，无须考虑身体活动或其他因素的变化，仅该增加值就足以解释那场“肥胖大流行”爆发的原因了。[24]

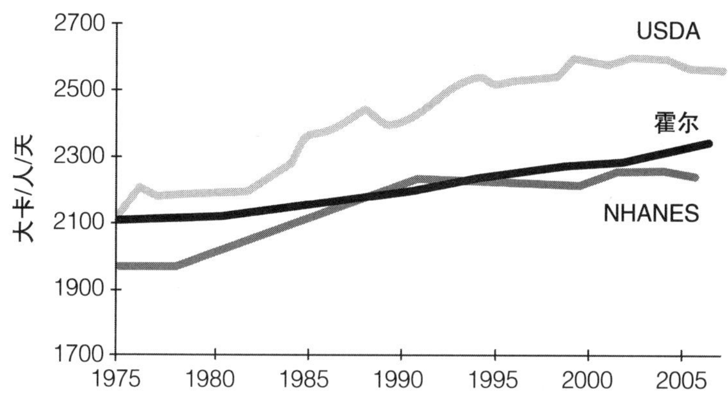

图 3：1975—2006 年间，美国成年人的卡路里摄入量。数据源自美国农业部经济研究服务局（USDA Economic Research Service）的食物供应估计值（已扣除食物浪费量）；美国疾病控制与预防中心的全国健康和营养检查调查结果；霍尔等，《公共科学图书馆：综合》（*PLoS ONE*）2009 年第 4 卷，编号 e7940。凯文·霍尔慷慨提供了原始数据，特此鸣谢。

说到这里，你可能会开始怀疑了。*1 磅（约合 0.45 公斤）体脂含有约 3500 大卡的能量，那么，如果我们真的每天多吃了 218 大卡的食*
物，那么我们难道不该每 16 天增重 1 磅，每年增重 23 磅（约合 10.4 15
*公斤），到一二十年后，就得靠铲车出行了吗？*尽管大众媒体、公共

卫生部门、医生，甚至某些研究人员都非常喜欢用这种粗略的计算方式，但肥胖事实上并不是这样变化的。霍尔及其同事证明，这种估算肥胖变化的方式错得离谱——这一错误的后果是严重误导了我们对增重和减重的看法。[25]

这种方法的主要错误在于，它忽略了人体对能量的需求会随着体积的变化而变化。为进一步阐述该原理，试将你的脂肪组织想象成银行账户。假设刚开始你有 10000 美元存款，月收入 1000 美元，月支出 1000 美元，一年后，你的账户中仍然只有 10000 美元。现在假设你的薪水涨了，月收入为 2000 美元。起初，你的生活方式没变，月支出还是只有 1000 美元，每月就能多存 1000 美元。不过，渐渐地，你开始觉得买台新电脑或者买双漂亮的鞋子也挺不错的。再后来，你搬进了更好的公寓。随着生活质量的提高，你的支出也在悄然增长。涨薪 6 个月后，你的月支出变为 1500 美元，一年后，变为 2000 美元。在这一年中，你的储蓄在增长，但增长率在不断下降，待你的支出与收入相等时，增长停止。你的账户金额约停留在 16000 美元，在你的收入或支出发生变化前，它会保持稳定。

肥胖也是如此。当你的卡路里摄入量增长，你的体重也会增长，新增组织也会燃烧卡路里。① 渐渐地，随着体积增长，你的卡路里消耗量会与卡路里增长量持平，你的体重也随之稳定下来。你摄入的卡路里不再多于你燃烧的卡路里，因此，你的体重和肥胖程度会在比之前更高的一个水平上稳定下来。这就是高原效应（plateau effect），同样适用于卡路里摄入量减少时。

该原理有什么实际意义？很重要的一点是，它告诉我们，无论你

① 新陈代谢率的增长主要来自增重过程中瘦体重（lean mass，即去脂体重）的增长。

想要增重还是减重，所需的卡路里变化量都是大于大多数人所以为的那个量的。饮食的一丁点改变，比如每天少吃一片吐司，只能带来很小的 16
肥胖变化，而且这个变化不会无限累加。这一实证证明的新的经验法则是，要减去 1 磅体重，日均卡路里摄入量就必须减少 10 大卡。[26] 不过，要达到新的稳定体重，需要好几年的时间，因此，为了更快达到目标体重，大多数人都会更大幅度地增加这种卡路里逆差，然后利用 10 大卡经验法则来防止体重的反弹。

对于一个认真节食的人来说，减重高原期就是可怕的噩梦，而上述原理或许能对此提供部分解释。所谓减重高原期就是，当你煞费苦心地减少了卡路里摄入量，也成功减轻了部分体重后，你的体重突然稳定了，无法继续朝你的最终减重目标迈进。这时候，即便你依旧遵循之前成功的饮食安排，体重也不会再继续降低。这个现象是真实存在的，霍尔的研究为此提供了两种解释。第一，随着体重减少，人体所需的能量也会减少，卡路里逆差逐步缩小，最终减重停滞。第二，减重会激发食欲，令你更难维持该卡路里逆差（我会在后续章节进一步解释该问题）。[27] 要打破高原期，继续减重，就必须重新建立卡路里逆差。当然，这事说起来容易，做起来难。

之前三种卡路里估算方法均显示，在“肥胖大流行”期间，我们的卡路里摄入量大幅增长，这一增长足以解释我们增加的体重。简言之，我们吃得更多了，所以也长得更胖了。

现在，让我们退一步思考。我们一直关注最近的发展变化，因为这段时期我们对肥胖相关信息的掌握最为完整。不过，20 世纪上半叶的情况如何呢？图 4 是我根据美国农业部提供的食物消耗数据（food disappearance data）绘制的，反映的是上个世纪美国人的卡路里摄入量（运用的是第二种卡路里摄入量估算法）。这些都是粗略数据，但足以说明这段时期的大体变化趋势。①

如图所示，我们 1909 年的卡路里摄入量是超过 1960 年的。不过，众所周知，1909 年并没有“肥胖大流行”的情况。为什么呢？

17

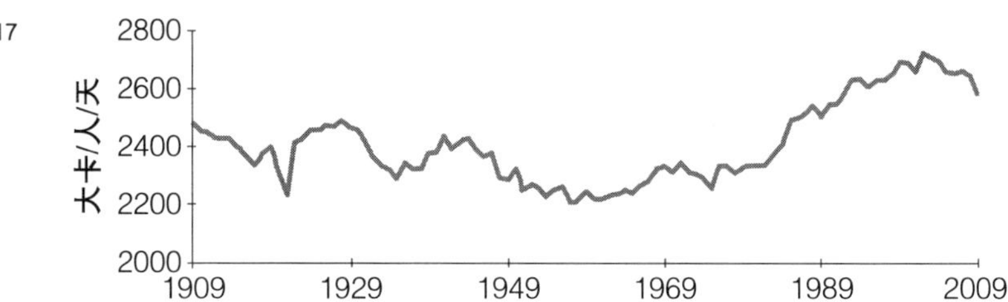

图 4：1909—2009 年间，美国人的日均卡路里摄入量。基于美国农业部经济研究服务局的食物供应估计值计算。图中的数据源自关于“营养供应”的资料，是蛋白质、碳水化合物和脂肪的总卡路里值。数据已统一按 28.8% 的食物浪费率折算，但在 1999—2000 年间，因液态油的估算方法变化而有人为变动。

卡路里消耗：身体活动量的变化

下面我们将探讨肥胖的第二项决定因素：身体的能量消耗量。除了新陈代谢、泵血、呼吸、消化食物以外，人体还有一项需要耗费能量的重要活动：收缩肌肉。收缩肌肉，我们才能行走、给庄稼除草、捆扎干草、给奶牛挤奶、揉面、手洗衣物、在工厂里组装产品。事实证明，这些事情我们一个世纪前做的可比现在多得多。换言之，当时我们吃得多是因为身体活动量更大，需要更多的能量支撑。

---

① 这些数据之所以粗略，部分原因在于它们并没有考虑到食物浪费量不断增长的事实。这就人为地增加了近年来的卡路里摄入量增加值（图 3 和图 4）。这也解释了为什么美国农业部的估计值会比另外两种估计值高出那么多。凯文·霍尔就该问题发表过一篇精彩的论文，值得一读。[28]

这一点很关键。1909 年的高卡路里摄入量与当时的高卡路里需求量是相适应的。不过，在接下来的半个世纪中，机器的使用逐渐改变了我们的生活方式，身体活动量大幅下降。农田里用犁耙、锄头劳作的人越来越少，更多的是坐在方向盘后，操作机器代劳。图 5 显示了这一时期汽车登记数量的大幅增长。1913 年时，拥有汽车的美国人不足 1%。[29] 如今，每 10 个美国人中就有 8 辆汽车。

从 1913 年到 1960 年前后，随着我们坐着的时间越来越长，我们的卡路里摄入量也在相应减少。工作强度的减少也降低了人们的食欲，因此，吃得也更少了。

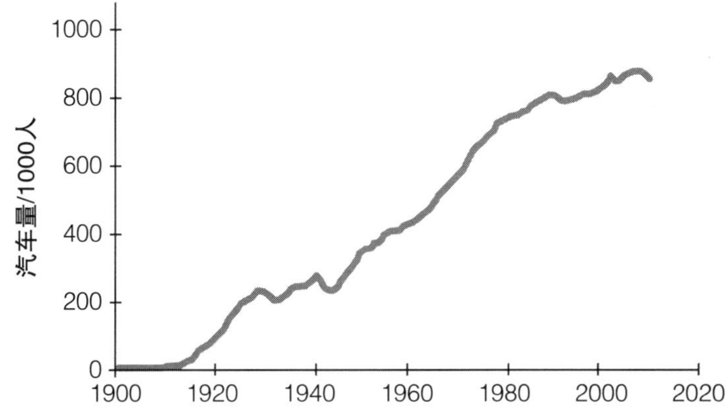

图 5：1900—2010 年间，美国每千人的汽车登记量。数据源自美国能源部（US Department of Energy）。

到 1978 年前后，变化出现了：我们的卡路里摄入量开始大增，而
且在接下来的 20 年中一直在增长，达到了史无前例的水平。但久坐的 18
情况并未改变。肥胖率骤然飙升，速度之快，待公共卫生部门察觉到时，“肥胖大流行”已经近在眼前。

失衡的国家

当卡路里消耗减少、摄入增加时，能量平衡等式只可能得出一种结果：脂肪增多。我们摄入的卡路里超过了我们在目前身体活动水平下保持苗条所需的能量，因此，我们胖了。换言之，我们吃过量了。

在人类历史上的大多数时候，人们的卡路里摄入量与所需量都是近乎相等的，而且并非刻意为之，美国在 20 世纪的大多数时候也是如此。不过不可思议的是，从那以后，我们的卡路里摄入量与真实需求间的联系被打断了，在某种力量的推动下，我们开始过量饮食。

这股力量到底是什么？如果可以回答出这个问题，我们就能够有所应对。在此之前，我们要先回答另一个问题：最易导致过食的因素是什么？

19

诱导大鼠过食的怪招

长期以来，科学家们对肥胖进行了丰富的研究，所用的方法就是把啮齿类实验动物养胖。1970 年代，研究人员找到了让大鼠变胖的更好方式，这种方法便于他们更有效地研究肥胖的发展和影响。早期，研究人员只是增加了标准鼠粮中的脂肪含量。这种方法是有效的，但要养肥一只大鼠往往需要数月的时间——因此，啮齿类动物肥胖研究既耗钱又耗时。

现任布鲁克林学院（Brooklyn College）进食行为与营养实验室（Feeding Behavior and Nutrition Laboratory）负责人的安东尼·斯克拉法尼（Anthony Sclafani）带来了决定性的改变。当时，斯克拉法尼还是个研究生，他无意中将一只大鼠放到了实验室的工作台上，而他的同学在那张工作台上留了一碗果脆圈（Froot Loops）麦片。大鼠摇摇摆摆地走过去，开始大快朵颐。大鼠一般都对陌生食物非常谨慎，这样的场景是很少见的。看着这只大鼠狼吞虎咽地吃着人类食物，斯克拉法尼突然想到，人类的食物可能比他现在在用的高脂鼠粮更致胖。

斯克拉法尼想试试看，能否设计出更快、更有效喂肥大鼠的方式。他去了超市，买了各种各样高卡路里的“美味可口的超市食物”，包括果脆圈、加糖炼乳、巧克力碎曲奇饼干、意大利香肠、芝士、香蕉、棉花糖、牛奶巧克力和花生酱。[30] 当斯克拉法尼将这些食物与标准团粒状鼠粮一同放进鼠笼时，大鼠们立即对着人类食物狼吞虎咽起来，对乏味的鼠粮则是兴趣全无。这份新食谱让它们的增重速度创下新高。短短几周，它们就过度肥胖了，锻炼和狭窄的生活环境已经无法阻止它们增肥了（当然，锻炼还是有减缓其增肥速度的）。大多数研究人员称这种方法为“自助餐饮食法”（cafeteria diet），不过斯克拉法尼自己称之为“超市饮食法”（supermarket diet）。

斯克拉法尼的研究发表于 1976 年，而迄今为止，自助餐饮食法仍然是让正常大鼠过食的最有效方法——比单纯的高脂和（或）高糖饮食法有效得多。[31]

由此产生的结论令人不安：美味可口的人类食物是让正常大鼠自发过食和肥胖的最有效方法，而且它的致胖作用无法单一地归咎于其中的脂肪或糖含量。如果这一结论为真，那么这样的食物对人类又会产生何种影响呢?

20

诱导人类过食的怪招

埃里克·拉维森（Eric Ravussin）是巴吞鲁日（Baton Rouge）① 彭宁顿生物医药研究中心（Pennington Biomedical Research Center）营养肥胖研究中心（Nutrition Obesity Research Center）的负责人。1990 年代初，拉维森及其团队试图找到能更好测算人类卡路里和营养摄入的方法。而事实证明，这项任务无比艰巨。当时已有许多研究称肥胖者和苗条者的卡路里摄入量一样多，因此一些研究人员开始质疑卡路里摄入量在肥胖症问题中所发挥的作用。[32] 而其中隐藏的问题在于，这些研究所用的数据都是受访者自述的。换言之，研究人员让受访者自己报告吃过什么，然后据此计算最终的卡路里摄入量。该方法的确有其优点；尤其是能让我们大致了解人们的日常饮食。

但它也有缺点，当研究人员开始使用更精确的卡路里摄入量测算方法时，这些缺点就会凸显出来。[33] 这些实验显示，在将身高、性别、身体活动量纳入考虑后的测算结果是，肥胖的人总是比苗条的人吃得多［正如前文解释过的，他们的组织质量（tissue mass）更大，因此得摄入更多卡路里来维持体重］。也就是说，自述卡路里摄入量数据是有误的，而且有很大的误导性。如今，我们根据各种各样的证据了解到，事实确实如此：众所周知，人们并不擅长描述自己吃了什么，特别是吃了多少。[34] 拉维森知道，若想要准确结果，就不能采用这

① 巴吞鲁日是美国路易斯安那州首府。——译者注

种方法。

更严谨的做法是，将受试者关进代谢区（metabolic ward，一种研究设施），只提供由研究人员精确量化、仔细控制的饮食。这可以极端精确地测算出受试者的食物摄入量，但结果仍然是不真实的。因为受试者的饮食不是自己选择的，因此，测算出的摄入量很可能无法反映出他们正常的饮食习惯。这些研究的结果是非常可靠的，但很可能因为脱离实际而丧失正确性。

拉维森及其团队想用更折中的办法，既保留代谢区测量法的精确
性，又允许受试者自行选择饮食，尽可能重现他们的日常生活。具体
做法是，在代谢区内安装大量的“由你选择 3007”（U–Select–It 3007）
自动售货机，每台机器中都有各种各样的主菜、小吃和饮料。[35] 自动 21
售货机中的食物不是随机放置的——拉维森解释道，“我们对人们喜
欢与不喜欢的食物进行了删选”，而这些机器中只放了会让人垂涎欲
滴的食物。菜单包括鸡肉馅饼、巧克力香草旋涡吉露（Jell–O）果子
冻、芝士蛋糕、多力多滋（Doritos）墨西哥烤辣味干酪玉米片、妙趣
（M&M’s）巧克力豆、沙士达（Shasta）可乐和法式吐司、香肠配糖浆。
受试者中可能也有十分注重健康的人，因此菜单中还准备了几个苹果
（很遗憾，没有果脆圈麦片）——换言之，这些“美味可口的人类食物”
大都与斯克拉法尼大鼠研究中的食谱相似。10 名男性志愿者被关进
了放有自动售货机的代谢区，他们可以自行选择什么时候吃以及吃什
么，实验将持续 7 天。为了监测他们的食物摄入量，所有志愿者都要
先输入身份识别码才能取出食物，剩余的食物都要交还给研究人员
称重。

该实验很成功：拉维森团队既能够精确测算出自行选择食物者的食物摄入量，也可以同时获取大量与新陈代谢有关的数据，这些数据

都是很有用的信息。不过，在研究过程中，拉维森慢慢发现了一个令人惊讶的事实：志愿者们都在暴饮暴食。“人均食物摄入量差不多是其所需量的两倍。”他回忆道。准确地说，志愿者人均食物摄入量是其正常卡路里需求量的173%，而且这种过食的情况从实验的第一天一直持续到了最后一天。在这7天的研究中，男性志愿者们的体重人均涨了5磅（约合2.26公斤）。

在接下来的3年中，拉维森团队又发表了2项“人类自助餐饮食法”研究。[36]这些研究都使用了自动售货机，受试者有男性、女性、苗条者、肥胖者、白人和印第安人。每一项研究中，志愿者都会被关进放满免费美味食物的代谢区，而且在没有人要求他们过食的情况下纷纷出现了暴饮暴食的过食情况。拉维森称之为*机会主义暴食*（*opportunistic voracity*）现象。

这些研究结果十分惊人，因为一般情况下，你很难让一个人连续暴饮暴食好多天（想象一下你每一顿都吃平时的2倍量会是什么感觉！）。其他一些实验中，研究人员是用钱之类的东西引诱志愿者过食，但在这种情况下，志愿者必须强行压抑住越来越明显的呕吐感和胃快要撑破的不适感，才能吃下更多的食物。而在拉维森的研究中，那些志愿者是在无人要求的情况下，十分开心地过食。这证明在拉维森所创造的实验环境中，人们特别容易突破本能的饮食上限。

22 进入大脑

尤塔拉在离开故乡基塔瓦岛后，因为改变了传统的饮食和生活方式而长胖了，与他一样，美国人也是因为生活方式的改变而长胖了。我们现在的饮食环境与斯克拉法尼、拉维森的自助餐饮食法研究有许多相似之处。为了了解身处如此环境中的过食原因，以及我们为什么会在无意或不想要过食的情况下过食，我们必须了解控制我们所有行为（包括进食行为）的那个器官：大脑。

2

选择难题

聪明的进化决策就是要让生物体具备能做聪明决定的能力，

在这一点上，

没有任何动物能与人类相提并论。

瑞典斯德哥尔摩的卡罗林斯卡研究所（Karolinska Institute）内，斯特恩·格里纳（Sten Grillner）实验室的地下室中摆放着一个巨型鱼缸，数十只约 1 英尺（约合 30 厘米）长的生物吸附在玻璃缸壁上，它们长得像虫，吸盘一样的嘴里是如针般锋利的獠牙。这些噩梦般的生物叫七鳃鳗，非常古老，与我们有着亲缘关系（见图 6）。七鳃鳗及其同类八目鳗被认为是现存最原始的脊椎动物，即进化出了脊椎、脊髓和大脑的动物。① 如今这些七鳃鳗的祖先与人类祖先的分化，大概发生于 5.6 亿年前——在哺乳动物、恐龙、爬行动物、两栖动物，甚至大多数鱼类都尚未形成之前——远远早于人类祖先涉足陆地。[1] 23

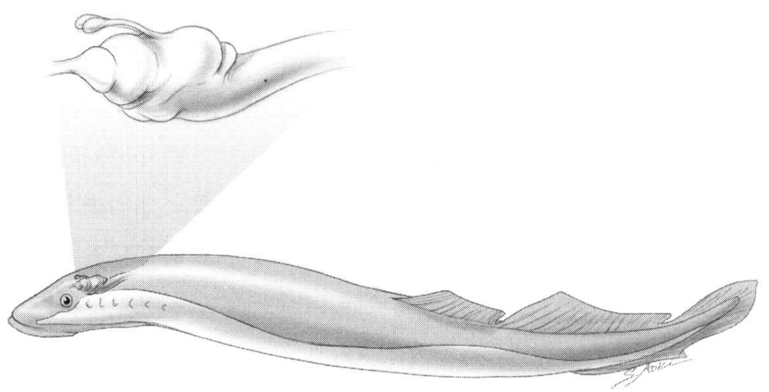

图 6：欧洲七鳃鳗（学名为 *Lampetra fluviatilis*）及其大脑。

① 严格说来，七鳃鳗并没有脊椎（脊柱），但它们有脊髓和大脑。普遍的观点是：它们原本是有脊椎的，只是在后来的进化过程中退化掉了。

同为脊椎动物，七鳃鳗与我们有着亲缘关系，然而是我们最远的远亲。对比它们的大脑与哺乳动物的大脑可发现，作为人类思维基础的核心处理回路是所有脊椎动物大脑所共有的。格里纳的研究证明，
24 这些原始生物豌豆大的大脑中有着人类用于决策的组织。[①][2]如果要彻底了解自己的进食行为，我们就必须了解大脑决策的基本原理，而七鳃鳗是个绝佳的起点。

选择问题：在复杂环境中如何决策

想象一下，在某条汽车装配线上有两台工作机器人。当每扇车门传送经过时，机器人 1 号会将其喷成绿色。一扇又一扇，机器人 1 号重复着一模一样的动作，而这也是它唯一能做的事。这种机器人只有一项工作、一种能力，不需要做任何决策，因此也不需要具备什么处理能力。机器人 2 号就不一样了，它可以做两件不同的事情：将车门喷成绿色，或者红色。机器人 2 号只有 1 个喷嘴，因此不能同时喷出两种颜色，它必须先选出要喷的颜色。[4]那么它到底是如何决定要用哪种颜色的呢？这一基础性难题叫选择问题，只要同时有多个选择（绿漆或红漆）在竞争同一个共享资源（1 个喷嘴），就会产生这样的
25 难题。要解决选择问题，机器人 2 号需要一个“选择器”——具备决定每扇车门最适合哪种颜色的功能。

人类最早的祖先可能就是像机器人 1 号这样的简单生物，不需要

---

① 令人难以置信的是，基底神经节最古老的结构可能形成于脊椎动物出现前，因为研究者已经在苍蝇的大脑中发现了类似的结构。[3]人类祖先用大脑进行决策的历史已经非常久远了。

做任何选择、任何决策。但这样的情况没有持续多久。一旦进化出可运用同一组资源做不止一件事的能力，他们就必须开始选择、开始决策——那些做出了最佳决策的祖先得以将自己的基因传给下一代。[①]比如七鳃鳗，它就可以做许多不同的事情：吸附在石头上、追踪猎物、逃离捕食者、交配、筑巢、进食、朝几乎任何方向游动。这些选择中有许多是相斥的，因为需要用到同一个身体中的同几组肌肉。因此，就像机器人 2 号一样，七鳃鳗也面临着选择问题，也需要一个选择器来帮助它。

根据计算神经科学和人工智能领域研究人员的研究成果，有效的选择器必须具备以下这些关键属性，这对电脑和大脑来说都是一样的。

1. **该选择器必须能够选出 1 个选项。如果遇到互斥的选项，比如是要逃离捕食者还是交配，这个选择器必须能够选出唯一的选项，并允许这只七鳃鳗获取实施这一选项的必要资源。**
2. **该选择器必须能够选出适合于特定情况的最佳选项。比如说，七鳃鳗若发现了危险的捕食者，就应该逃离。[②]在这种状况下还试图交配的七鳃鳗是无法幸存的，也无法将自己的基因遗传给下一代。**
3. **该选择器必须能够果断地做出选择。即便其中某个选项只是比其余选项略好一点，也应该果断地选出这一选项，并完全舍弃** 26

① 最早的“决策”并不需要神经元或大脑的参与，正如今天的细菌，它们也可以做一些简单的决策。比如说，许多细菌都可以朝食物源移动，都可以远离有害的化学物质，该行为叫*趋化性*（*chemotaxis*）。它们能够根据周遭信息“决定”游往哪个方向对自己最有利。

② 成年七鳃鳗的食物就是其可以吸附并寄生的鱼类。它们会用满口的獠牙刮下宿主的肉来吃，这往往会最终导致其宿主的死亡。我说过的，它们是噩梦！

其余与其互斥的选项。试图一边交配一边逃命的七鳃鳗不太可能留下多少后代。

1999 年，谢菲尔德大学的研究人员发表了一篇影响重大的研究论文，他们通过神经科学和计算机建模搜集到了许多证据，然后将这些证据结合起来，得出结论：实际具有选择功能的结构是*基底神经节*（*basal ganglia*），位于人类大脑深处，是很古老的一组结构。[5] 如今，该观点已为大多数神经科学家所接受。为了了解这一人类选择器的工作方式，我们先从其简化版入手：七鳃鳗的选择器。

七鳃鳗选择问题的解决之道

七鳃鳗是如何做选择的？七鳃鳗的基底神经节中有一个关键结构——*纹状体*（*striatum*），大脑其他部位传送到基底神经节的信号大都由该结构接收。①[6] 纹状体接收大脑其他区域的“出价”（bid），每一个出价都代表着一种特定的行为。比如当七鳃鳗大脑中的某一小块区域正悄声对纹状体说着“交配”时，另一块可能正咆哮着“逃离捕食者！”七鳃鳗无法同时做出这两个动作，因此“让这些行为同时发生”的主意必定糟糕透顶。为了避免同时激活多个行为，基底神经节处伸出了强大的抑制性连接，用于控制这些区域。②[7] 也就是说，基底神经节默认将所有行为都保持在“关闭”状态。只有当特定行为的出

① 纹状体常被分为两部分：背侧纹状体（上部）和腹侧纹状体（下部），后者也常被称为伏隔核（nucleus accumbens）。它们在选择过程中发挥着不同作用，这一点我们后面会再探讨。

② 伸出连接的是苍白球和黑质的部分区域。

价被选中，基底神经节才会关闭这一抑制性的控制开关，允许该行为发生（见图 7）。你可以将基底神经节想象成一个门卫，门后就是肌肉，门卫选择放行某种行为，并将其他行为拒之门外。这就满足了选择器的第一个关键属性：它必须能挑出 1 个选项，然后允许该选项 27
传达到肌肉。

这些行为出价多来自七鳃鳗大脑中的同一区域：*古皮层*（*pallium*），该结构被认为是负责行为规划的部位。[8] 古皮层分为很多小的区域，每个区域负责某一特定行为，比如追踪猎物、吸附在岩石上或逃离捕食者。

人们认为，这些区域具有两大基本功能。第一，在获得基底神经节的行动许可后，负责完成相应的行为。举个例子，“追踪猎物”区可激活与肌肉相连的下行通路，令七鳃鳗做出追踪猎物的动作。[9]

第二，收集有关该七鳃鳗周遭环境与内部状态的信息，该功能决定了这些区域向纹状体出价时的信号强弱程度（见图 7）。[①][10] 举个例子，如果捕食者近在眼前，“逃离捕食者”区向纹状体发出的出价信号就会很强，而“筑巢”的出价信号就会变弱。如果七鳃鳗饿了，眼前又有猎物，那么“追踪猎物”的出价信号就会强于“吸附在岩石上”的出价信号。

古皮层的每一个小区域都在试图完成自己的特定行为，都在同所有与其目标相斥的区域竞争。每一个出价信号的强弱都代表了该行为在特定时刻对生物体而言的价值高低，而纹状体的工作很简单：选出信号最强的那个。这就满足了选择器的第二个关键属性——必须能够选出适合于特定情况的最佳选项。

---

① 神经元对纹状体的放电强度代表了其出价信号的强弱。“在大脑中，”格里纳的前研究生马库斯·斯蒂芬森－琼斯说，“价值评估看的是神经放电的强度。”

纹状体会在选出最强出价信号的同时，拒绝掉其他的竞争出价。因此，一旦“逃离捕食者”的出价获胜，“吸附在岩石上”“追踪猎物”等的出价就会被拒。这就满足了选择器的第三个关键属性——必须能够果断地选出 1 个选项，并拒绝它的所有竞争者。

古皮层的每一个区域都会伸出连接，与纹状体的某一特定区域相连；纹状体也会（通过基底神经节上的其他区域）伸出连接，与古皮层相连，而且连接点就是古皮层的连接发出点。这意味着古皮层的每
28 一个区域都与纹状体形成了彼此相连的回路，每一个回路控制着一个特定的行为（见图 7）。[11] 举例来说，七鳃鳗大脑中存在着追踪猎物的回路、逃离捕食者的回路、吸附在岩石上的回路等等。古皮层的每一块区域都在持续不断地向纹状体低语着，求取着激发行为的许可，而纹状体总是遵循着它的默认设置，说着“不行！”只有在适当的情况下，低语才会转为咆哮，纹状体才会允许其调用肌肉，完成目标动作。正是如此，七鳃鳗才得以对周遭环境及其内部状态做出适宜的反应。①

鉴于此，我们可以将七鳃鳗古皮层的每一个单独区域都想象成一台*选项生成器*（*option generator*），每台选项生成器都负责一个特定的行为，而且持续不断地与互斥的选项生成器竞争着肌肉的使用权。在
29 任何时刻，都是只有出价信号最强的选项生成器能够在竞争中取胜。基底神经节会对这些出价进行评估，判断出谁的信号最强，然后在允许胜者调用肌肉的同时，拒绝掉与其竞争的其他所有选项生成器（见图 7）。正是这样的过程让七鳃鳗得以逃命、避开捕食者并幸存下来，

① 基底神经节的工作方式与工程师独立设计的决策系统的工作方式惊人相似，后者也是将各种相互竞争的选项进行对比，选出最适合当前复杂状况的那一项。[12] 这表明，这种竞争式决策策略可能是普遍适用的最优决策方式。

将自己的基因传给下一代。

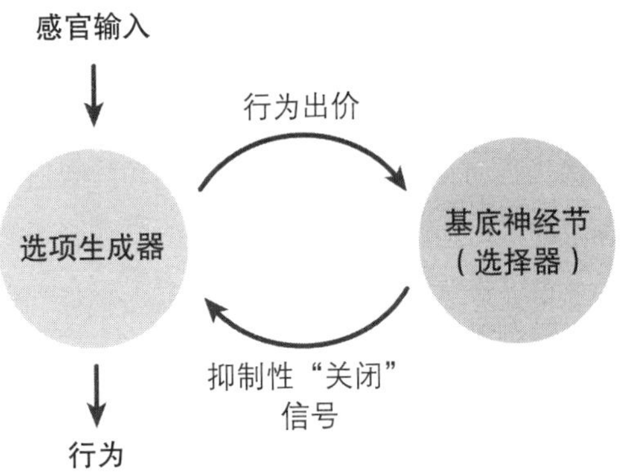

图 7：基底神经节行为选择的一般模型。改动自麦克哈菲（McHaffie）等，《神经科学趋势》（*Trends in Neurosciences*）2005 年第 28 卷第 401 页。

哺乳动物选择问题的解决之道

大多数人都认为，人脑要比七鳃鳗的大脑复杂一点。没错，其实是复杂很多。在地球上，哺乳动物区别于大多数其他生物的特点之一就是我们神经系统的高度复杂性，得益于此，我们才能做出许多令人拍案叫绝的睿智决断。要了解我们这一大功率型号的大脑有多大用处，不妨看看它会吞噬掉多少能量。人类大脑仅占体重的 2%，但所消耗的能量占了人体总能耗的 1/5。[13] 是进化让我们背负了这样一个饕餮般的“累赘”，而这一事实恰恰证明了它的重要性。聪明的进化决策就是要让生物体具备能做聪明决定的能力，在这一点上，没有任何动物能与人类相提并论。

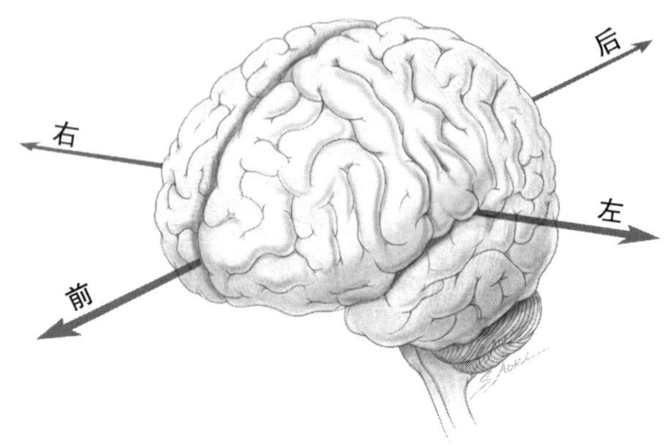

图 8：人脑。

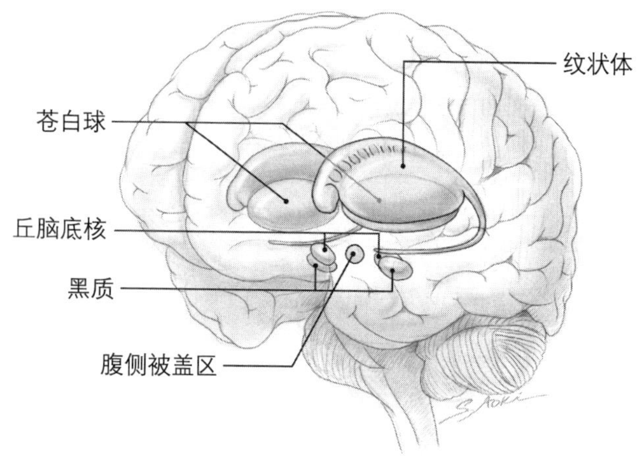

图 9：构成人脑基底神经节的神经核。纹状体由 2 个神经核构成，即尾状核（caudate nucleus）和豆状核（putamen）。

30 那么七鳃鳗的大脑与人脑之间到底有何关联？这正是卡罗林斯卡研究所研究员斯特恩·格里纳及其前研究生马库斯·斯蒂芬森－琼斯（Marcus Stephenson–Jones）打算回答的问题。在前人研究成果的基础上，他们对比了七鳃鳗基底神经节与哺乳动物基底神经节的解剖结构与功能（图9描绘了人类基底神经节）。[14]他们的研究结果十分出人意料：尽管有着5.6亿年的进化差距，七鳃鳗的基底神经节与哺乳动物（包括人类）的基底神经节惊人相似。它们有着相同的区域，区域间的组织方式和连接方式也一模一样。这些区域内有具备相同电性质的神经元，神经元间通过相同的化学信使彼此传递信息。[15]格里纳和斯蒂芬森–琼斯根据这些研究成果得出了惊人的结论：“基底神经节电信号通路的所有细节几乎都是在大约5.6亿年前便已形成。”[16]斯蒂芬森–琼斯补充道：“进化过程中，脊椎动物确实一直使用着大脑中的这一基础结构，它是七鳃鳗、鱼、鸟、哺乳动物甚至人类做决策时的常用结构。”在进化的赛场上，我们的祖先早在5.6亿年前就已击出了本垒打，时至今日，我们仍佩戴着他们于远古海洋中所形成的这一“硬件”。

七鳃鳗能够做出许多不同类型的选择，但数量上与人类相去甚远。31
我们面临着许多七鳃鳗无法解决的选择问题，比如晚餐吃什么，如何还房贷。显然，在大脑这一硬件方面，我们与七鳃鳗有着重大区别，正是这些区别让我们得以理解这个世界，得以做出选择。不过，若人类和七鳃鳗的决策能力真的天差地别，那么我们的基底神经节为何会如此惊人的相似呢？格里纳和斯蒂芬森–琼斯给出了一种解释：有一种进化过程叫*联适应*（*exaptation*）。[17]*适应*（*adaptation*）是形成新特性的过程，比如可以在空气中呼吸的肺和具有四个心室的心脏。与适应不同，联适应是为业已存在的特性增加新的功能，比如扩大基底神经节的决策范围，让其能够控制其他更为高级的决策类型。格里纳和斯蒂芬森–琼斯提出，早期脊椎动物的基底神经节就已经具备非常出色的决策能力，因此也没有任何需要通过进化推倒重来之处。我们只需要在其原有基础上扩建即可。

对人类来说，纹状体接收到的信号大都来自*大脑皮层*（*cerebral*

cortex），它是由古皮层进化而来，当时的古皮层与如今七鳃鳗的古皮层类似。大脑皮层对解决高级选择问题至关重要。没有它，你仍然可以做许多基础性的决策，这些决策都是受大脑更深层、更古老的区域所控制，① 但你无法解决如何还房贷这类的问题。与其他动物相比，人类的大脑皮层要大得多，我们之所以拥有非凡智慧，它发挥了关键作用。相比之下，七鳃鳗的古皮层就显得简陋多了，是最基础的“型号”（见图 10）。② 这也是七鳃鳗没有房贷要还的原因之一。

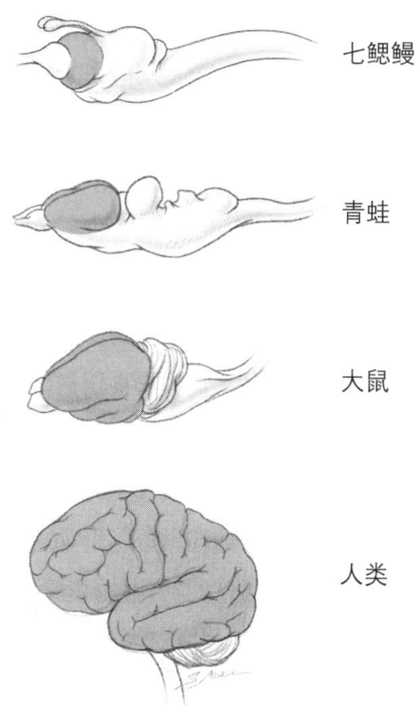

图 10：七鳃鳗、青蛙、大鼠和人类的大脑，深色部分为大脑皮层（或古皮层）。

---

① 即便移除了大鼠等哺乳动物的大脑皮层，它们也能做出一些最基本的行为！比如吃、走、交配和学习完成简单的任务。[18] 不过，它们将难以应对更为复杂多变的情况。

② 与哺乳动物的大脑皮层相比，七鳃鳗的古皮层十分微小，而且二者的细胞结构也不同。

根据大脑皮层传递给纹状体的主要信息可知，自我们与七鳃鳗的祖先分化以来，人类基底神经节的功能已极大地拓展了。事实证明，大脑皮层不仅会传递信息给基底神经节，也会接收其反馈，正如七腮鳗的古皮层一样。[①] 这些交互的连接也构成了回路，连接着大脑皮层的特定区域，而每一块区域都是 1 台选项生成器。事实上，哺乳动物身上有许多 32
类似的回路，将基底神经节与许多脑区相连，这些区域控制的不仅有运动，还有动机、情绪、思维、联想等不计其数的其他过程。[19]

在进化历程中，联适应过程令基底神经节的基本决策单位数量倍增，并将它们与复杂的新选项生成器连接起来。这些新的选项生成器能够生成复杂得多的选项，并以更先进的方式计算选项的价值。除了行为决策外，人类的基底神经节还可以决定我们如何感觉，以及思考什么、说什么，还有——回到我们当前的主题——吃什么。

基底神经节说：去餐厅

若将某一行为分解至最基础的单位，你就会发现该行为有多复杂， 33
它的完成需要许许多多相关联结构的协调合作。“去餐厅用餐”这个目标看似简单，但你首先必须产生吃的动机，其次必须决定去哪里用餐以及如何抵达目的地，然后必须正确控制自己的肌肉系统，帮你顺利抵达目的地，顺利将食物放进嘴里。这可比机器人 2 号的任务要有挑战性得多，因为其中涉及的每一个过程都需要做选择。这些涉及动机、认知以及运动神经的任务都是由不同脑区处理的，只是它们配合

① 这些连接会以丘脑（thalamus）为媒介，转接回大脑皮层。

得天衣无缝，我们才鲜少意识到它们彼此之间是多么不同。大脑究竟是如何令这些决策如此协调的呢？

关于这个问题，我们是不可能得到确切答案的，因为我们不可能像对待其他物种一样，对人脑也进行详尽的侵入性研究。不过，研究人员基于各种各样的科学线索，提出了一个令人信服的假说。为了了解这一假说，我请教了谢菲尔德大学的研究员彼得·雷德格雷夫（Peter Redgrave）和凯文·格尼（Kevin Gurney），他们对基底神经节决策功能的发现做出了关键性的贡献。他们是如此对我解释的：

假设你已经有一段时间没吃东西了。为了活下去，你的身体需要能量，吃便会成为有价值的行动。那么，要如何完成这一行动呢？首先要产生吃的动机。纹状体的腹侧（底部）负责在彼此竞争的动机和情绪中做出选择。[①][20]“那些都是动机通道，负责选出高级目标。”雷德格雷夫解释道，“你饿吗？渴吗？恐惧吗？有情欲吗？冷吗？热吗？”代表饥饿、口渴、恐惧、情欲、寒冷和炎热的选项生成器都会向腹侧纹状体出价，彼此竞争得以表达的机会。此时你缺少的是能量，因此饥饿选项生成器发出的出价信号非常强烈（这是一个潜在的陷阱，我们之后会探讨到），这帮它赢下了竞争，得到了表达自己的许可。这时你才开始产生饥饿感。

一旦饥饿选项生成器胜出，你就有了吃的动机，它会激活大脑皮
34 层中其他的相关选项生成器，这些选项生成器会决定你如何获得食物，或者为此制订出一个大概的计划。[21]它们将分别代表冰箱、比萨饼外卖、街边餐馆和城镇另一端的高档餐厅，向背侧（顶部）纹状体出价

① 这一区域又名伏隔核，是个声名狼藉的脑区，下一章会讲到。需要指出的是，腹侧纹状体和背侧纹状体有部分功能重叠，为避免问题复杂化，本书会将它们当作两个独立脑区对待。

竞争。正如饥饿出价信号的强弱取决于与你身体能量状态有关的信息一样，各种用餐方案出价信号的强弱也取决于与该选择相关的信息：你上次吃到该食物时的感觉，其他人对该食物的评价，要吃到它得花费多少功夫，以及它有多贵。判断后的结果是，城镇另一端那家餐厅真的很棒，但你并不想开车。你冰箱里的食物是最便宜的，但还得自己动手做。街边餐馆又近又便宜，因此它的出价信号最强，赢得了竞争。

现在计划有了，要如何实施呢？走路去？骑自行车去？开车去？还是乘公车去？“街边餐馆”选项生成器又会在大脑皮层中揭开新一轮竞争的序幕，走路、骑自行车和乘公车的选项生成器会向背侧纹状体发出竞争信号。你想要呼吸新鲜空气，也想要尽快抵达餐馆，因此骑自行车这一选项胜出。骑上自行车之后，要如何让它前进？是挥手、扭动脚趾、摇头晃脑，还是踩踏板？答案虽然显而易见，但仍需运动神经脑区在这几个竞争选项中做出抉择。踩踏板的出价信号最强，因此你能跳上自行车，骑着它前往餐馆。图 11 用图表的形式展示了这一过程，图 12 则展示了相关信号在大脑中的传输过程。

35

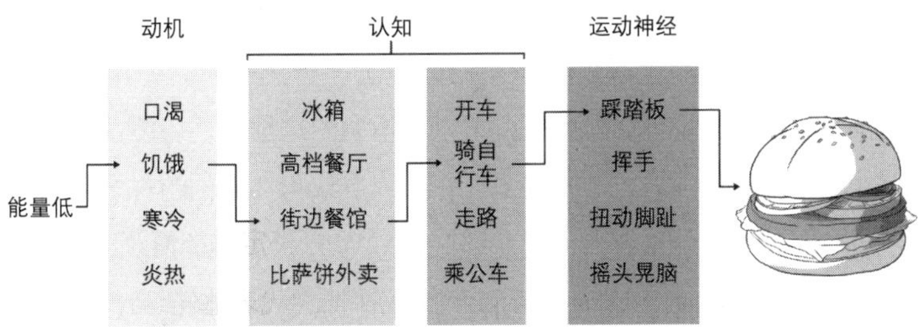

图 11：用餐前的一系列决策过程。首先，大脑感觉到身体能量储备低，因此“饥饿”选项生成器的出价打败了其他可能动机。然后，“饥饿”选项生成器在认知功能区启动了关于如何取得食物的竞争，紧接着，认知功能区的选项生成器又在运动神经功能区启动关于应采取何种适宜行动的竞争。

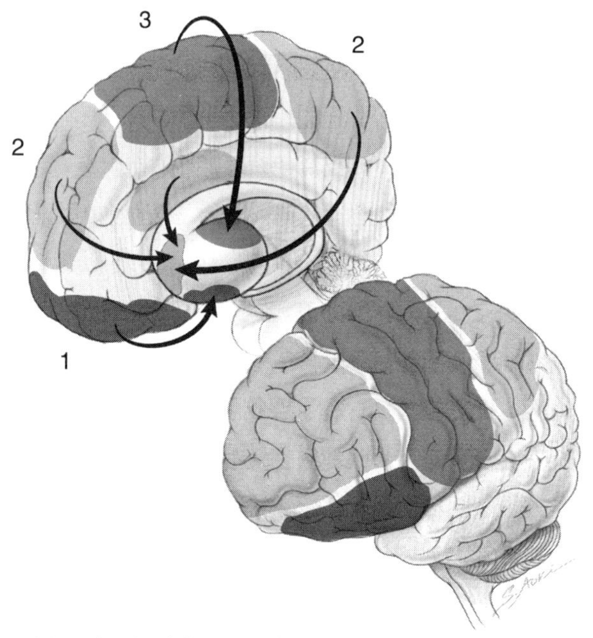

图 12：大脑中的决策过程。首先，前额叶皮质（prefrontal cortex）区域向腹侧纹状体出价，让其选出一个目标。然后，大脑皮层认知功能区向内侧纹状体（medial striatum）出价，让其选出一个行动方案。最后，大脑皮层运动神经功能区向背侧纹状体出价，让其选出要采取的行动。

在你骑车去餐馆、按菜单点菜以及用餐的过程中，还涉及许多选择，这里就不再赘述了。关键是，普遍观点认为，我们的许多行为都是大脑动机、认知和运动神经功能区内一连串竞争的结果。[22] 获胜的动机会在能满足该动机的认知功能区启动后续竞争，紧接着，认知功能区会在运动神经功能区启动新的竞争，该区域负责调动身体完成认知功能区制订的行动计划。每一个出价的信号强弱都取决于个体的经验，及其内部和外部的刺激，基底神经节只会允许出价信号最强的选项表达出来。这是一个无意识的过程，我们只能在某个出价被选中之

后，才意识到它的存在。① 这与（绪论中探讨过的）丹尼尔·卡尼曼 36
的看法一致，即大脑中的大多数活动，包括许多决策过程，都是无意识的。

许多我们认为不起眼的行为，比如给车加油或洗碗，其实都涉及极其复杂的过程。对此，人工智能研究者有着切身的体会，他们深知即便是很基本的目标导向行为，要复制出来也是困难重重。正因如此，如今的计算机虽精于计算，但并不擅长独立进行复杂决策。从中也能看出我们平时有多么不把复杂的大脑功能当回事了。

没有思维的人

为了解释清楚基底神经节在决策过程中的关键作用，我们先来考虑一下若它们无法正常工作会发生什么。

事实证明，有几种疾病与基底神经节有关。最常见的是帕金森病，该病的成因就是基底神经节中*黑质*（*substantia nigra*）部位细胞逐渐减少。[23] 这些细胞会与背侧纹状体相连，并在背侧纹状体中产生*多巴胺*（*dopamine*），而多巴胺是一种化学信使，对纹状体功能的正常发挥至关重要。多巴胺非常神奇，又饱受误解，这一点将在下一章详细探讨，而它与我们目前这一主题最相关的功能就是增加行为被采纳的可能性。

当纹状体中的多巴胺水平升高（比如因摄入可卡因或安非他命）

---

① 许多神经科学家认为，只有在大脑无意识区域做出决策后，我们才能意识到该决策的存在。雷德格雷夫说："这些观点真的、真的会给你一种细思极恐的感觉。你只能在决策做出后，而非做出前意识到它的存在。你脑海中有那么多彼此竞争的选项，但只有一个胜出者，而你只会意识到那个胜出者的存在。""细思极恐"之处在于，如果所有决策都是在无意识中做出的，那么自由意志就是空谈，我们根本没有自主选择权。

时，小鼠（和人类）的活动量往往会大增。[24] 多巴胺水平升高必然会让基底神经节对外来出价信号更为敏感，从而降低激活运动的门槛。图 13 显示，当小鼠的多巴胺水平因摄入可卡因而骤增后，它的运动（走和跑）情况发生了惊人变化。

37

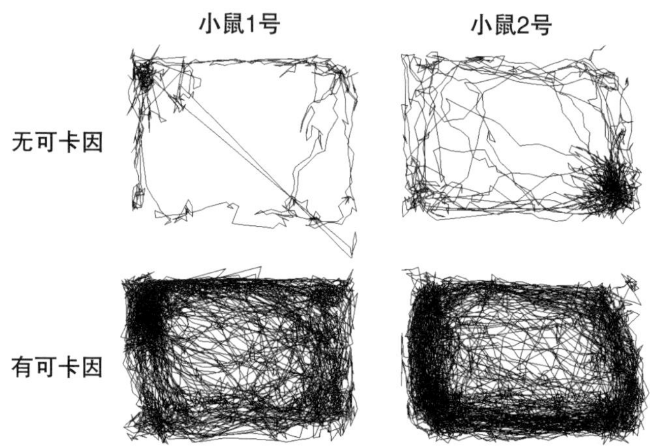

图 13：可卡因对小鼠运动状况的影响。线条代表小鼠 20 分钟里在笼中的运动轨迹。两只小鼠先被注射了生理盐水（无可卡因，见上面两图），两天后被注射了含有可卡因的生理盐水（有可卡因，见下面两图）。请注意被注射可卡因后小鼠运动量的显著增加。图片来自美国国家药物滥用研究所（US National Institute on Drug Abuse）的罗斯·麦克德维特（Ross McDevitt）。

相反，当多巴胺水平降低时，基底神经节对外来出价信号的敏感性会下降，激活运动的门槛随之升高。在这种情况下，动物就会倾向于静止不动。最极端的例子来自华盛顿大学神经科学研究员理查德·帕米特（Richard Palmiter）所制造的多巴胺缺乏症小鼠。因为完全没有多巴胺，这些小鼠几乎是一整天都趴在笼子里一动不动。“如果你将一只多巴胺缺乏症小鼠放到餐桌上，”帕米特解释道，“它只会趴在那里，一动不动地看着你，对周遭的一切全然无动于衷。”当帕米特的团队用化学手段将多巴胺还给这些小鼠后，它们开始疯狂地暴饮暴食、乱窜，直至多巴胺耗尽。

对于帕金森病患者来说，黑质神经元的逐渐减少导致背侧纹状体区域内的多巴胺水平降低。背侧纹状体负责做运动选择，尤其是常见的运动模式选择，当它对运动神经功能区的出价信号越来越不敏感时，运动选项生成器得到调用肌肉许可的难度也就越来越大。[25] 帕金森病患者会有开始及完成运动的困难，尤其是一连串相关运动的开始和完成。病情严重的帕金森病患者几乎是完全丧失了开启运动的能力，该 38
现象被称为运动不能症（希腊语名为“akinesia”，意思是“无运动”）。

万幸的是，现代医学研发出了有助于减缓帕金森病运动功能障碍恶化速度的药物。大多数此类药物都用于增加大脑中的多巴胺信号传送量。其中最有效也最常用的药物是多巴胺前驱物①左旋多巴（L-dopa）。口服左旋多巴后，它们会进入血液循环，部分会进入大脑。一旦进入大脑，它们会被生成多巴胺的神经元吸收，并转化为多巴胺。尽管目前还无法令黑质中减少的细胞再生，但左旋多巴可以让剩下的细胞，甚至可能让原本不含有多巴胺的细胞生成更多的多巴胺，以补充不足。② 多巴胺水平升高会让背侧纹状体对运动神经功能区的出价信号更为敏感，让患者可以再一次更为正常地行动。[26]

与其他许多药物一样，左旋多巴是个钝工具。对于帕金森病患者而言，他们的背侧纹状体确实需要更多的多巴胺，但其他脑区并不需要。当患者服用左旋多巴时，整个大脑中能生成多巴胺的神经元都会如海绵般地吸收左旋多巴，并将其转化为多巴胺，包括负责为腹侧纹

① 前驱物（precursor）是指合成某物质的前体物质或原料。——译者注

② 雷德格雷夫指出，其他神经元（比如正常情况下负责生成血清素的神经元）也可能会吸收左旋多巴，并将其转化为多巴胺，释放到纹状体中，减轻帕金森病的症状。

状体、腹侧被盖区（VTA）提供多巴胺的神经元。这会导致腹侧纹状体的多巴胺水平异常升高。

正如前文提到过的，腹侧纹状体主要控制动机和情绪状态。与背侧纹状体类似，腹侧纹状体内多巴胺水平升高会令其对外来出价信号更为敏感，增加其激活动机和情绪状态的可能性。左旋多巴疗法的常见副作用也确实有情绪激动、性欲亢进、强迫行为以及上瘾行为等，例如赌博、无节制购物、滥用药物、暴饮暴食等等。[27]这些行为都是人们无法控制自己基本冲动的表现，因此都属于*冲动控制障碍*（*impulse control disorders*）。腹侧纹状体对输入的出价信号太过敏感，让不适宜的选项生成器得到了控制权。此外，腹侧纹状体多巴胺水平
39 过高还可能导致某些神经回路活动异常活跃，产生上瘾行为和强迫行为，这一点会在下一章详细探讨。

有些基底神经节疾病还要更神奇。有个叫吉姆（Jim）的人，过去是个矿工，57 岁时因诸多异常症状住进了精神病院。①[28]他的病例中记载着：

> 在入院前 3 年中，他日益沉默寡言，缺少自发的行动。入院前的那个月，他病情恶化，开始大小便失禁，对提问只能回答是或不是，无外界刺激的话会一动不动地坐着或站着。只有在刺激下，他才会进食，有时候，餐盘都空了，他还会继续重复放勺子进嘴里的动作，该行为的持续时长有时会达到 2 分钟。类似地，如果无人叫停，他还会反反复复地冲厕所。

① 病例中没有给出吉姆的真名。

吉姆患了一种罕见疾病——意志缺乏症（希腊语名为“abulia”）①。意志缺乏症患者可以对提问做出反应，在外界刺激下也可以完成特定任务，但他们无法自发地产生动机、情绪和思维。[29] 重度意志缺乏症患者若独自坐在空房间中，除非有人进来，否则他们会一直一动不动。若有人问他们在想什么，有什么感觉，他们会回答：“没有。”意志缺乏症患者自然也没有什么进食的动机。

意志缺乏症往往与基底神经节及其相关回路的受损有关，② 服用能增强多巴胺信号的药物往往疗效不错，此类药物之一是溴麦角环肽（bromocriptine），这也是治疗吉姆的药物：

> **他开始每日服用 5 毫克溴麦角环肽，然后按 5 毫克递增，直至分次剂量达到 55 毫克这一最大值。他第一次出现自发行动是在服药剂量增至 20 毫克时，他在无人要求的情况下自己穿了衣服。30 毫克时，他开始主动与其他患者聊天，不过，每一天的状况起伏很大。随着**
> **服药剂量增加，他开始自发地盥洗、穿衣和进食，而且** 40
> **不会重复无意义的行为。尽管他有时还会回到治疗前的状态，但当服药剂量达到最高值时，这样的情况就十分罕见了，他也基本可以独立完成日常生活所必需的活动了……**

研究人员认为，与意志缺乏症相关的大脑损伤会令基底神经节失

① 也叫“精神运动不能症”（psychic akinesia）。

② 此类损伤的常见原因是一氧化碳中毒；基底神经节似乎对一氧化碳格外敏感。

去对出价信号的敏感性，即便是最恰当的情绪、思维和动机也无法得到表达（甚至是无法进入意识中）。能增强多巴胺信号的药物可以提高纹状体对出价的敏感性，让一些意志缺乏症患者恢复自发感受、思考和运动的能力。

这与过食有何关系？

我们现在已经对大脑的决策过程有所了解，可以进一步了解它关于吃什么和吃多少的决策过程了。吃是一个复杂行为，必须有动机、认知、运动神经层面的协调决策。不过，触发这一连串行为的基本导火索是动机。吃的动机可以源自多个不同脑区，它们会对不同的信号做出反应。比如说，我们基本可以确定，能产生饥饿感的选项生成器与让你在大餐后吃甜点的选项生成器不同，也与让大胃王乔伊·切斯特纳特（Joey Chestnut）在10分钟内吃下69个热狗，从而赢得国际吃热狗大赛（Nathan's Hot Dog Eating Contest）冠军的选项生成器不同。即便如此，若没有动机，就根本不会有吃这个行为。

下一章我们将深入探究引发我们进食，尤其是过食动机的大脑回路。是哪些大脑回路在刺激我们过食？是什么信号催生了这样的动机？我们可以如何应对？我们还是会从基底神经节入手来探究这些结构是如何促使我们认识食物、渴望食物，甚至是对食物上瘾的。

3

诱惑的化学反应

真正令人担忧的是，

现代食品技术可以将食物的强化作用最大化，

令其远比以往任何时候都更为诱人。

你刚刚离开母亲的子宫，来到充斥着陌生人、明亮光线和机器的 41
医院病房。眼前纷繁复杂的景象与五花八门的感官信息令你困惑不已，开始哭泣。此时此刻，哭是你会的为数不多的几件事情之一，就像吮吸一样，是你的少数本能行为之一。不过，在未来的生活中，你会产生新的欲望，培养出新的能力，比如玩积木、阅读文字、打棒球、亲吻他人、工作、获取和吃掉每日的食物。这样惊人的行为转变源自一种我们往往习以为常、不加重视的现象——学习。学习是获取新知识、新技能、新运动模式、新动机和新偏好的过程，也是强化旧有这一切的过程。事实证明，学习，尤其是这一机制对我们特定觅食动机的影响，是我们哪怕判断力提高后仍然会过食的关键原因之一。

要学习，你必须先有个目标。若是没有目标，你就无法判断哪种行为更有价值，也就无法判断应该培养哪种行为。从进化的角度来说，任何生物体的终极目标都是最大化其生殖成功率：尽可能多地繁衍优
质后代，而这些后代也会继续该过程。[①] 不过，这可不是我们狼吞虎 42
咽一碗麦片时考虑的目标；事实上，我们鲜少，甚至根本不会意识到这一目标的存在。我们能意识到的是各种各样的短期目标，它们都是自然选择固定在我们大脑中，为生殖成功这一终极目标服务的。对大多数动物来说，这些目标包括获取食物和水、交配、寻找远离危险的

---

① 理查德·道金斯（Richard Dawkins）及其他许多学者认为，自然选择的基本单位是基因，而非整个生物体。该观点令人信服，不过，就我们现在所探讨的主题而言，将生物体看作自然选择的单位就够了，而且能让论述直观很多。想进一步了解该主题的读者，推荐阅读道金斯的书《自私的基因》（*The Selfish Gene*）。

安全之所，以及寻求身体上的享受。作为比其他大多数动物都更为复杂、更具社会性的存在，人类还追求社会地位和物质财富（这一点并非人类所独有；许多社会性动物，包括黑猩猩，都会用恩惠、性和暴力来获取更高的社会地位）。吃、喝、做爱、寻求安全与舒适、被喜爱等目标都是催生动机和驱使学习的基本动力。食物对生存繁衍来说至关重要，因此，它也往往是非常有影响力的老师。

一听到学习这个词，我们往往会联想到自己埋首课本，吸收各种知识的样子，但学习远远不仅如此，我们所做、所思、所感的一切，几乎都是在某个时刻或有意或无意地习得的。2004 年，位于马里兰州巴尔的摩的美国国家药物滥用研究所动机与上瘾研究员罗伊 · 怀斯（Roy Wise）发表了一篇综述性论文，提出了以下观点：[1]

> **大多数目标导向型动机都是习得的，包括在饥饿时找吃的，在口渴时找水喝。多数新行为的形成都源自原本随机的行为的选择性强化，而该强化是在外界恰当刺激的引导和驱动下完成的。**

举个例子。有个婴儿，他面前坐着一只猫，他想要抓住猫尾巴。他的肢体还不够协调，多数时候都只是在四处瞎扑腾，有时能摸到猫尾巴，但又抓不住。突然，他碰巧用对了胳膊和手，短暂地抓住了猫尾巴。在意识到刚刚有好事发生后，他的大脑会增加该行为发生的可
43 能性，因此，等下一次他还想抓住猫尾巴时，他便会重复这次成功的动作。经过练习，他的大脑会不断改进这一动作，直到他可以随心所欲地吓唬猫咪。一般来说，当有好事发生时，大脑会记住这一好事发生前一刻的大脑活动模式，并提高未来这一活动模式重现的可能性。

用上一章的逻辑来说，就是增强成功过的选项生成器的出价信号。

从外在表现来看，当某种行为实现了目标，它未来重现的可能性就会增加——它被强化了。早在 1905 年，著名的美国心理学家爱德华·桑代克（Edward Thorndike）就描述过这一强化现象：“在特定情况下能产生满意结果的行为都会与该情况产生关联，当这一情况再次出现时，该行为再现的可能性也会增加。”[2] 在我们的一生中，通过经验的累加，我们会不断提升自己实现目标的能力，而强化是其中最简单也最有效的方法之一。

为进一步阐明，我们再以你要找食物吃为例。为了消除饥饿感，你激活了代表街边餐馆、骑上自行车和踩踏板的选项生成器。这是让你抵达餐馆所需的动机、思维和运动模式。现在假设你到了餐馆，食物也真的美味——好得超乎预料。你非常高效地完成了自己的进食目标，因此帮助你抵达餐馆的选项生成器会得到强化，当你再次感到饥饿时，你就更可能产生去那家街边餐馆的欲望，而且更可能选择骑自行车前往。你会开始享受去那家餐馆的想法，享受那家餐馆的环境和气味。你去那家餐馆的行为就会被强化。

三种层次的决策过程都由学习塑造：动机、认知和运动。它们都是做出有效目标导向行为所必需的过程，因此也都会得到强化。强化过程完全是在无意识层面完成的，它的形成早于我们与七鳃鳗共同祖先的诞生。

学习也有逆向作用的效果。若某种行为的结果是不好的，那么个体下次再做出这种行为的可能性就会降低。举个例子，如果你在那家
街边餐馆吃完饭后食物中毒了，那么你再去那里吃饭的可能性就会降 44
低。[3] 你不会再在饥饿时产生去那家餐馆的欲望，去那里用餐的想法，以及那家餐馆的环境和气味，甚至可能让你产生厌恶作呕的感觉。这

就叫作*负强化作用*（*negative reinforcement*）。

要开启强化过程，就必须有教学信号（teaching signal），该信号会根据经验改变基底神经节回路的活动，这样一来，好的反应会被强化，坏的反应会被摈弃。大多数研究者认为，大脑的教学信号就是神奇的多巴胺分子。[①]

诱发学习的化学物质

马里兰州巴尔的摩的美国国立卫生研究所博士后研究员罗斯·麦克德维特（Ross McDevitt），轻轻将一只小鼠放进了透明的塑料笼中，并将一根细光缆接入小鼠头上的微型连接器。麦克德维特运用的是光遗传学（optogenetics）这一尖端技术，能定向刺激小鼠腹侧被盖区（VTA）中的细胞。上一章说过，VTA 这一脑区会伸出含多巴胺的纤维，与大脑的主要动机功能区相连，即腹侧纹状体（见图 14）。当这些纤维释放多巴胺时，它们会改变腹侧纹状体及其相关脑区的细胞活动，对行为产生巨大影响。之前我们提过，多巴胺整体水平的升高会增加所有选项生成器得到表达的可能性——不过，它还有其他更为精妙的作用。其实，多巴胺是强化作用的核心要素。

麦克德维特此番实验设置的最终效果是，只需轻按开关，就可向

---

① 少数研究者不认为多巴胺是教学信号。肯特·贝里奇（Kent Berridge）就是其中的著名学者之一。关于多巴胺强化的争论不在本书的讨论范围内，但科学素养高的读者可能会想要不同的视角，推荐阅读贝里奇 2007 年发表的*精神药理学*（*Psychopharmacology*）论文《关于多巴胺在大脑奖赏机制中所扮演角色的争论》（The Debate over Dopamine's Role in Reward）。

腹侧纹状体释放大量多巴胺，如此一来，就可清楚看到该通路对学习和动机的惊人影响力。

45

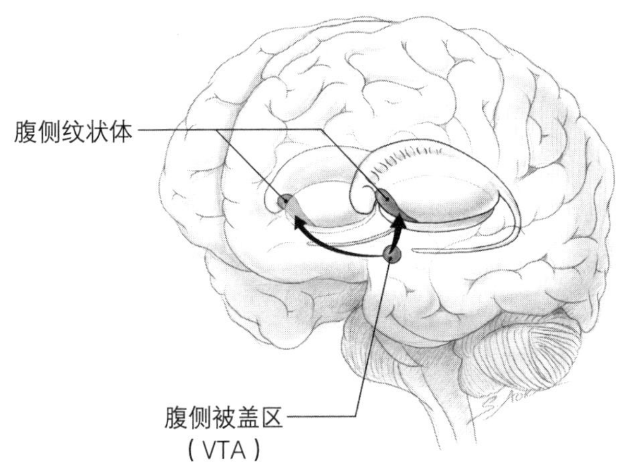

图 14：腹侧被盖区与腹侧纹状体间的多巴胺释放连接。该通路对强化学习和动机至关重要。

鼠笼内有一个小盒子，每当小鼠将鼻子伸进盒中，它头上的光缆就会有光通过，光会照射到它的腹侧被盖区神经元，刺激它们向腹侧纹状体及其相关脑区释放大量多巴胺。不过，在实验开始时，小鼠对这一切是不知情的。刚进入笼中时，这个小盒子对它来说毫无意义。它对这个盒子并没有特别喜爱，会伸鼻子进去纯粹出于一时的好奇。不过，每次伸鼻都能给它带来强烈的快感，宛如同一时间既吃到了巧克力、做了爱，还赢了彩票。

不用太久，它的伸鼻行为就会越来越频繁。“我们发现，”麦克德维特说，“小鼠会为之疯狂。它们会爱上那个盒子。”尽管一开始的伸鼻是出于好奇，但最终，它们懂得了那个小盒子非同寻常的重要性。最终，这些小鼠们的伸鼻次数会达到每小时 800 次——基本无视了笼中其他的一切。其他实验室的实验甚至发现，小鼠为获得腹侧被盖区刺激而伸鼻的次数可多达每小时 5000 次，也就是每秒钟多于 1 次！[4]
46 换言之，腹侧纹状体中的多巴胺具有高度强化性。

从细胞层面来看这一过程的发生，其实是多巴胺作用在刚刚活跃过的基底神经节回路上，提升了这些回路未来再次被激活的可能性。[5] 因此，无论你正在做什么，只要这时有多巴胺释放，当未来出现相同情况时，你重复当前行为的可能性就会升高。腹侧被盖区通常会说："我喜欢刚刚的行为；我将释放一点多巴胺给腹侧纹状体，确保该行为下次还会出现。"

尽管麦克德维特用的是直接刺激腹侧被盖区的方法，诱发了比较极端的强化作用，但此类强化过程其实是每天都在我们大脑中自然上演的。当你完成吃下一个三层培根芝士汉堡的目标后，多巴胺会短时间内大量释放，强化你的"成功"行为。[6] 多巴胺就是用这种方式教导我们该如何感受、思考和行动才能完成大脑中的固有目标的——这与我们理性的有意识大脑是否支持这些目标无关。腹侧纹状体中的多巴胺对学习动机的形成格外重要，比如学习该渴望及回避哪些食物的动机。

动物是如何学会将中性信号与食物联系起来的呢？俄罗斯生理学家伊万·巴甫洛夫（Ivan Pavlov）是率先研究该问题的研究者之一，而在他完成初步实验的半个世纪后多巴胺才被发现。巴甫洛夫团队研究的是狗的消化过程，他很快发现，这些实验犬一看到食物就会流口水——这一观察结果可以得到很多养狗人的证实。他还注意到，只要稍加刺激，即便没有任何食物，也能让这些实验犬分泌唾液。它们已经学会将巴甫洛夫的出现与食物联系在一起了。

后来，巴甫洛夫团队还发现，若他们坚持每次都先摇铃后喂食，那么最终，这些实验犬只要听到铃响就会分泌唾液。[7]它们已学会将铃声与食物的送达联系在一起了，因此，原本中性的声音信号就有了更为重要的意义。麦克德维特的小鼠也是经历了这样的过程，那个可以把鼻子伸进去的盒子原本是很无趣的，但因它反复与诱人的奖赏（腹侧纹状体中的多巴胺）产生关联，小鼠们便习得了它的重要性。

多巴胺：令人快乐的化学物质？ 47

你也许听说过，多巴胺是“令人快乐的化学物质”，它会在我们赢下赛跑、做爱、吃巧克力或吸食强效纯可卡因时引发神经化学的亢奋，让我们产生快感。尽管这个观点在科普写作中常见，但在科学界，这样的观点已经过时很久。其实，多巴胺的释放与快乐的体验并非总是同时出现。实验显示，动物似乎没有多巴胺也能感觉到快乐，对人的研究也支持了这一观点。[8]快乐与一类叫内啡肽（endorphins）的化学物质更为相关，尽管这类物质可能只是带来快乐体验的要素之一。在纹状体内，内啡肽往往是与多巴胺同时释放。[9]总而言之，多巴胺是“诱发学习的化学物质”而非“令人快乐的化学物质”。

如今，我们称该过程为*巴甫洛夫条件反射*（*Pavlovian conditioning*），我们之所以只是看到电视上的可乐图像，只是尝到一点冰激凌的味道或只是闻到了炸薯条的气味就会产生欲望，就会分泌唾液，正是因为该反射的存在。当你（在多巴胺的帮助下）习得“炸薯条的外观和气味预示着你的胃将得到一份富含脂肪和淀粉的奖赏”，那么这些感官信号的重要性就会增强，当它们再次出现，你就会产生吃炸薯条的动机。不过，对我们来说并非所有食物都这般诱人。为什么呢？

追寻卡路里的大脑

我们已知食物可以成为强大的强化物，有力控制我们的行为。不过，不同食物的强化作用是不同的。比如，抱子甘蓝就远没有冰激凌那么诱人。为了了解我们过食的原因，我们需要先回答一个基本问题：食物的强化作用到底从何而来？第一章我们提到过“自助餐饮食法”的发明者安东尼·斯克拉法尼，他的大部分职业生涯都致力于回答该问题，他也确实取得了了不起的进展。

假设你实验室中的普通实验大鼠对樱桃口味的水和葡萄口味的水
48 同样喜欢。所以当你将两种口味的水同时放入鼠笼后，它们喝掉的每种水的量是差不多的。不过，斯克拉法尼团队于 1988 年发表了一项具有突破性的研究，该研究显示，若他们在大鼠喝樱桃水时将半消化淀粉（partially digested starch）直接注入大鼠胃中，大鼠会逐渐产生对樱桃水的偏好。[①][10] 当他们用葡萄水重复该过程时，大鼠们又会对葡萄水产生偏好。尽管淀粉没有接触过它们的口腔，但短短 4 天后，它们就几乎只喜欢经淀粉强化后的那种口味了。斯克拉法尼称这一现象为*条件性口味偏好*（*conditioned flavor preference*）。[②]

条件性口味偏好是个非常神奇的现象。大鼠们完全不知道研究者直接给它们胃中注入了淀粉，但不知怎地，淀粉给它们的大脑发送了信号，

---

① 葡萄糖多聚体（polycose），麦芽糊精（maltodextrin）的一种。

② 条件性口味偏好是沿用已久的科学术语，因此本文亦沿用；不过，英文中的条件性“口味”（flavor）通常指气味。换言之，它是由鼻子中的嗅觉感受器而非舌头上的味觉感受器来感知的。

令大鼠对该信号产生时所品尝到的口味产生了偏好。这些口味本来是中性的，是大鼠们习得了对其中某一种口味的偏好，正如巴甫洛夫的实验犬一样，后者习得了在听到铃声时分泌唾液。这是怎么发生的呢?

进一步实验显示，大鼠并没有察觉到淀粉的存在，它们察觉到的是淀粉在消化道中分解后释放的葡萄糖。[11] 能察觉到葡萄糖存在的关键部位是小肠上段。[12] 小肠不知用什么方法察觉到了葡萄糖的存在，然后向大脑发送信号说:“刚刚有好事发生。再来一遍！”

斯克拉法尼仍然不确定这些信号是如何从肠道传递到大脑的①，但他及其他研究员业已弄清楚了该信号是如何在大脑中影响口味偏好的。最容易受怀疑的对象你也能猜得到，就是腹侧纹状体中的多巴胺。耶鲁医学院精神病学副教授伊凡·德·阿劳约（Ivan de Araujo）及其同事也证明了，注入小肠的卡路里会令腹侧纹状体内多巴胺水平升高，注入的卡路里越多，多巴胺的激增量就越大。[14] 德·阿劳约的实验与斯克拉法尼并无关系，不过他们二者的研究结果一致。斯克拉法尼团队发现，阻 49
断腹侧纹状体中多巴胺的活动能够防止条件性口味偏好的形成。[15]“这意味着，”斯克拉法尼说，“多巴胺可能是影响这一过程的核心要素。”

该研究几乎揭示了碳水化合物催生条件性口味偏好的全过程。大鼠在进食时，它的口鼻会感觉到与该食物相关的口味和气味。食物被吞下后，会进入胃和小肠。小肠会感觉到葡萄糖，然后向大脑发送某种未知信号，引发腹侧纹状体内多巴胺的激增。若该食物富含淀粉或糖，就会令多巴胺大幅激增，从而增强大鼠对刚刚所吃食物口味及气味的偏好，即其未来将更有动机去寻找具有该口味和气味的食物。如

---

① 最容易受怀疑的对象就是连接肠与大脑的神经纤维。不过迄今为止，斯克拉法尼还没有从实验中找到支持这一假说的证据，即没有发现这些神经纤维中携带该信号。[13] 斯克拉法尼猜测，该信号有可能是由血液循环中的某种激素携带的。

此一来，大鼠就会变得更擅长识别和寻找富含碳水化合物的食物。

斯克拉法尼团队用脂肪和蛋白质也诱导出了条件性口味偏好，这表明大鼠对三类主要的含卡路里营养物都有反应，这三类物质是碳水化合物（淀粉和糖）、脂肪和蛋白质。①[16] 斯克拉法尼的研究还揭示出，食物所含卡路里越多，即*卡路里密度*（*calorie density*）越大，该食物的强化作用就越强。[17] 显然，进化后的鼠脑，追求的不仅仅是碳水化合物，还有一切形式的卡路里，每一口食物所含卡路里越高越是受其喜爱。听起来很耳熟？

在食物进入消化道前，大脑通过口味和气味快速收集食物营养质量方面的信息。斯克拉法尼及其他研究者业已证明，用舌头感知某些味道可以强化条件性口味偏好。比如说，比起直接将糖灌入大鼠胃中，让其在喝水时尝到甜味，可以形成更强的条件性口味偏好。糖在舌头上和在小肠中的作用共同加强了这一偏好行为。[18] 其他口味的作用过程类似。氨基酸*谷氨酸*［*glutamate*，是谷氨酸一钠（monosodium glutamate），即 MSG 的主要成分］② 会给食物增加肉鲜味，人和大鼠都会因这种味道而产生对该食物的偏好，若将谷氨酸直接注入胃中，也会产生条件性口味偏好。[19] 甜味表明水果成熟了，谷氨酸的味道表明该食物（比如肉）富含蛋白质③——这些都是野外生存时重要的卡路里及其他营养物质的来源。相应地，苦味、腐烂的气味以及曾引发过

① 尽管机制可能稍有不同，但酒精也可以让啮齿动物和人类产生条件性偏好。因此，一些人将酒精（乙醇）看作第四类含卡路里营养物。

② 核苷酸（nucleotide）是 DNA 和 RNA 的基本组成部分，用舌头品尝时也会尝到肉鲜味。这正是蘑菇吃起来会有肉味的原因。

③ 野生大鼠确实无法安然享受 T 骨牛排，但它们会吃各种各样的小动物，以及人类的残羹剩饭，其中都富含蛋白质。

消化不良的食物都会令人反感。[①][20]

> 卡路里不仅会诱发对口味的偏好，还会诱发对香气、外观、 50
> 声音甚至是位置的偏好，只要将它们与卡路里相关联。事实证明，大鼠喜欢出没在有好事发生过的地方，而吃到卡路里无疑就是件好事。我们也是这样学会与周遭的一切相处，学会得到自己想要的东西的。

综上所述，动物对食物的追求并非不加选择的，它们所追求的食物都具有某种特定的、被大脑本能视为有价值的属性，而这些属性大都指向了高卡路里的食物。我们基本可以认定，这些属性所代表的营养物质对在自然环境中幸存和繁衍至关重要，这也就解释了为什么遇到它们，大鼠的大脑就会做出反应，释放多巴胺，强化寻找和吃下这些食物的行为。这些营养物质是野生大鼠保持健康和保证生育能力必不可少的，因此重视它们是鼠脑的本能，它会在多巴胺的引导下，逐渐学会如何高效地获取这些营养物质。

条件性文化

如果你开始觉得自己与大鼠有大量共同点，那你就对了。人类天生的大多数食物偏好都与大鼠一致，这其实很合理，试想一下：我们都

---

① 我们可以学着喜欢某些苦味，比如啤酒中啤酒花的味道。这种条件性口味偏好的形成是因为，它的苦味是与酒精或其他强化物同时出现的。

是杂食者，许多代一直吃着人类食物。人和大鼠都天生喜欢甜，讨厌苦，这表明，在7500万年前，人与大鼠分化前，可能进化出了与其极为类似的适应性。[21] 此外，无论生活在何种文化中，人们都喜欢谷氨酸的肉味，讨厌腐烂的臭味，反感那些曾引发过消化不良的食物。[22] 人类对盐（氯化钠）也有着很强的偏好，这是大鼠所没有的。①

佐治亚大学儿童肥胖问题研究员利恩·伯奇（Leann Birch）的研究支持了人类与大鼠美食偏好类似这一观点。利恩·伯奇的研究团队打算尝试看看，他们是否可以将斯克拉法尼的研究结果拓展应用到人身上。② 他们以及其他研究者的研究结果证明，某些营养物质，特别是脂肪和碳水化合物，确实可以让人类产生条件性口味偏好。[24] 换言之，它们可以强化人类的行为。

51

天生偏好	天生反感
卡路里密度	苦味
脂肪	腐烂的气味
碳水化合物	任何会引发消化不良的物质
蛋白质	
甜味	
咸味	
肉味（鲜味）	

① 盐摄入匮乏可以令大鼠对盐产生渴望、喜好，但它们并不会像人类一样，自发地去找盐吃。[23] 钠盐是一种基本的营养物质，人会通过排汗损失大量的钠，而大多数野外环境是无法提供如此多的钠的。这也许就是为什么，食物中通常富含各种各样的微量营养元素（必要的维生素/矿物质），而盐是我们唯一可以品尝出来的。

② 该研究是伯奇还在宾夕法尼亚大学时所做。

在上方表格中，我罗列了人类所共有的（已知的或疑似的）天生食物偏好与反感。这些都是能够左右我们饮食习惯的食物属性：左边一列的属性会刺激大脑中多巴胺的激增，令我们习得哪些口味、气味、口感、外观和地点与具有这些特质的食物有关，从而驱使我们去寻找这样的口味、气味、口感、外观和地点。

中国人和法国人都喜欢糖、盐、脂肪和肉味。但法国人也许不会 52
多么喜欢地道的中国菜，浓烈的法国芝士味可能也会让中国人觉得反感。这是因为每一种文化都有其独特的口味、气味、口感和外观偏好，这是在强化学习过程中形成的。正如大鼠并非天生就喜欢樱桃味甚于葡萄味，我们也不是天生就喜欢我们文化中那些独特的口味和气味：那都是后天形成的条件性口味偏好。这些食物反复与脂肪、碳水化合物等天生强化物产生关联，强化了我们喜欢它们和渴望它们的动机，该作用在童年时期尤为显著。

当你研究这份偏好清单时，会发现一个显而易见的事实：人脑对卡路里极其痴狂。除了盐以外，所有“天生偏好”都带有“该食物富含卡路里”的暗号。这可能是因为，卡路里缺乏是威胁我们祖先繁衍成功的关键因素，因此，在进化过程中，我们对高卡路里食物有了凌驾于其他一切食物的偏好，这已经成为我们天性的一部分。现代狩猎采集者与我们远古祖先的生活方式类似，他们同样不会花费大量时间或精力去采集野生的抱子甘蓝。他们的时间主要花在寻找高卡路里的食物上，比如坚果、肉、土豆、蜂蜜和水果，这些食物才可以满足他们的能量需求。稍后我们会再探讨该问题。[25]

我们天生的食物偏好解释了孩子喜欢冰激凌，不喜欢抱子甘蓝的原因。对腹侧纹状体来说，富含维生素和矿物质的抱子甘蓝几乎一无是处，因为它的卡路里含量微乎其微。① 相比之下，我们会渴望冰激凌，是因为我们的大脑知道它的口味、口感和外观意味着其中富含大量易消化的脂肪和糖。人脑是在一个食物相对匮乏的时代进化而成的，因此，它会认为这些都是极其诱人的信号，并驱使我们走向冰箱。

53 即便我们不饿，甚至迫切渴望吃得健康，保持苗条，无意识大脑依然会将某些违背我们意愿的食物视作珍宝，驱使我们去寻找、食用。刚享用完大餐也无法阻止我们产生想要再来一份甜点的欲望。我们还会想在午餐时来瓶汽水，想要多来一块比萨饼。意志力往往会屈从于被多巴胺强化过的感官信号，比如餐桌上的甜点菜单、眼前的汽水贩卖机或比萨饼的香气。有时，该强化过程会失去控制，给我们带来不良后果。

十分顽固的习惯

强化是个自然过程，是为引导我们成功生存而进化的，但它有时也会脱离我们的掌控。正如麦克德维特的实验所示，当腹侧纹状体中多巴胺水平过高时，它会极大强化当前行为，令其优先级超越那些对

---

① 我们可以猜测一下个中原因。野外并没有任何精加工的食品。狩猎采集者的饮食往往非常多样化，因此，他们可能自然而然地在满足自己能量需求的同时，也满足了对所有其他基本营养物质的需求。这一推测是有事实佐证的，历史上和现存的狩猎采集者群体出现维生素和矿物质缺乏的情况非常少。我们没有进化出渴望维生素和矿物质的系统可能是因为，它们的缺乏并不是威胁我们繁衍成功的主要因素，尤其是与卡路里相比，后者缺乏的危险要大得多。盐可能是个例外。我们与其他一些动物一样，天生就能尝出盐的味道，也喜欢盐的味道，个中原因可能是盐在野外能直接获取的数量是有限的。相比之下，我们就没有进化出能品尝到并喜欢上维生素和大多数矿物质的能力。

我们有助益的本能行为。这是上瘾的本质。[①] 正因如此，所有已知的上瘾性药物要么能提高腹侧纹状体内的多巴胺水平，要么能够以别的方式刺激同样的信号传递通路。即便是上瘾性相对较低的物质，比如咖啡因，似乎也是作用于同样的通路。[26] 如果用强效纯可卡因等高上瘾性毒品来反复刺激腹侧纹状体释放多巴胺，那么获取和服用这些毒品的优先级别就会超越我们对食物、安全、舒适和社会关系的追求。因为一些病理性原因，“获取和吸食强效纯可卡因”的出价信号会强于大多数其他选项生成器发给纹状体的出价信号，而且会强得令它们难以匹敌。

根据本章业已提到过的上瘾问题研究者罗伊·怀斯的观点，上瘾只是日常强化过程的升级版。“上瘾性药物恰巧具有极强的强化作用，”怀斯说，“这才令上瘾成为十分顽固的习惯，道理就是这么简单。”

那么，我们是否有可能对食物上瘾呢？就像毒品一样，食物也会刺激腹侧纹状体内多巴胺的释放，而且众所周知，食物也可以成为强效强化物。不过，研究者们对这一观点争议极大。我们怎么可能对身 54
体所需的基本物质上瘾呢？我们对水和氧气也会上瘾吗？生活中的所有好事，从做爱到买新车，再到出色地完成工作，都有可能刺激腹侧纹状体内多巴胺的释放。难道我们是对一切事物都有瘾吗？

当然不是。大多数人与自己生活中的大多数好事都保持着良性关系——你很难将这些对我们有益的关系定义为上瘾。不过，阿什莉·吉

---

① 上瘾的另一要素是戒断（withdrawal）。吸毒者往往会为了结束令人痛苦的戒断症状而继续吸食毒品。不过，在戒断结束后，他们仍会有吸食毒品的欲望，毒瘾也仍会频频复发，这正表明，上瘾的本质在于强化。

尔哈特（Ashley Gearhardt）和凯利·布劳内尔（Kelly Brownell）的研究证明，有些人确实有可能对食物上瘾。他们二人都曾就职于耶鲁大学。布劳内尔的团队研究了适用于非食物性强化物的上瘾诊断标准，此类强化物包括毒品、性和赌博。① 他们根据这些标准设计了一份问卷，以鉴定是否存在类似上瘾的饮食习惯。该问卷格外关注是否存在失控、是否会即使有不良后果也要吃到某些食物，以及是否有戒断症状的情况。[27] 问卷中的条目包括："我有时会吃得过于频繁，或过多，导致我都没时间工作，没时间与家人、朋友聚会，没时间参与其他重要活动，或者没时间参与我所喜欢的娱乐活动""我会吃到身体不舒服"。

他们第一组样本中的人大都很苗条，只有 11% 的人符合食物上瘾标准。[28] 进一步研究发现，符合食物上瘾标准的人更容易患肥胖症，更容易出现暴食行为。[29] 这证明食物的强化作用可以令对食物缺乏抵抗力的人出现类似上瘾的行为，以及出现过食和体重增加的情况。不过，并非所有肥胖者都符合食物上瘾标准，也并非所有符合食物上瘾标准的人都是肥胖者，因此，食物上瘾只能算是"肥胖大流行"的部分成因。

要了解食物上瘾，我们需要先研究一下会激发类似上瘾行为的食物类型。事实证明，人们是不会对芹菜和兵豆上瘾的。那么什么样的食物才会令我们上瘾呢？吉尔哈特和布劳内尔的下面这番话清楚回答了这一问题：[30]

---

① 根据美国心理学会（American Psychological Association）《精神障碍诊断与统计手册》（*Diagnostic and Statistical Manual of Mental Disorders*），这一经典心理学参考手册的定义。

> 高浓度的糖，精制的碳水化合物（面包、精白米、精白面做的意大利面），脂肪（黄油、猪油、人造黄油），盐和咖啡因都是上瘾性物质，含有这些成分的食物可能会引发符合上瘾标准的行为。正如毒品一样，这些食用物质原本可能是没有上瘾性的，只是后来经现代化制作工序的加工、萃取、高度提纯和浓缩，它们才产生了上瘾性；此外，这些物质的食用性外观可能也极大增强了它们的上瘾性。 55

尽管是否可以称这些食物具有上瘾性仍有争议，但它们确实能刺激腹侧纹状体中多巴胺的释放。而且这些物质的浓度越高，所能激发的多巴胺就越多。而多巴胺释放得越多，它们对行为的强化作用就越强。对行为的强化作用越强，该行为也就越接近上瘾。

真正令人担忧的是，现代食品技术可以将食物的强化作用最大化，令其远比以往任何时候都更为诱人。现代工艺精心制作，将糖、脂肪、盐和淀粉融合到同一种食物中，极大提高了食物中的卡路里密度，这样的食物对于我们以狩猎采集为生的祖先来说，简直难以想象，他们那时别无选择，只能在野外找到什么就吃什么。某些现代食品所能激发的多巴胺释放量可能超过了人脑进化至今所拥有的预期值，因此会令难以抵抗食物诱惑的人出现对自己有害的类似上瘾行为。（不过，并非所有人都难以抵抗食物的诱惑，这一点我们稍后会再探讨。）

正如吉尔哈特和布劳内尔所暗示的，食物上瘾与毒品上瘾的原理类似，毒品往往也是由一些没什么上瘾性的天然物质浓缩而成。举个例子，在南美洲，人们普遍会把古柯树的叶子当作温和的兴奋剂和食欲抑制剂来嚼，它们的作用有点像咖啡因。不过，当我们将古柯叶中的活性成分萃取浓缩后，就会得到一种上瘾性特别强的物质：可卡因。然后，再经过名为*加热精炼*（*freebasing*）的二次化学反应，可卡因就会变为上瘾性极强的强效纯可卡因。[①] 今天的技术已可以将古柯叶
56 中的活性成分浓缩，增强其刺激多巴胺释放和强化行为的属性，从而将原本有用的药草变成了摧残生命的毒品。与之相似，现代食品加工技术也可以将食物中具有强化作用的“活性成分”浓缩到前所未有的程度，这样的食物会令一小部分人出现类似上瘾的行为也就在意料之中了。

现代食品强化属性之强，从巧克力这一例子就可看出。可可树是原产于南美洲热带地区的植物，它的种子富含脂肪，因此天生卡路里密度就极高。将这些种子发酵、烘焙、研磨成酱，它们就变成了巧克力：一种神奇的物质，在室温下是固体，入口即化。为了盖住巧克力原本的苦味，我们会毫不吝惜地给它加糖，有时也会加乳制品。巧克力富含卡路里、脂肪、碳水化合物，而且甜甜的，简直是各种强化物的强强联合。不过，巧克力之所以能成为最令人垂涎的食物，是因为它还有一计妙招：巧克力中含有一种上瘾性物质，可可碱（theobromine）。可可碱与同类的咖啡因一样，都属于温和的兴奋剂，强化作用适中。[②][31] 尽管可可碱本身的强化作用并不算多么厉害，但添加到原本就具有很高强化作用的物质中，它就令许多人为之疯狂了。巧

① 加热精炼会将可卡因分子中的电荷中和掉，让其具有脂溶性，从而大大加快该分子通过富含脂肪的细胞膜的速度。这就意味着，大脑会遭受到更快速、更密集的可卡因“袭击”，并因此释放出更多的多巴胺。

② 咖啡因也常见于汽水中，很可能增强了汽水的强化作用。

克力上瘾是科学研究的对象之一，这一点也许并不令人意外。即便是非“巧克力狂热者”，可能也有过特别想吃巧克力的时候，研究也显示巧克力是女性最常想吃的食物。[32]

尽管大多数人并不是真的对食物上瘾，但回想一下，食物上瘾就是所有人身上都会发生的强化过程的升级版。我们对食物的喜爱也许还不至于干扰到自己正常的工作或家庭生活，但大多数人都会在这种诱惑下摄入过多的卡路里，而这是违背我们的理性判断，是有损我们自身利益的。

强化是个无意识过程，因此与直觉的关系并不大，但它与我们熟知的另一个过程有关：快乐。

控制欲望 57

我们要如何对抗这一迫使我们过食的本能力量？毒瘾研究为我们提供了重要线索。治疗毒瘾最有效的方法之一就是避免患者接触到与毒品有关的信号。根据伊万·巴甫洛夫及其他研究者的研究成果，我们知道反复与积极结果产生关联的感官信号会成为动机触发器。当有毒瘾者看到吸食强效纯可卡因的工具，闻到可卡因的味道，或路过自己经常购买可卡因的街道，他吸食强效纯可卡因的动机都会被触发，产生令其难以抗拒的强烈欲望。无论你是否对食物上瘾，当你路过面包店，看到新鲜出炉的油酥点心，闻到飘进鼻腔的香气，你吃这些点心（或任何你所偏好食物）的动机都会被触发。这就是强化的本质。不过，若你没有路过面包店，没有接收到相关的感官信号，你吃它们的动机就会小得多，也就不用与内心想吃致胖食物的欲望艰难斗争了。或许当那些富含卡路里的美味食物摆在我们面前时，我们都会难以抗拒吃下它们的无意识欲望，但只要有一点预先计划，我们就可以在无须过多依赖自己有限意志力的情况下，战胜这一欲望。这一计划的关键是控制你周边环境中的食物信号。只要能够巧妙地做到这一点，就能对你大有助益。

味觉的快乐

对我们来说，吃起来感到快乐的食物就是*可口的*（*palatable*）。可口的食物都很美味。无论是本能还是强化学习的结果，可口无疑都是会令大脑重视某一食物的信号。

大脑之所以更看重食物中的某些属性胜过其他属性，可能是因为
58 在过去，这些属性可以提高我们祖先的繁衍成功率。最可口的食物往往都是富含易消化卡路里，且高度浓缩了多种我们天生偏好的食物，比如冰激凌、曲奇饼干、比萨饼、薯片、炸薯条、巧克力、培根等等。这些都是最有可能点燃我们强烈欲望，令我们失控过食的食物，因为它们本身的属性极具强化性、动机性，而且非常可口。对于这种作用于大脑的组合效应，研究人员有一个概括性术语：*食物奖赏*（*food reward*）。高奖赏食物就是那些会诱惑到我们的食物。

并不出人意料，研究也显示，人们会吃过量的都是自己喜欢的食物。[33] 萨姆休斯敦州立大学心理学教授约翰·德·卡斯特罗（John de Castro）及其研究团队发现，在日常三餐中，人们从可口食物中摄入的卡路里比从寡淡食物中摄入的卡路里要多出 44%。[34] 其中，可口和

寡淡都是受试者自己的主观评价。大脑十分看重可口食物，因此即便在我们没有特殊的能量需求（甚至已经能量过剩）时，它也会驱使我们吃个不停。

若大幅削弱食物奖赏，会对我们的食物摄入量及肥胖产生什么影响呢？1965 年，《纽约科学院年鉴》（*Annals of the New York Academy of Sciences*）刊载了一项非常少见的研究，该研究无意中回答了这一问题。[35] 该研究的目标如下：

> 人类饮食习惯的本质极其复杂，因此对人类食物摄入量的研究困难重重。与其他低等动物不同，人类的进食过程涉及错综复杂的生理、心理、文化和审美因素。对人类来说，吃不仅仅是为了消除饥饿，也是在追求用餐仪式的愉悦和味觉的快乐，往往也是为了满足其他难以察觉的无意识需求。若在通常的实验环境中研究人类的食物摄入量，则势必陷入重重困境，因此，我们试图开发一套新的系统，尽可能减少变量，获取到更可靠、更可重现的数据。

这里提到的“系统”是一台分发流食的机器，按下按钮，吸管中就会出现流食，确切地说，每按一次是 7.4 毫升（见图 15）。志愿者可以使用这台机器，想吃多少吃多少，但除了该机器中的流食，
他们不能吃任何其他食物。因为是在医院环境中，研究者很有信心 59
志愿者们不会吃到别的食物。实验所提供的流食含有足量的各种营养物质，只是味道寡淡，品种极其单一，几乎不会发出任何正常的食物信号。

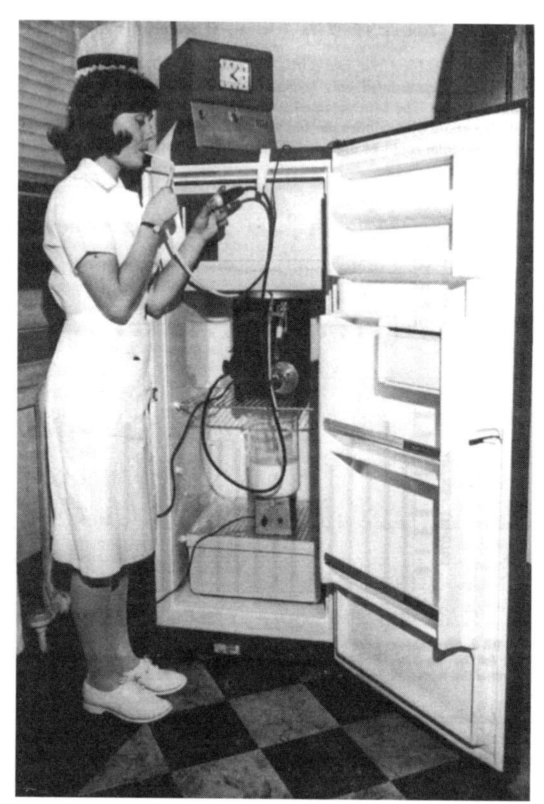

图 15：一名护士正在测试食物分发设备。注意她头上那顶像按钮一样的有趣草帽。经约翰威立出版社（John Wiley and Sons）许可，照片复制于哈希姆（Hashim）等人，《纽约科学院年鉴》1965 年第 131 卷第 654 页。

研究者首先用这台机器给两名苗条的志愿者喂食，时长分别为 16 天和 9 天。在无任何引导的情况下，这两位志愿者的卡路里摄入量和平时无异，实验期间体重稳定。

紧接着，研究者在两名“严重肥胖的”志愿者（体重接近 400 磅，约合 181 公斤）身上进行了相同的实验。研究者同样告知他们，“该

机器中的食物可随时取食，饿了就可以吃”。在实验开始的头 18 天里，
第一位（男性）志愿者的每日卡路里摄入量极少，只有 275 卡路里—— 60
不到他日常卡路里摄入量的 10%。

在实验开始的头 12 天里，第二位（女性）志愿者的每日卡路里摄入量更是低得离谱，只有 144 卡路里，她因此瘦了 23 磅（约合 10 公斤）。研究者称，另外 3 位肥胖志愿者“在用该机器取食时，也出现了类似的卡路里摄入抑制的情况”。

在这 3 人中，第一位志愿者连续 70 天都在吃该机器提供的寡淡食物，瘦了接近 70 磅（约合 32 公斤）。回家后，研究者将该食物的配方给了他，让他每日喝 400 卡路里，他又坚持了 185 天，到整个过程结束时，他瘦了 200 磅（约合 91 公斤）——这刚好是他初始体重的一半。研究者称，“整个过程中，志愿者的体重是稳步减少的，而且从未抱怨过饿”。其卡路里摄入量确实是饥饿水平（starvation–level），但连续这样吃了 255 天他都没感觉到饥饿，这表明此人身体中发生了非常有趣的变化。该团队及其他研究者的进一步研究显示，寡淡流食确实能令人减少卡路里摄入量，减掉多余的脂肪。[①][36]

这一机器喂食的“养生疗法”几乎没有任何食物奖赏，也没有任何多样性。尽管食物中含有糖、脂肪和蛋白质，但你几乎闻不到与它们相关的气味，尝不出与它们相关的口味。吃该食物的肥胖者自发减少了相当可观的卡路里摄入量，减脂速度也大大加快，同时没有饥饿感产生。然而奇怪的是，苗条者吃该食物时体重不变，并没有出现体重过轻的情况。这表明肥胖者可能对食物奖赏更敏感，随之出现的卡

① 另一项研究得出了出人意料的结果：该方法对成年人比对青少年更有效。不过，该研究所用到的青少年样本极小，只有两人。

路里摄入量变化也更显著。是食物奖赏敏感性的增加导致了肥胖，还是肥胖增强了食物奖赏的敏感性？要回答这一问题，必须有更深入的研究。①

2010年，华盛顿州土豆委员会（Washington State Potato Commission）负责人克里斯·沃伊特（Chris Voigt）决定在60天内只吃土豆和少量的食用油。沃伊特此举是为抗议联邦妇女、婴儿和儿童食品援助计划（Federal Women，Infants，and Children Food Assistance Program）将
61 土豆从其援助的蔬菜名单中去除。②他主张，土豆其实是很有营养的，是可以同时为人体补充多种且足量营养物质的少数几种食物之一，只吃土豆也可以让人体在数月中保持健康。③[37]他的这一主张是正确的。他建了一个叫"日食20个土豆"的网站来记录这次实验。20个土豆是指他为维持体重而每日要食用的土豆量。[38]他主动为自己制订了一份寡淡、单调、富含淀粉的饮食计划，为期两个月。

尽管沃伊特的目标不是减重，但他的体重还是在不知不觉中减少了。60天中，他轻了21磅（约合9.5公斤），瘦的主要是腰围。根据这次实验前后的体检，他的血糖、血压、胆固醇水平都有大幅上升。他很难吃够所需的能量，因为他真的不饿。我们可能会质疑他的诚实度，毕竟推销土豆也是他的工作之一，但他的实验确实在互联网上引发了模仿狂潮，很多人纷纷用该"土豆饮食法"来快速减重。[39]他们

---

① 剧透：可能两者皆是。

② 顺便一提，联邦此举并非毫无理由，主要原因是，在美国，土豆通常都是被制成薯片和炸薯条食用的。

③ 土豆中缺乏的主要营养物质是维生素A和B12。维生素A缺乏会导致夜盲症。在土豆大饥荒爆发前夕，夜盲症成了爱尔兰穷人中的常见病。不过，我们的肝脏中储存了大量的维生素A和B12，持续几个月不摄入也不会影响生存。

自称这一寡淡、单调的饮食确实让他们在无饥饿感的同时自发减少了卡路里摄入量。[①] 不过，这并不能单单归功于全土豆饮食的寡淡——这其实是个十分复杂的故事。

自助餐效应

“多样化饮食”是现代养生方法的基础准则。食物种类的丰富能帮助我们更好地满足整体营养需求。不过，这一准则虽然很合理，但
也有缺陷：食物的多样化会对我们的卡路里摄入量产生巨大影响，每 62
一餐的食物越多样，我们就吃得越多。

食物多样化对食物摄入量的影响与神经系统的一项基本属性*习惯*（*habituation*）有关。习惯是学习的最简形式——是所有有神经系统动物的共性。连我们远古时的近亲水母（jellyfish）都有该属性，因此，它可能是 7 亿年前随最早的神经系统一同进化而成的。[40]

习惯是我们区分重要事件与无意义干扰的主要方法之一，它的工作机制是：我们短时间内接受同一刺激的次数越多，我们对其的反应就越小。这一点在一系列经典的婴儿实验中得到了印证。[41] 婴儿坐在妈妈的大腿上，面前的屏幕上断断续续地播放着一张黑白棋盘图案。研究人员记录了每一次图案出现时，婴儿盯着它看的时长。任何父母可能都猜得到结果：图案第一次出现时，婴儿会注意它很久，但随着

---

① 土豆是消化速度最快的淀粉类食物之一，这意味着它们可以令血糖快速升高，因此测出的血糖指数会偏高。该土豆饮食法的减脂效果严重违背了一种普遍观点：吃消化速度快的淀粉类食物会引发血糖骤变，而血糖骤变是导致饥饿和过食的主因。尽管该观点充斥在科学文献与大众媒体中，但一直以来都未有多少有说服力的证据予以支撑。

它出现次数的增多，婴儿盯着它看的时长也在不断缩短。我们往往会对新出现的刺激非常感兴趣，因为它有可能是很重要的。短时间内见得多了，它可能就没那么重要了，我们也就不再关注它了。

事实证明，我们每次坐下用餐时，习惯过程都会发生。1981 年，芭芭拉·罗尔斯（Barbara Rolls）及其同事做了一项开创性的研究，他们为志愿者提供了 8 种不同的食物，让志愿者在每一种尝一小口后，根据食物的可口程度进行排序。接着，他们会将其中一种作为午餐。[42] 午餐后，他们会让志愿者再品尝一次同样的 8 种食物并排序。罗尔斯发现，在食物可口度排名中，志愿者们吃过的那一种相比另外 7 种的排名下降了很多。当研究人员突然端上第二盘菜，且其中 8 种食物皆有时，午餐时刚刚吃过的那种就不太受欢迎了。这表明，若在我们吃某种食物吃到十分饱足后再给我们提供别的食物，我们是有可能还吃得下的。罗尔斯称这一现象为*感官特定饱足*（*sensory-specific satiety*）。饱足（satiety）是吃下食物后的饱腹感，而*感官特定*（*sensory-specific*）意味着，这种饱足感只针对与我们刚吃下食物的感官属性（甜、咸、酸、多脂）类似的食物。

63 **克服自助餐效应**（buffet effect）

感官特定饱足会驱使我们过食的事实，其实为我们提供了一个简单的应对之道：将所吃食物种类控制在少数几种以内。若身处自助餐厅、小吃店或类似的环境中，那里丰富的食物种类可能会令你过食，因此，你应该选出 3 种你喜欢的、能吃饱的食物，并坚持只吃它们。这样一来，你在获得相同饱足感的同时，实际的卡路里摄入量会减少。

数名独立研究员用各种不同方法证实了：如果有丰富多样的食物可选，我们往往会吃得更多，体重随之增加。[43] 这能很好地解释研究者所谓的*自助餐效应*。即便自助餐厅的食物不是最好的，我们吃的往往还是会比平时多得多。① 在自助餐厅，我们每吃一点就会换一种新的食物，因此，并没有习惯某一种食物的机会。尽管最终，大脑的饱足系统还是会拉下紧急刹车，但在此之前，我们已经过食太多太多了。感官特定饱足还有助于解释为什么我们饱餐一顿后还会开开心心地享用甜品。饱餐一顿后，我们对咸味的食物已经不再有饥饿感了，但一拿到甜品菜单，我们就会突然长出“第二个胃”。咸味食物我们已经吃饱了，但甜食还没有。新的感官刺激，而且是来自有极高奖赏价值的甜品，我们当然可以再轻轻松松地吃下 200 大卡了。反之亦然，当食物都是土豆时，我们会发现：随着食物奖赏价值和多样性的减少，食物的摄入量也会减少。

大麻香烟吸食实验

在药物滥用研究者理查德·福尔廷（Richard Foltin）及其同事 1988 年发表的论文中，开篇第一句就是：“大量传闻称，大麻能增进人的食欲，增加食物摄入量。”该论文中提到了大麻吸食者中普遍存在的
“吸食大麻后的极度饥饿感”（the munchies）现象。[44] 不过，福尔廷的 64
团队可以用科学手段重现该现象吗？或者，这仅仅是大麻吸食者间的传说？福尔廷及其同事做了一项为期 13 天的实验，他们将 6 名男性志

① 吃感恩节大餐的时候也是如此。

愿者关在实验室环境中，提供的所有食物都会精确测量。志愿者每天可以吸“2 根真正的大麻香烟”，或吸 2 根作为安慰剂的无大麻香烟。大麻中影响神经的主要成分是 Δ^9– 四氢大麻酚（THC），它可以激活 1 型大麻素受体（CB1），该受体在管控食物奖赏的大脑回路中发挥着关键作用。[45] 如果这些回路真的会对食物摄入量和肥胖产生重大影响，那么用大麻激活它们后，食物摄入量和肥胖必然会出现显著变化。

福尔廷的研究结果很清楚：与清醒时相比，吸食大麻后他们的卡路里摄入量增加了 40%，体重也快速攀升。有趣的是，他们三餐都没有过食，只是在三餐间吃了很多非常可口的甜食，比如糖棒。其他许多研究也证实，大麻会增加食物摄入量，其中我最喜欢的研究是《大麻对解字谜能力以及记忆和食欲的影响》（*Effects of Marihuana on the Solution of Anagrams, Memory and Appetite*）。[46] 我觉得其中所涉及的吸食大麻、玩游戏和暴饮暴食，即使单独抽出来也是很有价值的科研主题。

如果 THC 激活 CB1 受体后，食物摄入量和肥胖程度会随之增加，那么，阻断 CB1 受体应该是减少食物摄入量和减轻体重的合理方式。这正是 CB1 阻断药利莫那班（rimonabant）的基本原理，我喜欢称之为“逆大麻药”（reverse marijuana）。① 一如预测，利莫那班可以让包括人在内的各种动物的食物摄入量减少、体重减轻。

尽管该药物在研究环境中被证明有效，但在欧洲，因为对其副作用的担忧尚未排除，它只能作为减肥药获批，还不能用于任何治疗。[47] 令人震惊的是，“逆大麻药”似乎会增加抑郁、焦虑和自杀风险。[48] 不
65 过，大麻和利莫那班确实证明了奖赏系统对我们行为（包括食量）的

---

① 利莫那班其实是 CB1 受体的“反向激动剂”（inverse agonist），即是说，它不仅能阻止 CB1 受体被其天生配体激活，还能减少该受体的内在活性。

强大影响力。

不过，若食物奖赏真的会导致过食，那我们都生活在充满食物奖赏的环境中，为什么只有部分人肥胖呢？

爱开快车的人与老化的刹车

纽约州立大学布法罗分校，伦纳德·爱泼斯坦（Leonard Epstein）的实验室内，一名年轻女子正专注地盯着电脑屏幕。她在玩老虎机游戏。屏幕上有 3 个框，她每点击一次鼠标，框中的图形就会滚动起来，最后停在某一个图形上。如果这些图形不一致，她就不得分；如果一致就得 1 分。尽管这听上去像是她在游手好闲，但她其实是在参加一系列有趣的研究，这些研究正在一点点揭开一些人会肥胖，而另一些人不会的原因。

只要积 2 分，她就能得到一块小小的糖棒。不过，这只是第一次，之后，她再想得到同样的糖棒，就必须积 4 分，再之后是积 8 分。"我们会不断提高要求，"爱泼斯坦解释道，"直到这人终于受不了了，说：'天哪，糖棒可不值那么多。'"她退出前能接受的分数要求代表着她愿意为食物付出的努力。[①]

① 总食物动机反映的是多个不同次动机的总和。次动机有饥饿感、食物奖赏等（它们之间还会互相影响，这就令问题更为复杂难解了）。爱泼斯坦的实验设计最大程度削弱了饥饿感。实验开始前，他们为每位志愿者都提供了一份点心，这样一来，食物动机的差异会更多源自食物奖赏而非饥饿感。而在另外的实验中，他们测量并记录了受试者的基准饥饿水平，发现在食物动机水平不同的各组间，基准饥饿水平却没什么差别。这表明，饥饿感的差别可能并不会对实验结果产生太大影响。不过，要完全排除饥饿感差异这一影响因素是不可能的。

为了将该结果与她愿意为非食物奖赏付出的努力进行对比，研究人员还在该房间内准备了另一台电脑。两台电脑上的老虎机游戏一模一样，唯一不同的是，第二台电脑的奖赏不是糖，而是几分钟看她喜
66 欢杂志的时间。她可以随时换着玩这两台电脑，当她觉得两台电脑的奖赏都不值得为之努力的时候，实验结束。

爱泼斯坦团队用来计算个体特征的方法很简单，就是食物的相对强化价值（*relative reinforcing value of food*，简称 RRV$_{食物}$）。RRV$_{食物}$衡量的是相对于诸如读物等非食物奖赏，一个人愿意为获得食物付出多少努力，而在这方面，个体差异是很大的。“这方面的个体差异真的非常大，有的人为了得到食物会特别特别努力，而有的人就不愿意为此花太多功夫。”爱泼斯坦解释道。RRV$_{食物}$衡量的是食物相对于非食物的动机价值，这一点十分重要，因为，我们常常需要在吃和别的事情之间做选择。RRV$_{食物}$问的是：当有选择时，你更愿意吃，还是做别的事情？这些研究得出的结果备受争议：首先，甜食的动机价值极大，尤其是对青少年来说。“如果你给的奖励是甜味汽水，”爱泼斯坦说，“青少年们真的会格外卖力……人们会为了一小块糖努力成千上万次。”

第二个有争议的结论是，超重或肥胖者的 RRV$_{食物}$值往往高于苗条者。[49] 尤其是超重或肥胖的儿童，他们远比苗条的儿童更愿意为获得比萨饼、糖果等高奖赏食物而努力，即便是在二者基准饥饿水平一致的情况下。[50] 高 RRV$_{食物}$值的人无论是在实验室还是在家都吃得更多，这与他们食物动机更高的结论是相符的。[51] 相比苗条者，食物对超重或肥胖者的诱惑力更大，因此，他们会吃得更多。

不过，这些研究并不能告诉我们，高 RRV$_{食物}$值是否会导致体重增加，也不能告诉我们，超重状态是否会导致 RRV$_{食物}$值升高。它们

只能告诉我们这二者是相关的。为了回答高 $\text{RRV}_{\text{食物}}$值是否会导致体重增加这一问题，爱泼斯坦及其他研究者及时回头，更换角度重新研究。

事实上，有大量原本苗条的儿童后来体重超标。基于此，爱泼斯坦等人开始着手研究 $\text{RRV}_{\text{食物}}$值是否可用于预测某人未来的体重变化趋势，即会不会长胖。他们的研究结果惊人一致：$\text{RRV}_{\text{食物}}$值可预测未来体重是否会增加，而且预测作用不仅适用于儿童，也适用于他们所研究到的各个年龄段群体。[52] 在某一项研究中，高 $\text{RRV}_{\text{食物}}$值的成年人在一年时间内增重了超过 5 磅（约合 2.3 公斤），而低 $\text{RRV}_{\text{食物}}$值的成年人仅增重了 0.5 磅（约合 0.2 公斤）。[53]“如果你可以测出一组苗条者的食物强化值，”爱泼斯坦解释道，“你就可以预测他们之中未来谁 67
会长胖。”这些研究结果显示，人们对食物，尤其是高奖赏食物的动机水平不一，具体动机水平取决于人的个体特质，而该特质是稳定的，影响着每个人未来长胖的可能性。这能部分回答之前提出的那个问题：长期来看，对高食物奖赏的敏感性似乎确实会导致过食和长胖。

如果吃是为了生存，那么万般辛苦亦合理。纵观大部分的人类历史可知，我们远古祖先们的大部分时间都用在采集、狩猎、种植和进食上，而这些往往都是很辛苦的。如果没有强烈的觅食和进食本能驱使，那么人类就无法在那样一个觅食万分艰难的时代幸存下来了。今天的我们仍带着那样的本能，但在觅食容易且食物奖赏价值高的现代社会中，那样强大的本能驱动力往往会令我们过食。不过，与我们的大多数特质一样，我们的食物动机水平也存在巨大的个体差异。

不过，故事并未到此结束。药物滥用研究显示，一个人对上瘾诱惑的抵抗力强弱不仅取决于药物本身强化作用的大小，也取决于他面对欲望时自我控制能力的高低——换言之，取决于他的*冲动性*

（*impulsivity*）有多大。冲动性指一个人压抑或无视超过意识控制范畴的基本冲动的能力，或是这种能力的缺乏。它与我们常说的自制力（self–control）是一组反义词。若强效纯可卡因对某人来说强化作用强，那么他会在吸食几次后对该毒品产生极强的欲望，不过，他若能够压制这种欲望，不践行，就不会上瘾；若他是个特别易冲动的人，同样情况下就很容易上瘾。正如爱泼斯坦所说："如果某个东西对你的诱惑很大，而你又不善于控制冲动，那你就会有大麻烦了。"爱泼斯坦创造了*强化病理学*（*reinforcement pathology*）这一术语，指高强化敏感性加高冲动性这一危险组合。他解释道，这就像是"爱开快车的人遇上了老化的刹车"。这也许能解释为什么同样身处满是上瘾食物的环境中，有些人就是会比另一些人更容易上瘾。

另一方面，不易冲动的高 RRV$_{食物}$值者（爱开快车但刹车很灵敏）也不会有过高的过食或增重风险。"如果你真有很强的自制力，"爱泼
68 斯坦解释道，"你就能克服奖赏价值的诱惑。你可以成为一个美食家：热爱食物、善于烹饪美食而又能保持苗条，因为你可以控制自己的进食量。"

在现实生活中，强化病理学真的可以预测饮食行为和体重增长吗？大多数人都没有在真正意义上对食物上瘾，包括许多超重和肥胖的人，但同样的强化作用与冲动性原理也应适用于他们这样的无瘾者。也就是说，即便你并非真的对薯片上瘾，但它们仍然可能诱惑到你，引诱你在不饿的时候吃下它们。在有薯片可吃的情况下，压抑这一冲动的能力就会左右你最终的进食量。爱泼斯坦团队及其他研究者的研究均证明了一点：有强化病理学症状的人很容易过食，[54] 也很容易长胖。[55]

爱泼斯坦很快指出，除了 RRV$_{食物}$值和冲动性以外，还有第三个

重要因素：在你周围是否存在高奖赏食物。“显然，若你身边的食物奖赏价值非常低，你就不需要特别灵敏的刹车了。若是一根肝脏口味的冰棍，就算是没有自制力的人也不会想吃。若是一块香烤牛排，你又碰巧是个肉食爱好者，那么你就必须拥有超强的自制力才能抑制住吃的冲动。”综上所述，最致命的组合是：易冲动且对食物奖赏特别敏感的人置身于充斥着高奖赏食物的环境。[①] 正如我们很快会说到的，美国的环境就属于此类。

① 美国人童年时就是如此。儿童天生易冲动，而且对糖、淀粉、脂肪等基本食物奖赏因素的反应尤其强烈。

4

充满食物奖赏的环境

得益于现代技术，

我们所能制造出的食物远比自然环境所能提供的更为诱人，

这会令大脑产生同样非自然的反应。

在上一章中，我提到了我们的食物动机主要是由无意识大脑的过 69
程决定的，而刺激无意识大脑的是糖、盐、脂肪等具体的食物属性；
我还解释了大多数人是如何在这些过程的驱使下过食的。接下来，我
们要深入探讨的是，多年来这些属性是如何改变美国人饮食的，以及
如何用这些改变来解释我们卡路里摄入量的激增。

工业时代是人类历史上最短暂的时代，但对美国而言，它几乎覆盖了过去两个世纪的美国历史。在此期间，技术极大地提高了农业效率，所需农民数量降至极少。若是农业没有被工业化，我就不会写这本书，你也就不会读到这本书了。但工业化的作用远不止提高农业效率这一点，它还深刻地改变了食物的加工、配送和制备过程。

在人属（*Homo*）出现后的 260 万年中，我们有 99.5% 的时间是
狩猎采集者，0.5% 的时间是收成仅够维持生存的农民，工业化时代
所占比例不足 0.008%。我们现在食物体系的形成还不足 100 年，这
点时间远远不够人类基因适应业已发生的巨变。我们古老的大脑和身 70
体还没有跟上现代世界的脚步，许多研究者认为，这一进化不匹配是
生活方式相关疾病患病率如此之高的原因，比如冠心病、糖尿病和肥
胖症。[1]

遗憾的是，我们无法回到过去，无法亲自观察远古祖先们的饮食内容及饮食习惯。关于他们吃什么、如何吃，今天的我们只知道几个基本的事实。不过，历史上及现存的那些未被工业化的文化还是可以为我们提供丰富线索，便于我们推测以狩猎采集和农耕为生的祖先们过着怎样的生活。先举两个例子，看看我们能从中了解到些什么。

昆申人

在 1960 年代及 1970 年代，人类学家理查德 · 李（Richard Lee）对生活在博茨瓦纳卡拉哈里（Kalahari）沙漠的一群昆申人（! Kung San）进行了详细的研究。这些人以狩猎采集为生，因此该研究详细描述了他们的食物获取、制备和食用方法。[2] 在当时，除了通过贸易获得的少数工具和食物外，昆申人的生活方式与农业形成前我们祖先的生活方式并没有太大不同。他们依赖丰富的野生动植物资源获取食物，包括大型猎物、小型猎物、昆虫、坚果、果实、含淀粉的块茎、蘑菇、绿叶菜和蜂蜜。尽管他们能够识别的可食用植物有 105 种，但他们吃的大部分植物类食物仅来自其中的 14 种；[3] 约有 40% 的卡路里来自肉类，其中肝脏尤其珍贵。[4] 但他们主要的食物来源还是蒙贡

71

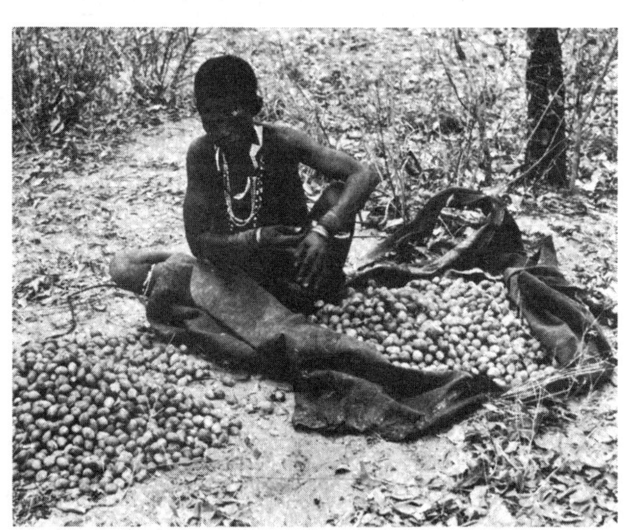

图 16：正在收集蒙贡戈坚果的昆申人。照片经剑桥大学出版社许可，复制于理查德 · 李的《昆申人》（*The ! Kung San*）。

戈树（mongongo tree），它占昆申人一整年卡路里摄入量的一半左右。蒙贡戈树会结出大量富含糖分的果实，内里的坚果仁又富含脂肪和蛋白质。这种果实尝起来像是椰枣，还有人描述其坚果仁烤后的味道“就像干烤腰果或杏仁一样”。[5]

除了少数几种例外，几乎所有食物，昆申人都会在食用前先用某种方法处理一下。他们会在烘烤后砸开蒙贡戈坚果极其坚硬的外壳。他们会重重敲打坚硬或多纤维的食物，提升其可消化性和可口度，包括淀粉类的块茎、蒙贡戈坚果和坚硬的肉。他们有时还会将食物研磨成粉，令食物的味道和口感混合，提升可口度。比如，昆申人会把块茎和蒙贡戈坚果一同捣碎，做成像干酪一样的食物。一如其他所有人类文化一样，火是昆申人加工食物的主要方法，他们会把肉切块后用火煮或烤。在通过贸易获得锅之前，他们唯一的烹饪方法就是烤，对此，理查德·李描述道：

> **植物的根或肉块会被埋到壁炉边，上面仔仔细细地盖上滚烫的沙和灼热的余烬。沙堆上蒸汽袅袅，烹饪正在进行。烹饪时间根据食物大小的不同，需要 5 到 30 分钟不等。食物做好取出后，会在岩石或圆木上用力敲打，敲掉粘在上面的沙子和木炭；烧焦的部分会被刮掉。这样的料理方式，难免会有一些沙和灰烬的残留，与烤好的食物一同被吃掉。**[6]

看着特别有食欲，不是吗？

与今天的我们不同，昆申人没有多少烹饪的工具和材料：他们很 72
少使用香草、香料等调味品，不用盐，偶尔才能获得高浓度的脂肪，将其加入食物中。昆申人很少出现严重的卡路里匮乏；不过，有时若实在找不到喜欢的食物，他们还是会吃一些不太感兴趣的食物。[7]他们有时会吃到特别可口的食物，包括卡拉哈里松露和蜂蜜，不过，因为自然环境中的种种局限，他们日常吃的那些食物都“不是自己特别感兴趣的”。[8]

当保持着这样传统的生活方式时，他们都瘦极了。① 西方人往往是年轻时最瘦，随着年纪增长，腰围也越来越粗。昆申人的最大体重则出现在他们的黄金生育期，然后会逐渐减少，这就与西方人形成了鲜明对比。[9]

亚诺玛米人

亚诺玛米人（Yanomamö）是生活在亚马逊河流域的农夫，未曾被工业化影响。他们散居在小块的永久居留地上，这些居留地若连在一起，则像横跨在委内瑞拉与巴西的边境上一样。人类学家拿破仑·沙尼翁（Napoleon Chagnon）自 1964 年开始与亚诺玛米人共同生活，一直生活了 25 年，对他们进行了全面的研究。[10]在此期间，他发现他们的主要食物是自己种植的淀粉类食物，包括芭蕉、红薯、木薯、玉米和各种各样的芋头，其中最主要的卡路里来源是成熟的绿芭蕉。他们还种植牛油果、木瓜和辣椒，但这些吃的量都很少。他们的饮食以淀粉类食物为主，辅以丰富多样的野生动物及其相关食物，比如大型猎物、小型猎物、鱼、昆虫、蛋和蜂蜜。他们的饮食中还有各式各样的野生植物及其相关食物，尤其是果实、坚果、含淀粉的块茎、棕榈芯和蘑菇。

---

① 他们无论男性、女性，无论哪个年龄段，BMI 均值都低于 20 kg/m^2。

与大多数非工业文化一样，亚诺玛米人的饮食非常注重实效。沙尼翁是这样描述他们对食物制备的态度的：“通常来说，亚诺玛米人更喜欢不太需要加工的食物，就是可以‘从藤蔓上摘下来直接扔到火上’的那种，他们对植物类食物和动物类食物都是持这种态度。”[11] 他们的食物制备方法有 4 种：烤、煮、熏和磨碎。不过，他们不用调味品，也不添加
脂肪和盐。除了烧煮外，他们也几乎不会用其他方法来增加食物的可口 73
度。①

亚诺玛米人的盐摄入量很低，因此成了国际盐与高血压研究（INTERSALT study）的对象，这是一项针对盐摄入量与高血压之间关系的国际性研究。该研究显示，亚诺玛米人一生都保持着低得惊人的血压。[12] 我们无从得知的是，在所有会影响他们血压的因素（比如高强度的身体活动）中，盐摄入量低到底发挥了多大作用。不过，一生低血压的情况在非工业文化中是很典型的。亚诺玛米人的食物供应通常都很充足，但他们还是相对较瘦，② 而且无论是在沙尼翁还是在其他研究者的报告中，都没有关于他们中有人肥胖的记载。[13]

非工业化饮食的共性是什么？

上文我们简要介绍了两种非工业文化的饮食习惯，由此可知，我们远古祖先的饮食很可能与我们今天的饮食相差极大。不同非工业文化的饮食也是千差万别，但它们有着重要的共性，这是它们区别于现

① 尽管他们有种植辣椒，但在沙尼翁的记录中，并没有他们将辣椒作为调味料使用的描述，因此这种用法一定不常出现。

② 成年男性的平均 BMI 为 21.5 kg/m^2，成年女性为 20.8 kg/m^2。

代富裕国家饮食的根本所在。如果可以找到这些共性，也许就能知道我们祖先的饮食是什么样的了，进而了解与我们的身体和大脑相匹配的到底是怎样的饮食。这些饮食有三点显而易见的共性：

第一，食物种类有限。比如，昆申人可以识别出至少 105 种可食用植物，但他们主要吃的只有 14 种，而在这 14 种中，根据季节与地点的不同，能够找到的又只是其中的一部分而已。[14] 一年中，他们摄入的半数卡路里来自同一种食物——蒙贡戈果实 / 坚果仁。若看一整年的情况，昆申人的饮食也是十分多样的；但仅看一天的话，他们的饮食可能就集
74 中在少数几种食物上。这主要是因为不同季节可以获取的关键食物资源不同，而同样的情况也适用于其他大多数非工业文化。

第二，浓缩食物强化属性的能力有限。在非工业文化中，人们只有最基础的食物加工方法可用，因此，不得不吃低卡路里密度、低精制、低奖赏的食物，由此可推测我们的远古祖先应该也是如此。大多数人根本没有办法给自己的三餐添加精制淀粉、糖、盐和浓缩脂肪。他们摄入的谷氨酸来自肉和骨头的烹调过程，而非味精。香草、香料等调味品也很有限。尽管我们也能找到传统文化中使用浓缩脂肪、盐、多种香料、糖或精制淀粉的例子，但都不像在富裕的工业化国家，这些提味品都是再常见不过的，完全可以同时使用。

第三，所用烹饪方法极少。按现代标准来看，非工业文化的烹饪方法极其有限，大多数都只有两三种。即便是在富裕的西方国家，技术也曾大大限制了他们可用的烹饪方法，这一情况的改变距今并没有多么久远。在 1820 年代以前，大多数美国人还在用土灶做饭，这种方法费时费力，很难用上什么复杂的烹饪技术。到 1820 年代，使用木柴和煤炭的生铁炉子才取代土灶，成为主要的烹饪工具。[15] 到 1920 年代，煤气炉和电炉才又取代了生铁炉子。[16] 在这些先进技术出现前，即便

是爆炒、温控烘焙这样简单的烹饪方法也是很难或者说不可能实现的。

在习惯于享受丰富美味的现代味蕾面前，非工业文化的饮食显得十分单调、寡淡，有时还不太可口。想必我们远古祖先的饮食也是大致如此。生活在与之不同的时代是我们的味蕾之幸，但不幸的是，这导致了我们肥胖。

美国的食物奖赏

如果要令人相信食物奖赏确实是导致我们过食和腰围增长的因素之一，我们就必须用证据证明，随着时间的推移，能令我们大脑中奖
赏回路兴奋的食物属性越来越多了，以及（或）能驱使我们去寻找食 75
物的信号越来越强了。这样的证据并不难找，这对美国人的腰围来说可不是个好消息。狩猎采集者若到现代食品杂货店里转一转，可能会被目不暇接的食物选择弄得不知所措，尤其是那些卡路里密度高又非常可口的食物（更别提那些装饰着奇怪卡通角色的包装盒）。根据食品营销研究所（Food Marketing Institute）的报告，美国食品杂货店的平均货品数量从 1980 年业已十分可观的 1.5 万件增长到了 2013 年更为惊人的 4.4 万件。[17] 非工业文化饮食习惯因为资源的匮乏而十分受限，与之形成鲜明对比的是，富裕的工业文化充满了丰富多样的食物选择，而且大部分食物的奖赏价值都被专业工艺最大化了。这种多样性意味着，我们很少能体验到感官特定饱足，摆在我们面前的几乎是一场永不停歇的自助盛宴。

根据美国农业部的食物追踪数据，美国人饮食习惯的变化之大超乎想象。[18] 该部门的密切关注点之一是，与外出就餐相比，在家用餐

占总食物费用支出的比例，该比例能让我们大致了解有多少人在家自己做饭，有多少人选择外出就餐。1889 年，美国人在家吃的食物费用占总支出的 93%，外出就餐仅占 7%。如今，前者仅占约 50%，剩下的 50% 自然是用于外出就餐的了（见图 17）。[19] 近来增长幅度很大的是快餐支出，自 1960 年至今已增长 8 倍。这些数据其实低估了美国饮食文化的变化程度，因为我们如今在家吃的许多食物也是现成的，比如比萨饼、汽水、曲奇饼干和早餐麦片。

显然，在过去一个世纪中，美国的饮食文化发生了巨变，这一时期，我们将大多数的食物制备工作都外包给了专业人士。这一向食物制备外包模式的转变覆盖了整个行业，无论是食物的加工过程，还是食物的构成，都发生了显著的变化。

76

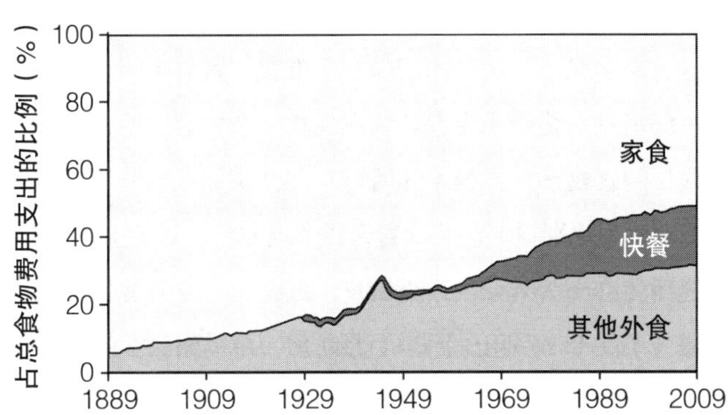

图 17：1889—2009 年间，美国人家食费用、外食费用和快餐店食物费用的百分比。“其他外食”分类包括了非家食和非快餐的所有食物支出，比如在有座餐厅用餐的花费。数据源自美国农业部经济研究服务局。

我们到底对加工食品有多着迷？再回到我们之前探讨过的食物奖赏问题。我们知道，对大脑而言，卡路里密度、脂肪、碳水化合物、蛋白质、甜味、咸味和肉味都是天生强化物，这些食物属性会强化我们的动机、偏好和习惯。稍微研究一下食物加工在人类历史上的发展轨迹就能发现，为了满足我们的味蕾，我们在不断提纯这些强化属性，直至将其加工到最浓缩的状态。在非工业文化的饮食中，脂肪、淀粉、糖、盐和游离谷氨酸鲜少以高度浓缩的形态存在。在现代工业文化的饮食中，它们几乎是以纯粹无杂质的形态成为食物配料，它们若组合到一起就会构成令人难以抗拒的诱惑。为了清楚说明这一点，我们来仔细看一看糖、脂肪和谷氨酸。

在大脑的奖赏中心，糖占据着特殊地位，究其原因可能是，在我们远古祖先生存的时代，甜味代表着果实或蜂蜜，都是安全且宝贵的营养来源。在人类历史的大多数时期，甜味就只有这两个来源。很久之后，我们才逐渐找到了从甜菜和甘蔗中提取纯糖的方法。刚开始时这种方法成本高昂，只有富裕家庭才能经常吃上纯糖。随着技术的进步，浓缩糖的价格降低了，获取方式简单了，使用也方便了。1870 年代，砂糖开始在美国广泛普及，更加方便了人们将糖添加到食物中。
1899 年，一款获得专利的玻璃吹制机带来了玻璃瓶的大批量生产，降 77
低了瓶装甜味饮料的成本。[20] 接着，1920 年代，冷藏自动售货机问世，人们更容易买到冰爽提神的汽水。[21]1970 年代，美国迎来了自己饮食史上最重要的技术进步成果之一：高果糖玉米糖浆。这是由玉米淀粉制成的甜味剂，甜味几乎与蔗糖一模一样。得益于政府对玉米的补贴，这种甜味剂的售价格外便宜，用它来增加食品的奖赏价值几乎不会给食品制造商增加任何额外成本。它会刺激我们的脑回路，让我们忍不住将手伸向甜甜的曲奇饼干。

我与我的研究伙伴杰里米·兰登（Jeremy Landen）将美国农业部和商务部的记录拼凑成一幅“全景图”，完整展示了 1822 年至 2005 年间美国人的甜味剂摄入情况（见图 18）。[22] 这些数据不包括来自水果和蔬菜的天然糖，但确实涵盖了蜂蜜、蔗糖、甜菜糖和高果糖玉米糖浆。看到这张图表，事实清晰可见：我们现在吃下的添加糖要远多于1800年代初的量。1822年时，我们的添加糖消耗量相当于每5天喝下一罐350毫升的可乐，而现在，这不过是我们每7个小时的消耗量。[①] 食品技术的进步和食品行业日益增长的影响力也是推动这一转变的重要力量。食品市场竞争激烈，点燃了制造商间的恶性竞赛，他们都将注意力转向了所有食物中最具奖赏价值的添加糖的浓度：少一点或多一点都不行。这一最优浓度被称为糖的“极乐点”（bliss point），这也是许多业内研究的主题。有两本杰作——迈克尔·莫斯（Michael Moss）的《盐糖脂肪》（*Salt Sugar Fat*）和大卫·凯斯勒（David Kessler）的《过食的终结》（*The End of Overeating*）——都详细探讨了这一问题。

78

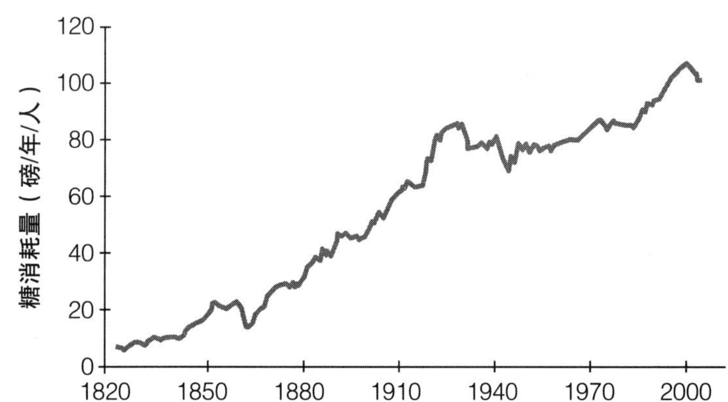

图18：1822—2005年间，美国人均甜味剂消耗量。甜味剂消耗量的单位为“磅每人每年”。数据源自美国农业部经济研究服务局和美国商务部。特别感谢杰里米·兰登。

① 这包括了我们的睡觉时间。换言之，我们现在每日的添加糖消耗量相当于3.4罐350毫升的可乐。而这是平均值，也就是说，有些人的消耗量是远远大于该数值的，而另一些人的又远远小于该数值。

正如上一章探讨过的，脂肪添加剂也能极大地刺激大脑的奖赏回路。将油脂分离出来后制成的产品，比如豆油、菜籽油和黄油等，都能增加食物的卡路里密度和奖赏价值，而且所需成本几乎可以忽略不计。这也是它们在各种食用商品中大量使用的原因，餐厅食品也不例外。美国农业部的数据显示，在过去一个世纪中，美国人总脂肪摄入量的增长并不太多，但添加脂肪的摄入量翻了一番（见图 19）。我们烹饪时所用的脂肪类型也有了很大的改变，原本用的黄油、猪油等动物脂肪，现在已大量地被豆油等精炼籽油（植物油）取代。现在，我们摄入脂肪的主要来源已经不是肉、乳制品、坚果等天然食物，而是用机械化化学手段从种子中提取到的油。这些液体油便宜，也方便加入原本低脂的食物中，创造出食物奖赏的杰作，比如炸薯条和多力多滋玉米片。添加脂肪可以增加食物的卡路里含量，增强我们吃的欲望，最终导致过食。

79

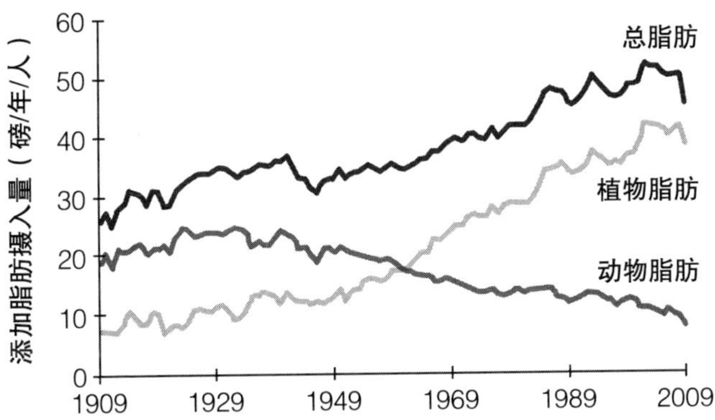

图 19：1909—2009 年间，美国人均添加脂肪摄入量。动物脂肪包括黄油、人造黄油、猪油和牛脂。我没有找到 1979 年前的牛脂数据，但当时的摄入量很低。植物脂肪包括沙拉油、烹饪用植物油、起酥油和“其他食用脂肪和食用油”。数据源自美国农业部经济研究服务局，按 28.8% 的浪费率进行了校正，2000 年的数据也有人为调整。

在煮肉和做骨头汤的时候，会自然生成少量的游离谷氨酸，这是肉鲜味的来源。如今，食品行业都是用高浓缩味精来给食物增加我们大脑酷爱的肉鲜味。为了绕开味精引发的健康担忧，食品企业研发了还未曾被我们注意的其他谷氨酸来源，比如水解酵母提取物和大豆蛋白提取物。这些替代来源的目的都是一样的：满足大脑对谷氨酸的天生偏好，让人们忍不住一遍又一遍地回来购买调过味的玉米片、沙拉酱、汤和许多其他食品。

认准敌人：过多的糖还是过多的脂肪？

“肥胖大流行”的罪魁祸首究竟是糖还是脂肪？大众媒体上常年争论着这一问题。因此，一些人觉得研究肥胖更像是运动场上的一场团队赛，而非一门科学学科。让我借大多数研究者都认为显而易见的事实来终结这场旷日持久的争论吧：二者皆是。尤其是那些同时添加了浓缩糖和浓缩脂肪的食物，它们对我们的食物奖赏系统来说有着致命的诱惑。这种组合在自然界是很罕见的，因此，我们有理由推测这超出了我们大脑可以妥善处理的范畴。想想冰激凌、巧克力、曲奇饼干和蛋糕，这些都是我们渴望的食物，都是我们不饿时也会想吃的食物。它们若是不含糖会是什么味道？不含脂肪又会是什么味道？

80 尽管味精名声不好，不讨注重健康的消费者喜欢，但人类对谷氨酸的渴望一直存在，纵观历史，我们早已找到了获取谷氨酸的方法。①

① 味精会直接损害健康的证据并非特别有说服力。人们通常将餐后的各种不适症状都归咎于味精，但大量双盲实验也没能提供支持这一观点的证据。[23] 给新生动物注射味精后，会引发兴奋性中毒（excitotoxicity）现象，给其造成下丘脑损伤，从而引发肥胖，关于味精的许多批判声音正是由此引起的。不过，这似乎与我们所探讨的问题无关，因为饮食中通常的味精含量并不足以大幅提高血液中的谷氨酸水平，更不用说大幅提高大脑中的谷氨酸水平了。[24]

最初，大概是几十万年前，谷氨酸的来源就是熟肉。当烹饪容器发明后，我们就开始用骨头熬肉味浓郁、富含谷氨酸的肉汤——我们在有记录的历史前可能就在做这件事了。接下来，我们又发明了鱼露，因为是天然鱼蛋白分解后的产物，所以谷氨酸含量很高。2000 多年前，古罗马人也用过一种类似的酱汁，叫鱼酱（garum）。[25] 如今，鱼酱主要用来烹饪一些传统的亚洲菜肴。也是从 2000 多年前开始，亚洲一些地方就开始流行用酱油了，酱油也富含谷氨酸。[26] 这段漫长的历史过程就是谷氨酸浓度越来越高的过程。1908 年，东京帝国大学研究员池田菊苗（Kikunae Ikeda）分离出了纯谷氨酸，随之而来的味精商业生产则是这一历史过程的高潮。与食物的其他强化属性一样，技术的发展可以让我们提取出产生肉鲜味的主要活性成分，由此提供了增加食物奖赏价值的又一强大工具。

但前进的步伐并未就此停止。现代食品化学家已经创造或分离出了大量诱人的味道，它们都会驱使我们购买食物。这些味道常常以“人造香料”或“天然香料”这样隐晦的名字出现在成分标签上，这些名字掩盖的，是几十种人工精心制造的成分。[27]

现代食品中上瘾性物质的存在也更为普遍，这种成分的强化作用主要源自它们对大脑多巴胺系统的直接作用①。咖啡因和酒精天生具有强化作用，这意味着，它们可以刺激条件性食物和饮料偏好的形成，从而导致过食。[28] 酒精饮料富含卡路里——每份 90 大卡到 180 大卡不等。更形象一点地说，苗条者与超重者之间每天的卡路里摄入差额 81
就是 2 瓶啤酒的量。② 大多数美国成年人都经常喝酒，实际上，我们

① 或对腺苷受体等与多巴胺系统密切相关的通路的作用。

② 同性别、同身高的苗条者与超重者之间的卡路里摄入差额大约为 10%。假设 2 瓶啤酒的热量是300大卡，苗条者维持体重所需的热量约为2400大卡，那么2瓶啤酒的热量会大于该差额。

喝酒的目的从来就不是满足对卡路里的需求。我们喝酒是因为喜欢，跟饿不饿无关。咖啡因不含卡路里，但它往往与高卡路里的奶油和糖搭配在一起，和酒一样，我们并非因为饿才额外摄入这些卡路里。还有巧克力中温和的上瘾性物质可可碱，它也会驱使我们摄入更多的卡路里。

最后一点，从我们远古祖先的时代开始，新的烹饪方法就层出不穷，使得可用于最大化食物奖赏的工具越来越多。尽管大多数的非工业文化都只有两三种简单的烹饪方法可用，但现代大厨们可用的手段就多了，烘焙、烤、炙、爆炒、快煎、油炸、小火慢煮、蒸、沸水煮、真空低温烹饪、高压烹饪、慢炖、浇白兰地并点燃、熏或烧烤，此外还可以搭配丰富多样的配料，比如黄油等添加脂肪、糖等甜味剂、盐等调味品。

今天这种饮食文化的形成并非偶然，它源自人类大脑天生偏好的命令，而该命令是通过消费需求的形式落实的。食品行业竞争激烈，食品企业都想按下你的食物奖赏按钮来抢占你的“胃部份额”，它们都在想方设法将你变为常客。[29] 而做到这一点主要依靠的是提供那些符合你大脑本能欲望的东西。在竞争激烈的经济体中，食品企业会瞄准、争夺我们的食物开支，这样一来，它们必然会选择制造高强化食品，以及在广告中使用能刺激我们购买欲的食物信号。

现代食品技术让我们得以精确掌控食物的奖赏属性，并且拥有不计其数的食品种类。随着食品技术的不断进步，富裕国家的饮食也在逐步向符合人脑天生食物偏好的方向发展。尽管在我们祖先所生活的
82 环境中，这些偏好是人类幸存并繁荣的保障，但如今，在可以前所未有地满足它们的环境中，它们会导致过食。

超常诱惑

得益于现代技术，我们所能制造出的食物远比自然环境所能提供的更为诱人，这会令大脑产生同样非自然的反应。1930 年代出现了一种观点：异常强大的信号是可以过度刺激到我们的天生倾向的。在研究剑鸻的筑巢行为时，凯勒（Koehler）和扎加勒斯（Zagarus）发现，比起真正的剑鸻蛋，剑鸻们更愿意坐在体积更大的人工蛋上。[30] 普通的剑鸻蛋是浅棕色的底加深棕色的斑点。凯勒和扎加勒斯给它们提供的人工蛋是白底加更大更深的斑点，它们一看到这些诱饵就立刻抛弃了自己的蛋。类似的蛎鹬实验和银鸥实验也证明，它们更偏好体积更大的蛋，甚至愿意为了这些大得离谱（比它们自己还大）的人工蛋放弃自己的蛋。[31]

究其本质，鸟类有对特定蛋属性的天生偏好。剑鸻天生偏好圆的、斑点显眼的蛋，因此，圆的、斑点更大的且斑点颜色与底色对比更鲜明的蛋会更赢得它们的偏好。蛎鹬和银鸥天生偏好体积大的蛋，这也许是因为蛋的体积越大往往就越健康。它们对更大的蛋的偏好远远超出了正常的范畴。荷兰生物学家尼可拉斯·丁伯根（Nikolaas Tinbergen）创造了术语*超常刺激*（*supernormal stimulus*）来形容这一现象，如他所言，“人工创造的刺激环境有时甚至可能比自然状态下的刺激环境更为强效”。[32] 无论一个物种的天生偏好是什么，若是能够提供超过它们进化后预期的更强大信号，往往就能过度刺激到它们，而这种过度刺激有时会导致高度破坏性的行为。对人脑来说，某些人类创造物，比如色情作品、赌博、电子游戏和垃圾食品，似乎也属于超常刺激。

在自然界，超常刺激有时是可供利用的工具。以大杜鹃为例，它
83 的巢寄生行为就是利用了宿主鸟的天生偏好，其中一种宿主鸟就是苇莺。[①] 大杜鹃的蛋看上去几乎和苇莺的蛋一模一样，只是个头更大。一旦被孵化出来，体积更大的大杜鹃雏鸟会将所有的苇莺蛋和苇莺雏鸟推出鸟巢。一只大杜鹃雏鸟乞食的声音很像一整窝苇莺雏鸟的乞食声，这利用的就是宿主鸟听到多只雏鸟嗷嗷待哺的声音就会去喂食的天性。与苇莺雏鸟相比，大杜鹃雏鸟的喙更大而且色彩鲜艳，乞食时可能更能激发宿主鸟的喂食欲望。[33] 到快要长羽毛时，大杜鹃雏鸟的体积已经远远超过被其充分利用过的养父母了。

同样地，商家也会充分利用我们天生的食物偏好，浓缩并组合出我们认为奖赏价值最高的食物属性，制成比我们祖先见过的所有食物都还要诱人的食品。制造出“肥胖大流行”并不是他们的目的，这只是他们逐利竞赛所带来的令人遗憾的副作用而已。

附带伤害

如果细看一下美国人的饮食，就能轻易发现食物奖赏对我们饮食习惯的巨大影响。美国农业部 2010 年发布的《美国居民膳食指南》显示，以下 6 种食品是美国成年人最主要的卡路里来源，按它们为我们膳食提供的卡路里量降序排列为：[34]

---

① 大杜鹃的宿主鸟还有其他鸟类。它们的蛋往往符合其常见宿主鸟的天生偏好。

1. 谷物做的甜点

2. 发酵面包

3. 鸡肉和鸡肉料理

4. 汽水 / 能量饮料 / 运动饮料

5. 酒精饮料

6. 比萨饼

榜首为“谷物做的甜点”，该分类包括蛋糕、甜甜圈和曲奇饼干。 84
下一个是面包，常被视为无害的食物，但通常是由精白面粉做的，卡路里密度高得惊人。① 面包还是美国居民膳食中盐的最大来源。[35] 接下来是“鸡肉和鸡肉料理”，它的排名之所以如此靠前，可能应归功于我们对炸鸡和炸鸡块的喜爱。② 第四名是汽水 / 能量饮料 / 运动饮料，我则喜欢称之为糖水。第五名是酒精饮料，第六名是比萨饼。水果在哪里？豆荚呢？坚果呢？该榜单中的大多数食品都是精制糖、精制淀粉、浓缩脂肪、盐和上瘾性物质（咖啡因和酒精）的高卡路里组合。

根据我们大脑进化出的天性，我们不会养成吃芹菜的习惯，但会养成吃曲奇饼干和比萨饼的习惯。这些食物会让我们吃了还想吃，最终形成难以改变的根深蒂固的饮食模式。吃这些食物并不是为了健康，而是因为它们会强化我们的行为。

以下 6 种食品是儿童和青少年最主要的卡路里来源：

---

① 这与我们的直觉相悖，因为大多数人都认为面包是松软的低卡路里食物。事实上，当我们开始咀嚼它们时，面包中的空气就会排出，它的卡路里密度就会变得非常大。

② 营养学研究者马里昂·奈斯德（Marion Nestle）在其著作《卡路里为何如此重要》（*Why Calories Count*）中提出了这一推测。

1. 谷物做的甜点

2. 比萨饼

3. 汽水 / 能量饮料 / 运动饮料

4. 发酵面包

5. 鸡肉和鸡肉料理

6. 意大利面和意面料理

该榜单与前一个类似，只是高奖赏食物的排名更为靠前，显示儿童和青少年可能比成年人还要喜欢这些食物。这些就是美国儿童日常在吃的东西。看到这份榜单，你还会觉得他们中有许多肥胖者是件多么出人意料或多么不可思议的事吗？

不过食品行业的触角并没有止步在我们的餐厅：它还伸进了我们的客厅、车行道和办公室。

制造欲望

85 正如我们探讨过的，有奖赏价值的食物只要吃上几次，与之相关的信号就会诱发去寻找该食物的动机。举个例子，当闻到炸薯条的味道，看到炸薯条的照片，或走进曾经吃过炸薯条的地方，我们就会产生吃炸薯条的欲望。大脑在说，“你在这里可以得到有价值的食物”，它会刺激你产生相应的动机。食品广告利用的就是这一基本原理，即让我们看到可诱发购买欲和食欲的食物信号——这种做法非常有效。

食品行业每年在食品广告上的资金投入都令人叹为观止。2012 年，光是前十大食品和饮料制造商的广告费用就高达 69 亿美元，快餐店的广告费比它们还要多出40亿美元。[36]为了让大家对这些数据有更全面的概念，我们来做个对比：同一年，美国国立卫生研究所用于资助肥胖症研究的总金额不足10亿美元，而该机构是美国生物医学研究的主要资助机构。[37]也就是说，为了说服我们吃而投入的金钱和努力远超为了预防过食及其不良后果的投入。

食品行业愿意花这些钱是因为它们能收到成效。看了食品广告的人往往会喜欢、购买和需要广告中的产品。[38]光是电视上的食品广告，美国成年人平均每天就会看到20条，累积下来，每年就会接收到超过7000个食物信号。[39]儿童尤其容易被食品广告诱惑，他们天生更易冲动，也无法理解广告中所带有的故意诱导他们消费的目的。美国儿童平均每天会在电视上看到12条食品广告，每年总计会超过4300条。[40]不过，食品广告不会诱使我们购买抱子甘蓝！蔬菜等未经加工的低卡路里食物，一是没多少利可图，二是不太能刺激消费者的购物欲。食物信号只有与富含脂肪、糖、淀粉、盐及其他强化属性的高奖赏食物相关时，才会更有效，这些高奖赏食物正是广告中最常见的。①[41]

从食物奖赏的角度来看，很难想象还有什么环境能比现代美国更 86
易致人发胖的了，而在这一点上，其他富裕国家也没有落后美国多少。我们被琳琅满目、各式各样的食品包围，它们完全是根据我们天生的食物偏好而设计，因而令人难以抗拒。此外，外界一直在用与它们相关的信号对我们狂轰乱炸。这些信号有来自家庭烹饪的，也有来自食品行业的；不过，食品行业尤其精于此道，食物制备的商品化一直在

① 广告所用的原理并不仅有食物强化。为了让我们购买产品，企业无所不用其极。其中既有理性诱惑，也有感性诱惑，比如凸显产品的价值或质量、将产品与积极的情绪状态联系起来、将产品与社会地位联系起来。感性诱惑对儿童尤其管用，他们很容易被食品中的“酷炫元素”所吸引。这是迈克尔·莫斯在《盐糖脂肪》一书中探讨的另一主题。

与我们日益严重的过食和长胖倾向“齐头并进”。食品行业在竞争激烈的经济中不断进步，让我们腰围变粗并非它进步的目的，只是可预见的进步的代价而已。

不过食物奖赏不是驱使我们过食的唯一因素。紧随其后的还有便利化，该因素也会刺激到控制食物摄入的大脑回路，下一章就将深入探讨这一问题。

5

进食经济学

人类历史上的大多数时候，
本能都在驱使我们寻求大量的脂肪、糖、淀粉和蛋白质，
而这种本能的动力与我们的利益是高度一致的。

在坦桑尼亚北部的斯蓬加（Sipunga）群山，随着天光破晓，猴面 87
包树枝叶缝隙间落下了斑驳的光影。马杜鲁（Maduru）和妻子艾斯塔（Esta）走出草屋，与其他已经起床的人一起围坐在火边。艾斯塔照顾着他们1岁大的女儿。马杜鲁仅穿着一条脏兮兮的卡其色短裤，一边削箭头，一边与部落里的其他男人讨论自己当天的计划。

马杜鲁和艾斯塔是哈扎（Hadza）人，以狩猎采集为生，生活在东非大裂谷。这片地区也被称为“人类的摇篮”，得名原因是在此发现了极其多样的灵长类动物化石，可以从现代人类一直追溯到260万年前我们人属最早的成员。[1]哈扎人践行的是觅食型的生活方式，可以让我们深入了解人类在农业出现以前是怎么生活的——农业大约出现在1.2万年前。尽管哈扎人并非我们石器时代祖先的副本，但他们可能是我们现在能找到的、生活方式与之最为接近的了。他们的生活方式有助于我们了解祖先们曾经可能面临的挑战，以及他们为应对那些挑战而进化出的身体和心理的适应性，进而帮助我们了解在现代富裕国家中会驱使我们过食的成本收益计算过程。

马杜鲁的朋友欧亚（Oya）提到，他昨天在回部落的路上偶然发 88
现了几只大捻角羚的踪迹。这个消息让马杜鲁很兴奋，他开始收拾工具，为今天的狩猎做准备：匆匆穿上凉鞋，把一把小斧头系在肩上，将一个小塑料桶绑在背后，刀插进腰带，抓起弓、箭还有钻木取火的工具。他孤身一人朝着大捻角羚踪迹出现的大致方向而去。

在马杜鲁出发进山的时候，艾斯塔正和部落里的另外5名妇女热烈讨论该去哪里挖块茎。最终，她们定了一个地方，带上一个男孩和一个女孩，一起出发了。妇女们的工具极其简单：她们每人带着一根削尖了的挖掘棍，大概 3 英尺（约合 0.9 米）长；一把让挖掘棍保持锋利的刀；还背着一根织物编的背带。其中一人还带着从自家灶台中取的燃屑，可以在野外做饭。艾斯塔用吊兜把 1 岁的女儿背上。走了大概 1 英里（约合 1.6 公里），马杜鲁发现了大捻角羚的踪迹，像是 1 天多以前留下来的，但他还是跟了上去，想看看能不能找到更新的痕迹。追踪路上，他随时注意着周围，想看看附近有没有其他有价值的食物。他中途停下休息了一会儿，吃了一把甜甜的*温杜希皮*（*undushipi*）浆果后又继续上路了。在继续追踪的路上，他听到左边有石头落地的声音，回头一看，发现了一只迪克－迪克羚，一种小型的非洲羚羊。它站在 100 英尺（约合 30.5 米）外的岩石峭壁上，还没有发现马杜鲁。他蹲伏下去，躲在植被后，慢慢地向背风处绕行而去，悄悄潜近，直到快要进入对方的视野范围。他将他的*卡萨马*（*kasama*）搭在弦上，安静地拉弓，放箭，射中了迪克－迪克羚的心脏和肺，一击毙命。[①] 卡萨马是箭的名字，金属的箭尖是月桂叶的形状，十分锋利。他收好自己的战利品，躲在树荫下就把迪克－迪克羚的肝、部分的头和脖子以及一条前腿做来吃了，然后睡了个午觉，以免顶着中午的烈日活动。

与此同时，艾斯塔和她的伙伴们走了 2 英里（约合 3.2 公里），到了一处很可能挖到块茎的地方。刚到，她们就开始在嶙峋的岩石间，
89 在灌木和树干上寻找特定的几类藤蔓，有它们就代表地下有块茎。艾斯塔看到一处大型灌木上攀附着*耶克瓦*（*//ekwa*）藤蔓，她走上前去，

---

① 哈扎男孩从 3 岁左右开始练习箭术，五六岁时就精通箭术，并终其一生都是箭术高手，35 岁左右是他们的箭术巅峰期。哈扎人的弓的张弓拉力约为 70 磅（约合 31.7 公斤），有些甚至会达到 95 磅（约合 43 公斤）。[2] 现代反曲弓和长弓的张弓拉力普遍在 30 磅到 60 磅（约合 13.6 公斤到 27.2 公斤）。

仔细观察，然后用挖掘棍钝的那端重击地面，细听声响，以判断地下埋着的块茎有多大。判断出的大小让她很满意，她觉得值得为此费力，这才开始用挖掘棍锋利的一端着手挖掘。她有节奏地挖了10分钟，终于拔出了一个块茎，有点像个又长又弯的红薯。她们每个人都挖到了大量的块茎，来自2个不同的品种。接着，她们拿出燃屑，点了火，拿出一些块茎开始烤；烤好后，剥皮切块。这些块茎纤维极多，因此，在将富含碳水化合物的汁水完全咀嚼出来后，她们会吐掉剩余的纤维物。吃完后，艾斯塔等人会在大灌木的荫蔽下小睡一会儿。

午睡后的马杜鲁精神焕发，继续追踪大捻角羚。刚走出几百码[①]，他就听到了耳边传来一阵嗡嗡声：一只蜜蜂。四处观察了一下，他在一棵猴面包树上发现了一个洞，里面很可能有蜂巢。他目不转睛地盯着那个洞，终于看到一点微弱的闪光，那是一只正要离巢的蜜蜂，这证明他确实找到了蜂巢。他钻木点燃了一个小火堆，并用附近的树木做了6根大木钉。他点燃火把，然后带着火把开始爬树。他爬树的方法是用斧头背面将大木钉锤进树干，然后踩着大木钉向上爬，每向上爬一步，就锤入一根大木钉，直到抵达蜂巢的高度。他用冒烟的火把吓退愤怒的蜜蜂，用斧头拓宽洞口，然后将整条胳膊伸入洞中。尽管被蛰了几次，他还是成功取到了很大一块满是蜂蜜的蜂巢。下树后，他立刻吃掉了1品脱（约合0.5升）的蜂蜜，然后将其余的放入了背上的塑料桶中。此时已经是下午3点左右了，他觉得大捻角羚很可能已经跑出很远了，因此决定返回部落。

艾斯塔等人一睡醒，就把剩下的块茎放入背兜中，动身返回部落。回家路上，她们稍微绕了一下道，去一棵猴面包树下捡了些掉落的果

① 1码约合0.9米。——译者注

实，也放入了背兜。

90

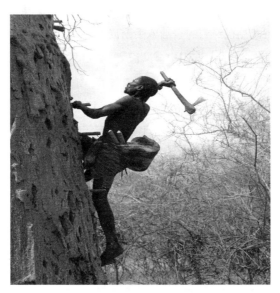

图 20：爬树取蜂蜜的哈扎男子。注意观察那些被他锤进树干的大木钉，他脚下踩着的就是一根。照片由布莱恩·伍德慷慨提供。

下午晚些时候，外出的哈扎人都开始陆陆续续地返回部落。夜幕降临，他们会生火料理当日的收获，会与家人和邻里共享这些收获。每家每户都会围坐在灶台旁，一边照顾孩子，一边吃着、玩着、笑着，分享着当天的经历。马杜鲁将剩余的迪克－迪克羚肉剁好，烤熟，几乎每一个部位都会被吃掉，包括内脏，骨头会用来熬汤。马杜鲁还把蜂蜜拿出来分享，其他人都急不可耐地啜饮着。女人们拿出更多的块茎来烤，剥皮切好后分给大家，然后拿出猴面包树的果实，在附近的岩石上砸开。他们会取出其中灰白色、味酸的果肉吃掉，吐出种子。

上文是根据弗兰克·马洛（Frank Marlowe）、布莱恩·伍德（Brian Wood）等人细致的研究成果虚构的，描述的是一对哈扎夫妇普通一天可能的生活样貌。[3]这个故事的情节看上去可能很简单，但它实际展示了哈扎人日常会面临的某些复杂的经济选择——正是这些选择在过去的数百万年中塑造了人类大脑的结构和功能。

91

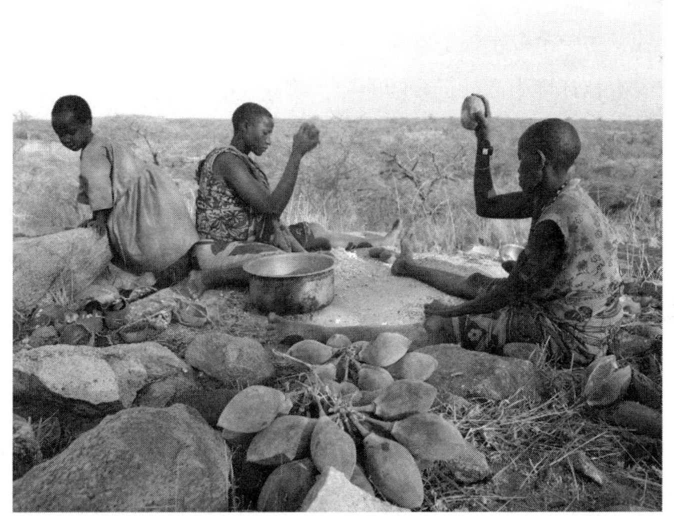

图 21：哈扎妇女在处理猴面包树的果实。照片由布莱恩 · 伍德慷慨提供。

最优觅食

赫尔曼 · 庞策（Herman Pontzer）说：“生活就是一场把能量变成小孩的游戏。”庞策是纽约城市大学人类学副教授，研究的是哈扎人的能量消耗。获取卡路里既然是生存繁衍必不可少的需求，当然也是自然选择过程中最重要的驱动力之一。今天的物种都是由自然选择过程塑造的。在自然环境中，获取食物的方法有高效的，也有低效的，越是能高效获取食物的动物就越可能将自己的基因传给后代。自然选择按照这种方式一点点塑造着动物的大脑，让动物得以做出高效的觅食行为。①

事实证明，生物学家和人类学家只用*最优觅食理论*（*optimal foraging theory*，OFT）这一个原理就可以将上述那些基本的高效觅食

92 原则转变为一个数学模型。OFT 假设的是，自然选择会让动物具备在自己的生存环境中高效觅食的能力，研究人员已将该理论成功运用到了各种不同的物种身上，包括人类中的狩猎采集者。[4] 尽管人类行为复杂得令人困惑，但 OFT 的基础数学公式却简单得一目了然：

$$\text{食物的价值}=\frac{\text{得到的卡路里}-\text{消耗的卡路里}}{\text{时间}}$$

一种食物的价值多少，以及它是否值得费力获取，都取决于它所含卡路里减去获取与加工它所需消耗卡路里的差值，[5] 再除以获取与加工它所需的时间。② 换言之，食物的价值几乎是由其卡路里回报率决定的。经济学家们也是用这一基础等式来令利润最大化的，因为管控高效逐利行为的原理也适用于管控高效觅食行为。尽管大鼠理解不了经济理论，但自然选择会塑造它们的大脑，确保它们的行为就仿佛是懂得经济理论者做出的一样。自然选择已经在大鼠和人类不知情的情况下，将他们变成了经济学家。

许多人类学家的研究成果显示，尽管 OFT 并不完美，但它对人类狩猎采集者觅食行为的预测还是准确得惊人。[7] 举个例子，OFT 预

---

① 人类和某些其他动物可以用从先辈那里继承的文化知识弥补所遗传到的基因的不足。

② 根据 OFT 的根本前提，人类学家还得出了另外几个等式，描述的是狩猎采集者行为的某些具体方面，包括对某一文化来说，狩猎采集者会在众多可能的食物来源中选择哪些，他们能同时利用到的不同食物来源共有几种，以及对一个群体来说，他们在某一特定地点定居多长时间后才会因该地点回报不足而选择迁徙。[6]

测，观察结果也证实了，狩猎采集者鲜少会费劲获取低卡路里的食物。[8]而这可能会带来一个令人吃惊的结果：狩猎采集者不常获取并食用蔬菜，即低卡路里的植物性食物，比如叶子。[①]如果你是一名狩猎采集者，要你为了获取50大卡的沙拉而燃烧掉200大卡的能量，显然不太合理。

如果研究一下上述关于哈扎人觅食行为的描述，我们可以找到许多例子，证明马杜鲁和艾斯塔做了关于食物的重要经济选择。马杜鲁出发去追踪大捻角羚，这是一种大型猎物，是能量回报率最高的食物 93
之一。他以大捻角羚为目标开始搜寻，同时花很长时间去追踪是十分合理的，因为捕杀到一只大捻角羚的好处是十分可观的。不过，最优觅食策略还包括，要留意可能出现的其他机会。比如，马杜鲁发现了体型更小的迪克－迪克羚，他有很大几率捕杀成功，而且投入很短时间就能获得很好的能量回报。得知附近有一只毫无戒心的迪克－迪克羚后，猎捕它的能量回报率就会骤然超过继续搜寻大捻角羚的能量回报率。不过，如果没有任何迹象表明附近有迪克－迪克羚，他非要去搜寻的话，那很可能忙碌一整天都徒劳无果。类似地，蜜蜂的声音信号令他意识到附近有蜂巢，因此，寻找蜂巢才会变成富有成效的觅食行为。蜂蜜是能量回报率最高的食物之一，因此，只要知道哪里有好蜂巢，哈扎人几乎总会立刻丢下一切去采集蜂蜜。[9]

艾斯塔也做了重要的经济选择。早上，她是在请教了部落里的其他妇女后才确定了哪个位置最有可能挖到能量回报率最高的块茎。这个选择要权衡两点：一是她们认为每个地点可能挖到的块茎数量，二是她们为抵达该地点必须步行的距离以及挖出块茎所需耗费的力气。在返回部落途中，她们看到了地上掉落的猴面包树果实，这是一个几

① 我们有关于昆申人和哈扎人吃叶子的记录；但叶子并不是他们饮食中的主要食物。

乎可以不费吹灰之力、转瞬间就能获取到大量能量的好机会。

马杜鲁和艾斯塔确实通过仔细思考最大化了自己的卡路里回报率，至于他们是否完全意识到了这一点并不重要。如果你听着觉得他们不过是在按常识行动而已，那其实是因为我们的大脑天生就能理解基本的经济原理。

当然，OFT 等式并不能解释一切。人类行为是许多动机相互作用的结果，因此，如此简单的一个公式会有预测不到的例外也在情理之中。“人们还有除卡路里以外的目标。”加州大学戴维斯分校的人类学教授布鲁斯·温特哈尔德（Bruce Winterhalder）解释道，“有时，他们会为了一场仪式的需要而出发寻找最华丽的鲜红色羽毛。”这一说法的例证之一就是，影响食物价值的除了它的数量外，还有它的*质量*（*quality*）。[10] 具体来说，与植物卡路里相比，狩猎采集者（以及
94 几乎全球所有人）通常更看重肉类卡路里。[①] 亚利桑那州立大学的人类学家金·希尔（Kim Hill）研究了巴拉圭的狩猎采集者——阿奇人（Aché），他的研究结果在调整 OFT 以适用于人类方面发挥了重要作用。希尔发现，在计算时考虑到人与动物的这一区别将提高 OFT 等式预测人类觅食行为的准确度。因此，对狩猎采集者来说，尽管卡路里是其主要考虑因素，但食物的价值并不仅仅取决于其中的卡路里含量。

其他因素也会影响食物的价值，比如风险。比如，获取卡路里的最有效手段是爬上参天大树，采集其细枝上的果实，但考虑到坠落的

---

① 希尔：“如果对人类来说重要的只有能量，那么所有人都会忙于种植玉米或小麦，这也会成为全世界唯一的经济活动。实际上，农夫们在做的事情是，用自己辛苦种出的农产品喂养牲畜。这种做法的效率极低，但目的是生产出高蛋白的食物。在农耕社会中，人类愿意浪费自己的能量去豢养牲畜或狩猎野兽，要解释这一行为只有一种方法：肉中必然有某种植物性食物所缺乏的关键营养物质，而该物质并不是能量。”

风险，这个食物的价值或许就要大打折扣了。[11] 禁忌等文化因素也会影响食物选择。举个例子，伍德称：“即便面前有一只又大又肥的草原巨蜥，哈扎人也不会去追捕，因为在他们的文化中，蛇和蜥蜴都不是食物。”他们也不吃鱼，因为鱼长得“像蛇”。个体偏好、饥饿、时间延迟也会影响食物的价值。希尔称，存在这些情况的根本原因是，“大脑本能地就不会只考虑获取能量这一个目的”。不过，鉴于 OFT 基础等式忽略了所有这些可能的动机，它对觅食行为预测的准确度已经算好得出奇了。该等式强调的是能量对生命的极端重要性，以及能量在自然选择过程中的核心地位，而正是该过程塑造了我们今天所拥有的大脑。

OFT 体现了食物动机的根本原理，这些是已经刻进了所有人大脑中的。事实证明，它给了我们一些有趣的暗示，这些暗示不仅适用于野外的狩猎采集者，也适用于超市中的“狩猎采集者”。

原始的放纵

对狩猎采集者来说，适度饮食是个全然陌生的概念。伍德、希尔
和庞策解释道，狩猎采集者的饮食习惯就是彻头彻尾地贪吃。希尔回
忆了他在阿奇人中观察到的一些贪吃例子：阿奇男子一人一次可吃下 95
5 磅（约合 2.3 公斤）肥肉，或喝下 1.5 升的纯蜂蜜，或吃下 30 个野
橘（类似我们今天在食品杂货店买的橘子）。这种情况不仅存在于阿
奇人中。庞策补充道，哈扎人也会“像喝牛奶一样”喝蜂蜜。

与现代饮食习惯不同，哈扎人的习惯是利用各种方法，尽可能将食物中所有的卡路里都吞食入腹。他们猎杀一只动物后，会马上捏一

下它的某几个部位，确定它有多肥。他们准确知道动物身上哪些部位脂肪最多。伍德解释道，如果他们猎杀到一只大型猎物，比如大捻角羚或斑马，会将其身上最肥的部位切下，煮化，喝下满是油脂的汤。他们还会把它身上的每一个骨头都砸开，熬煮到骨头变得又白又脆，这样才能将其骨髓中的每一滴脂肪都榨取出来。“他们完全秉持着这一观点：‘尽可能多地吃下纯脂肪’，”伍德补充解释道，“在他们关于吃的动力和动机中找不到一丝‘适度’的痕迹。”希尔对阿奇人的观察也印证了这一点：“他们吃东西的原则很简单，就是有什么吃什么，在吃的方面，他们似乎没有任何限制。”

不过，尽管他们在有足够多的糖和脂肪可吃时会暴饮暴食，但不管是哈扎人还是阿奇人，都没有肥胖症。事实上，哈扎人的身体成分符合现代西方社会的理想标准：男性平均体脂率为11%，女性为20%，无论男女都没有随着年岁增长而越来越胖。[12] 伍德遇到过的唯一一个有肥胖症的哈扎人是个富人，他并没有保留传统的饮食和生活方式。尽管阿奇人可能稍胖一些，尤其是年轻女性，但他们中罕有肥胖者。[13]

如此暴饮暴食，但又能保持苗条，他们究竟是如何做到的？第一章提到过的能量平衡等式告诉我们，可能的答案只有一个：他们长期的平均能量摄入量必然与他们的能量消耗量相等。① 狩猎采集者生活的真相是，他们鲜少会有真正挨饿的时候，但他们所能获得的卡路里量往往无法满足他们的需求。尽管阿奇人和哈扎人的生活看似很健康，
96 吃得也很饱，但他们的成年人常常喊饿。这并不是轻微的阵发饥饿感，

① 这很容易引人做出如下推测：他们的苗条源自他们高强度的身体活动。不过，庞策经过详尽的新陈代谢研究后（令人吃惊地）发现，在考虑了身体成分等相关因素后，哈扎人的日均能量消耗量并没有比半定居式生活的西方人多。[14] 这意味着，他们苗条的原因并不是野外生活的艰辛增加了他们的卡路里消耗量，而是他们日均摄入的卡路里量比我们少。

阵发饥饿感只是提醒我们午餐时间到了，可以悠哉悠哉地走向冰箱拿些食物来吃了；这是几乎一整天都没怎么进食的人才会有的强烈饥饿感。“当他们喊饿时，”伍德解释道，“这种饥饿感就必须得更为认真地对待了。”

换言之，他们的暴饮暴食会被时不时的摄入量不足平衡掉。肉常常能有，① 但可供狼吞虎咽的肥肉并不常见。蜂蜜也常常能有，但量能超过一人每日卡路里需求的情况并不常见。简言之，食物的量不足以让他们放纵自己那特大号的食欲。

为什么即便是体脂和肌肉量都看似很足的狩猎采集者也会喊饿，也会希望能有多一点的食物？答案也许藏在狩猎采集者的生殖动力中。如果生活真是一场把能量变成孩子的游戏，那么（从某种程度上来说）能量越多，孩子就越多。② 生殖的成功会推动自然选择，因此我们也许可理所当然地认为，自然选择会将对更多能量的需求写进我们的大脑。[16] 希尔认为事实就是如此：“他们的大脑本能地渴望更多的食物，因为更多的食物会转化成更强的生育力和更高的存活率，从而带来更高的【生殖成功率】。”

由此，我们可以得出一个关于狩猎采集者生活的关键性结论：暴饮暴食对他们有益。只要有糖、脂肪、蛋白质和淀粉，就要尽可能地多吃，这会增强他们在野外环境中健壮成长和繁衍的能力。“当他们

---

① 现在流行一种说法：狩猎采集者其实是近乎素食主义的“采集狩猎者”，因此，素食主义或类似的饮食观念才是符合人类天性的饮食。不过大量证据驳斥了这一观点。迄今为止最全面的一项分析涵盖了现存的和历史上的一共 229 种狩猎采集文化，该分析显示，已知的狩猎采集文化中没有一种是践行素食主义的，而且，尽管不同文化差异巨大，但其中大多数都是以吃动物性食物为主的。[15] 我采访过的所有直接研究过狩猎采集者的人类学家都证实了这一点。

② 当然，如果能量过多，这个逻辑就不成立了，毕竟肥胖症是导致不孕不育的主因之一。

面前出现这样暴饮暴食的机会时，”伍德称，“抓住它们基本没有坏处，只会让他们受益。”在现代富裕国家，过食是不健康的主因之一，与之不同，在狩猎采集者生活的环境中，过食是健康的。对我们的祖先
97 来说可能也是如此，纵观整个人类历史，这一情况发生改变的时间在不久以前。①

在人类历史上的大多数时候，本能都在驱使我们寻求大量的脂肪、糖、淀粉和蛋白质，而这种本能的动力与我们的利益是高度一致的。我们无须计算卡路里，无须为过食而感到罪恶。不过，在如今这个食物极度丰富的世界，这些动力往往会损害我们的健康，甚至损害我们的生育能力。我们试图用自己复杂先进的认知思维来抑制我们的过食冲动，不过赢的往往是冲动。驱使狩猎采集者对高卡路里食物狼吞虎咽的大脑——因为这对他们有益——与在现代社会中驱使我们过食的大脑一模一样。

追踪野生鸡块

将 OFT 分别应用到狩猎采集者生活的环境与我们自己生活的富裕国家，会得出截然不同的结果。在狩猎采集者生活的环境中，食物的卡路里含量千差万别，大多数食物的获取和制备都要耗费大量的时间和体力。因此，根据 OFT 等式计算，大多数食物的总经济价值都相对

---

① 考古学的研究结果有力地支持了这一点。这些研究发现，因成长过程中周期性营养不良而产生的痕迹［哈里斯线（harris lines）牙釉质发育不全］几乎普遍存在于狩猎采集者和农业人口中。[17] 营养不良是儿童夭折的主因之一，在很大程度上是由于它会抑制儿童的免疫功能，让他们易受致命疾病的伤害。

较低。换言之，野外的食物“成本”太高，因此很不划算。高卡路里且容易获取的食物，其价值就非常高，正如前文的例子所示，一旦遇到这样的食物，狩猎采集者就会借此机会大吃特吃，食量惊人。这些食物就很划算，因为它们的卡路里多，“成本”又不高，狩猎采集者鲜少会拒绝这样划算的食物。

在富裕国家，我们追逐的是果脆圈、水牛城辣鸡翅和炸鸡块，而非水果、水牛和野禽。我们的大多数食物都富含卡路里，而获取和制备它们所需付出的时间、体力和金钱成本大幅降低。[18] 如果我们将 OFT 应用于这样的情况，显然，我们周围满是不计其数、种类丰富、价值极高的食物，这些食物简直划算极了，它们含有大量的卡路里， 98
成本却非常低。尽管我们的生活环境与狩猎采集者的生活环境截然不同，但我们的大脑仍然热切追求着划算的食物（你有没有见过免费派送的比萨饼消失得有多快？）。尽管狩猎采集者只能偶然遇见划算的食物，但在我们的世界，这样的食物我们每天可以遇到好多次。这会激活我们以无意识为主的大脑回路，它会持续寻找这样的食物，导致我们过食。

第一章提到过埃里克·拉维森的自动售货机研究，他的团队给志愿者提供了各种各样的高卡路里食物，既不用付费，又几乎不用制备，一天不间断供应，可随时取食。[19] 志愿者只需要悠闲地走到隔壁，输入密码，就能吃到食物。拉维森及其团队无意中制造了一个食物价值极高（按 OFT 等式计算）的环境，这样的食物真是再划算不过了。与 OFT 的预测结果一致，这样的环境使得志愿者食量惊人、体重增长迅猛（拉维森称之为机会主义暴食）。

康奈尔大学食品与品牌实验室负责人布莱恩·万辛克（Brian Wansink）做了很聪明的实验，展示了体力成本对我们饮食行为的“特大号”影响。在一项研究中，他聘请了一些从事行政助理工作的人，让他们将有好时之吻巧克力的糖果碗放到自己的办公室里，位置从以下三者中任选其一：办公桌上、办公桌第一格抽屉里，以及 6 英尺（约合 1.8 米）外的文件柜里。[20] 胳膊稍微动一动就能吃到办公桌上的巧克力，而要吃到抽屉里的需要更大幅度的胳膊动作，至于文件柜里的，就必须起身穿过房间。每增加一点体力障碍，哪怕十分微小，都会削减巧克力的吸引力。

令人吃惊的是，这些看似毫不起眼的体力成本差异会造成巨大的糖果摄入差异。选择将糖果碗放在办公桌上的受试者平均每天会吃下 9 块巧克力，选择放在抽屉里的是平均每天 6 块，那些必须跋涉到房间另一头的受试者是平均每天 4 块。正如万辛克所说：“对爱斯基摩人来说，大费周章地寻找和过食芒果是不值得的。”[21] 如果所有人每次想吃汉堡包和炸薯条（或冰激凌、比萨饼）时，都必须先走 3 英里（约合 4.8 公里），再爬一棵树，那么我们整个国家的人是否都会更苗条呢？是的，这一点几乎可以肯定。不过，如今的食物获取和制备是前所未有的便利了。

99 **远离零食**

上述实验给想避免过食者带来的最实际也最明显的暗示是：任何时候都不要将食物放在你容易取得和吃到的地方。即便是再不起眼的体力障碍，比如打开橱柜、扭开瓶盖、给橘子剥皮或掰开坚果壳，都可能决定你今天是吃下正常的量还是过食。我们大脑中的相应区域一直在留意附近是否有划算的食物出现，若将能够轻而易举拿到的诱人食物摆在视线范围内，比如一袋打开的薯片或一碗糖果，就会创造出极具诱惑力的环境，令我们的大脑难以抗拒。

大脑对果塔饼干的反应

正如第四章探讨过的，我们的食物系统在过去的那个世纪中经历了剧变。不过那些变化不仅仅与有奖赏价值的食物属性有关，还与食物成本有关，比如时间、体力和金钱，这些也会左右大脑对食物经济价值的判断。举个例子，从 1929 年到 2012 年，美国人可支配收入中的食物支出占比从 23% 跌到了 10%（见图 22）。[22] 仅凭这一点就可知，与在我们这个年纪时的祖父母相比，我们现在的食物真的是划算太多了。老话说的是“饿了吃什么都香”，但我觉得，“便宜”也是很棒的调味品。

100

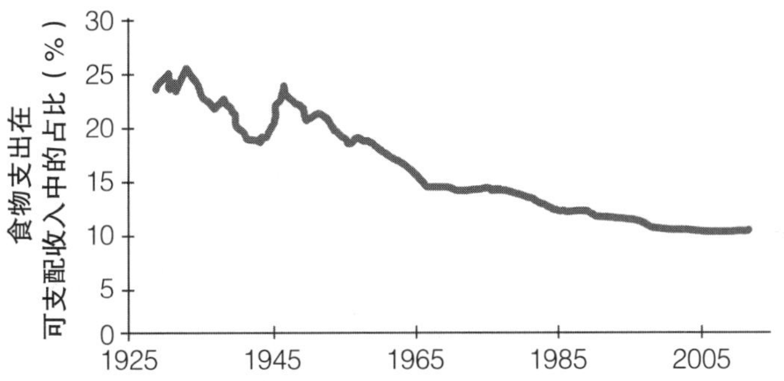

图 22：1929—2012 年间，食物支出在可支配收入中的占比。数据源自美国农业部经济研究服务局。

得益于获取和制备食物的时间、体力成本的下降，食物变得更为便利了。食品杂货店在 1920 年代开始遍地开花，让我们在一个地方就能满足所有的食物购买需求，非常便利，自此之后，它们的规模越来越大。[23]10 年后，我们已将更多的食物制备工作外包给餐饮与食品加工行业的专业人士们。食物的最便利形式就是快餐，而在过去的 50 年中，它对我们的吸引力越来越大。[24] 大多数快餐厅都以提供可以直接用手拿着吃的食物为主，省去了使用银制餐具这种“巨大”的不便。我们甚至都不用下车（或停车！）了。（第四章的图 17 有家食、快餐厅和其他非快餐式餐厅的食物支出对比。）

现如今，就连自家厨房中的工作量也减少了。面对消费者对更便利食物的需求，食品行业创造了方便食品，从杂货店买来这种食品，回家就能直接吃，完全不用花力气料理。迈克尔·莫斯在他的杰作《盐糖脂肪》中描述了食品行业巨头是如何精心设计，将这些产品对消费者的吸引力最大化的。[25] 方便午餐盒是已经做好的午餐包，有了它，忙碌的父母就能省下为孩子制备午餐所需的时间和体力。家乐氏推出了用来替代早餐的果塔饼干（Pop-Tarts），这是一种薄薄的油酥点心，浇过糖汁，在烤箱中加热后食用。冷冻快餐等食物只需要在微波炉中加热即可食用。食品行业创造的此类方便食品数不胜数。人类天生的经济偏好创造了对方便食品的需求，而食品行业十分乐意为满足这一需求而创造出更多的超便利食品。

在按照自己天生的食物偏好设计、生产食品的同时，人类也按照自己天生的经济偏好改造着我们的食物环境。二者加在一起，让获取
101 食物的时间、体力和金钱成本大幅下降，因此，许多现代食品都极其划算。哈扎人在大脑经济偏好的驱使下，只要遇到划算的食物就会暴饮暴食，而我们的大脑也在以同样的方式驱使着我们，因此同样遇到划算的食物时，我们会过食。唯一差别是，哈扎人遇到划算食物的时候很少，而我们每天能遇到好多次。许多此类经济变化解放了我们的时间和金钱，让我们可以将其用于其他事情，这无疑提高了我们的生

活质量，不过，它们也迎合了我们大脑中天生的经济逻辑，因而也是我们腰围不断增长的罪魁祸首之一。

看到划算的食物就不能放过，即便代价是我们的腰围——这是我们的本能。那么，大脑是如何识别出划算的食物，又是如何激励我们为此采取行动的呢？

价值计算器

在圣路易斯华盛顿大学，神经科学和经济学副教授卡米洛·派多亚－夏欧帕（Camillo Padoa–Schioppa）的实验室里，1只恒河猴目不转睛地盯着电脑显示器上的1个小黑点。突然，屏幕上出现了更多图形：左边1个黄色的方框、右边1个蓝色的方框。然后2个方框附近又各自出现了1个新的小黑点。猴子的目光移向了黄色方框旁的小黑点，一秒内，它嘴里的管子中流出了1滴葡萄汁。

派多亚－夏欧帕的研究目的是用猴子的简单选择实验来了解人类大脑计算成本效益决策优劣的方式。[26] 在这个实验中，猴子可以在1滴葡萄汁（黄色方框）和1滴无糖的酷爱牌饮料（蓝色方框）中做选择。它通过看向黄色方框附近的小黑点做了选择：通过多次反复，它知道那个点代表的是葡萄汁（见图23A）。可推测，在这个实验中，鉴于葡萄汁是甜的，恒河猴会一直选择葡萄汁。

在下一个实验中，选择就更为复杂一些了。猴子可以在1滴葡萄汁（1个黄色方框）和3滴无糖的酷爱牌饮料（3个蓝色方框）中做选择（见图23B）。现在有两个变量。派多亚－夏欧帕的团队不仅使果汁的种类不同，还使果汁的数量也不一样。在这种情况下，猴子不得不先收集关于这两个变量的信息，才能决定它更偏好哪一个选项。猴子有点渴，因此它看向那3个蓝色方框，以获得3滴无糖的酷爱牌饮料。

102

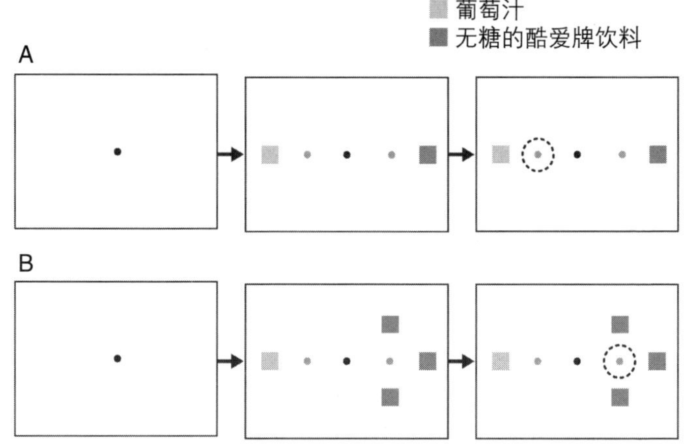

图23：卡米洛·派多亚－夏欧帕的经济选择实验。图A中，猴子可以在1滴葡萄汁（左）和1滴无糖的酷爱牌饮料（右）中做选择。图B中，猴子可以在1滴葡萄汁（左）和3滴无糖的酷爱牌饮料（右）中做选择。猴子做选择的方式是将目光看向离它选择最近的那个点。改编自派多亚－夏欧帕等人的研究，《自然》（*Nature*）2006年第441卷第223页。

第二个实验开始暗示出我们日常决策的复杂性。在我们的日常生活中，有一些决策很简单，比如选1个橘子还是2个橘子，这些决策中有着明显的数量差异。但如果让你在1个橘子和1个苹果中做选择呢？让你在柜台后的1个油酥点心与你钱包中的3美元做选择呢？我们常常需要在有许多不同之处，又没有客观比较方法的选项间做选择。不过，不管怎样，我们总是能找到比较的办法，而且决策的结果往往也看似合理。这怎么可能呢？对于1个油酥点心和3美元这样几乎没有任何共同点的选项，我们是如何比较的呢？大脑中必然有可将它们放在同一水平线上进行比较的共性单位，这个共性单位就是*主观价值*

(*subjective value*)。

生物体的主观价值会将每一个特定选项对自己的益处量化，因此可以将不同选项放在同一水平线上进行比较。① “要比较无可比性的或 103
性质不同的商品，价值是唯一方法。”派多亚－夏欧帕解释道。经济学家和心理学家很早以前就知道，人类的选择行为仿佛是在主观价值的指导下进行的，不过直到不久前，神经科学家才开始了解大脑是如何计算各选项的主观价值的。[27]

在恒河猴实验中，派多亚－夏欧帕的团队记录下了猴子做选择时大脑眶额皮质（orbitofrontal cortex，OFC）中单个神经元的电活动。OFC 是前额叶皮质的一个区，而前额叶皮质是大脑中最常与推理、判断相关联的部位（见图 24）。灵长类动物的前额叶皮质与大脑中的其他部位相比已经很大了，而人类的前额叶皮质更大。派多亚－夏欧帕已经发现，单个 OFC 神经元的放电模式代表了特定选项的价值。② [28] 举个例子，当面对 1 滴葡萄汁这个选项时，猴子大脑中的神经元只会放一点电，而面对 4 滴时会放很多电。无糖的酷爱牌饮料又会刺激另外一些神经元发电。有趣的是，有的神经元的活动甚至会在恒河猴视线转向自己的目标前就暴露出它业已做好的选择。

派多亚－夏欧帕及其他研究者发现，OFC 神经元能够将许多不同的成本效益信息融入到它们的价值计算中，比如果汁的种类、数量、获取的可能性、获取所需的时间和体力成本等。[29] 令人称奇的是，这些神经元的放电模式似乎完全编码了每个选项的所有主观价值，也

---

① 或者，至少可将大脑认为该选项会给生物体带来的益处量化。显然，在现代的生活环境中，该价值计算器有时会指向令结果适得其反的选项。

② 希望我的描述不会让你产生误解，OFC 中并没有一个专门的“葡萄汁神经元”。每一个选项都会同时涉及许多神经元。

就是每个选项对于这只恒河猴的总价值。对人类的研究也表明，OFC 及其附近的另一个脑区腹内侧前额叶皮质（ventromedial prefrontal cortex）与价值计算有关。[30] 也许真正负责判断 1 个油酥点心和 3 美元分别对我们有多少价值的是这些神经元的活动。

104

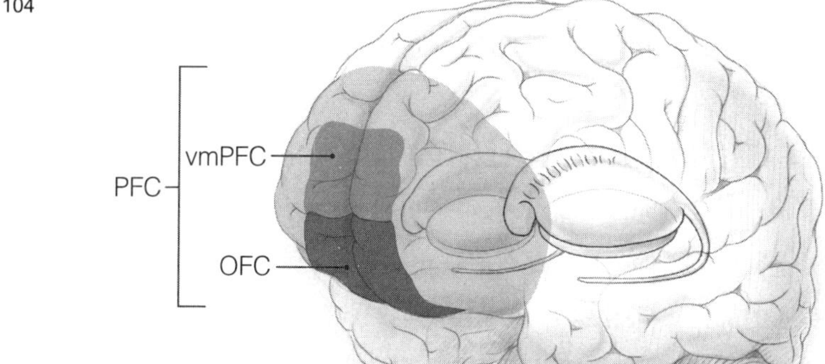

图 24：前额叶皮质（PFC）、前额叶皮质内的眶额皮质（OFC）和腹内侧前额叶皮质（vmPFC）。

回到我们第二章探讨过的概念，OFC 与基底神经节相连，这表明，它可能也是一个选项生成器。① 在此提醒一下，基底神经节会对选项生成器相互竞争的出价信号进行整理排序，选出最有价值的一个。因此会出现下面这样的过程，该过程虽没有被直接证实，但它与我们业已掌握的证据是吻合的（见图 25 的图注）。

① 与大脑皮层中典型的选项生成器一样，OFC 的连接会伸入纹状体，然后通过丘脑从基底神经节回到前额叶皮质。

第一步，OFC 用其他脑区发来的信息计算、预测每个选项的价值。[①]比如分别计算 1 个油酥点心和钱包里 3 美元的价值。第二步，OFC 会将这两个独立的出价信号发送至基底神经节，纹状体会对其进行比较，然后选出信号最强的那个。柜台后的食物信号对你来说十分诱人，而你刚刚发了工资，因此 3 美元对你来说不算什么，因此，那个油酥点心赢了。第三步，基底神经节将该选择结果发送至 OFC，决策完成。这又会在大脑的认知功能区和运动神经功能区激活一连串的竞争，这两个功能区会巧妙规划落实这一决策所需的步骤，然后将步骤转化为实际的行动（见第 42 页、43 页的图 11 和图 12）。[31] 你拿出钱包，抽出 3 美元，买下油酥点心，美美地享用。

105

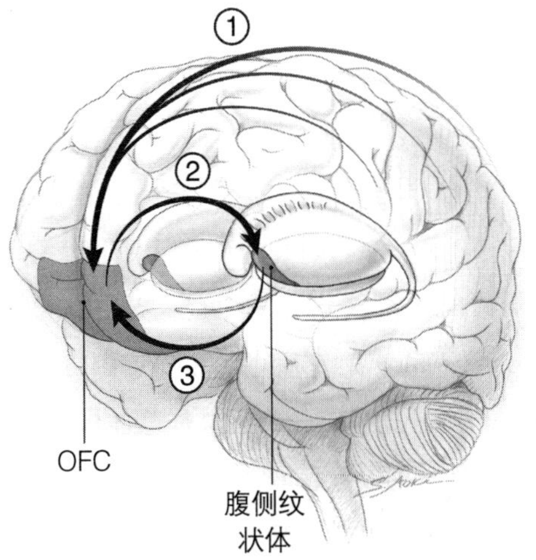

图 25：大脑中的经济选择过程。第一步，OFC 利用大脑许多部位提供的信息来计算每一个选项的价值。第二步，OFC 将每个选项的出价信号分别发给腹侧纹状体。第三步，腹侧纹状体选出信号最强的出价，（通过其他脑区）将结果反馈给 OFC。

① 比如说，下丘脑和脑干会提供关于饥饿程度的信息，感觉皮质和脑干会提供关于食物外观、气味、口味和口感的信息。

计算障碍

如果 OFC 真的在价值计算中发挥着重要作用，那么扰乱其功能就应该会一定程度破坏决策的顺利进行。按老习惯行事对 OFC 损伤患者
106 来说应该不成问题，毕竟其中并不需要价值计算。如果你总会在用完洗手间后冲马桶，你的大脑就无须计算和对比冲马桶与不冲马桶的价值。在你迈入洗手间的那一刻，就已经做好了决定。

不过，OFC 损伤应该会降低个人在多变环境中的决策能力，因为你的大脑必须在匆忙间计算出不同选项的价值。[32] 事实也确是如此。这一次，让我们来假设你刚刚冲了厕所。对大多数人来说，这一新信息会立刻降低“再冲一次厕所”的价值，因此不会再冲一次。不过，对那些有计算困难的人来说，他们无法将这一新信息纳入到自己的决策过程中，因此，他们很有可能会因为习惯而冲第二次、第三次、第四次等等。他们其实是在不停重复一种已经无用的行为，这种现象叫作*持续言动*（*perseveration*），它往往是由 OFC 损伤引发的。[①][33]

OFC 损伤的一个常见且显著的后果是过食和长胖。[35] 乍看之下，似乎很奇怪。负责计算抽象概念（比如价值）的脑区受损为什么会对我们的饮食行为产生如此大的影响？答案也许是，大脑无法在你进食的过程中及时更新食物的价值。当你坐下用餐时，第一口的价值往往

---

① OFC 损伤往往是由额颞叶痴呆（frontotemporal dementia）或中风引发的。你也许还记得，第二章出现过的因基底神经节受损而“没有思维的人”，他也表现出了持续言动的症状。其中的原因是，OFC 和基底神经节相互关联，它们之间就像一个“环状”结构，这个“环”上任意部位的损伤都会导致类似的缺陷出现。[34]

最高，因为你正处于饥饿状态。随着用餐继续，你的饱足感越来越强，每一口的价值也会越来越低。一旦下一口的价值低于做其他事情（比如收拾餐桌）的价值，你就会停止进食。这个过程需要大脑持续不断地更新你盘中食物的价值，这个价值是会不断改变的。而这恰恰是OFC 损伤患者无法做到的。对 OFC 损伤患者来说，每一口的吸引力都和第一口一样，因此，他们往往会严重过食。这也许就解释了为什么他们会一边说自己快撑死了，一边还在继续吃：大脑收到了饱足的信号，但没能传递给 OFC，因此这份饱足感没能转化成停止进食的行动。[36]

世界上最懒的小鼠

现在，我们已经知道大脑如何计算价值，但在发现划算食物时， 107
它是如何驱使我们去获取该食物的呢？第二章我们提到过，华盛顿大学的理查德·帕米特制造了缺乏多巴胺的小鼠。这些小鼠无法自然生成多巴胺，因此，它们会近乎纹丝不动地待在笼子里，除非用化学手段让它们重新拥有多巴胺，否则它们连吃喝的能力都没有。[37]我解释过，这是因为多巴胺能降低行为选择的门槛，多巴胺缺失，这个门槛就会无限升高，多强的出价信号都不会被选到。

康涅狄格大学心理学教授约翰·萨拉蒙（John Salamone）的研究帮我们进一步完善了想法：帕米特的小鼠可能只是奇懒无比而已，懒到觉得不值得为了吃喝迈腿走那几步，走到笼子另一头去。这一点我们是怎么知道的？萨拉蒙的研究显示，多巴胺对动机的形成有重要作用。同样是以啮齿类动物为实验对象，当他削弱发送给其腹侧纹状体的多巴胺信号时，它们为获得奖赏而努力的意愿就会下降。[38]它们会在众多选项中选择容易的那些，即便困难的选项会有丰厚得多的回报，而且通常都是更好的选择。换言之，削弱多巴胺信号会导致它们懒惰。帕米特的小鼠没有多巴胺，这很可能让它们变成了世界上最懒的小鼠。

多巴胺似乎在人类身上也发挥着同样的作用。用安非他命提升多巴胺水平后，人会更愿意为获得奖赏而努力，即便该奖赏很小或最后不一定能得到。[39]多巴胺会把我们变成积极进取者。

只要想一想大脑释放多巴胺后会产生什么结果，你就会知道上述说法真是再合理不过了。通过重复，你的大脑学会了将画面、气味、声音和其他食物信号与吃到食物这一奖赏关联起来。当你走到糖果货架前，看到巧克力棒的那个瞬间，你的多巴胺水平就会开始激增。多巴胺的激增会激励你拿起那根巧克力棒，放进你的购物车。如果你看到的是冻四季豆，那么奖赏小了，多巴胺的激增量也会少很多，结果是你很可能会径直从冻四季豆前面走过。多巴胺会将你的动机水平调节至与你所追求的奖赏价值一致——这个过程是你在无意识中完成的。

未来的你的价值

108 大脑若总是理性地计算价值，那就几乎不会有人背上信用卡债，也不会有人过食了。事实上，我们常常做出有害于自己的选择，涉及未来时尤其如此。我们常常需要在现在和未来之间做选择，这与实物间（比如苹果和橘子）的比较和选择截然不同。证据显示，我们常常选择让未来的自己吃亏，而这会带来灾难性的后果。

让我们回到 1 个油酥点心和 3 美元的那个例子。大多数人都喜欢油酥点心的味道，不过，我们也知道它们不健康。吃油酥点心能获得的好处只有它的奖赏价值：我们想要它；我们喜欢它。这个好处是你一口咬下去就能立刻感受到的。

而吃油酥点心的成本都由未来的你承担。对大多数人来说，吃下那个油酥点心会让我们离未来的肥胖和不健康更近一点。还有，若那 3 美元没有花掉，下周你本可以用它来做些什么？花掉它是否会令你离无法支付房租或抵押贷款更近一点？

这是无意识的、直觉的大脑与有意识的、理性的大脑之间竞争的例子。你的直觉大脑完全没有未来这一概念，也理解不了健康、财务等抽象的事物。它就想吃美食，立刻就要。而你的理性大脑明白未来的价值，也理解肥胖、金钱等抽象的概念。它想要保护你免受直觉大脑无度放纵的伤害；它想要让未来的你成为苗条、健康、富有的人。

哪个大脑会赢？这在很大程度上取决于心理学上所说的*延迟折扣*（*delay discounting*）。1970 年著名的“斯坦福大学棉花糖实验”阐明了这一原理。在该实验中，孩子们面前有两个必须二选一的选项：立刻得到 1 个棉花糖和 15 分钟后得到 2 个棉花糖。①[40] 在等待的 15 分钟里，孩子们会单独面对桌上的棉花糖，这是极其强烈的诱惑。一些孩子会自言自语，或蒙住眼睛，努力抵抗诱惑。也有许多孩子是研究人 109
员刚迈出房间，立刻就将棉花糖塞进了嘴里。归根结底，这个实验就

① 该实验被反复进行了许多次，每次的奖赏不同，比如有蝴蝶脆饼（pretzel）、曲奇饼干和硬币。但有一点是恒定不变的，这也是该实验最基本的特点——需要孩子们二选一的两个选项总是：能立刻得到、但数量更少的奖赏与须延迟得到、但数量更多的奖赏。

是要孩子们在立即可以得到的小奖赏与未来才能得到的大奖赏之间做选择。他们的选择部分取决于，在与立即可获得的奖赏相比时，他们内心默默地给未来奖赏的价值打了多少折扣（低估其价值）。①换言之，取决于他们对现在的自己与未来的自己的价值比较。最终，大多数孩子都吃掉了桌上那个棉花糖，放弃了更大的奖赏，让未来的自己吃了亏。②[41]

有趣的是，后续跟进发现，30 年后，当初那些更善于延迟满足的孩子更为苗条。[42] 事实上，他们小时候延迟的时间越长，成年后就越苗条，每多延迟一分钟，身体质量指数就少 0.2。这意味着，小时候 10 分钟的延迟差异会转化为成年后 15 磅（约合 6.8 公斤）的体重差异。这很合理：一个人越是看重未来的自己，就越是会看重苗条、健康等长期的目标。对这样的人来说，15 分钟后获得 2 个棉花糖的价值差不多是立刻获得 1 个棉花糖价值的两倍，下个夏天更苗条的身材或许也比现在吃下 1 个油酥点心更重要。另一方面，一个人若不太看重未来的自己，则可能会觉得立刻吃到 1 个棉花糖比 15 分钟后吃到 2 个棉花糖更有价值，现在吃到 1 个油酥点心比在下个夏天拥有更苗条的身材更有价值。多项研究证实，将未来奖赏的价值大打折扣的人，未来肥胖的可能性也更大。[43] 他们还更有可能对违禁药物、酒精或香烟上

---

① 棉花糖实验并非单纯的延迟折扣实验，它还考察了孩子们面对诱惑时，用意志力压抑欲望的能力。这里涉及的技术术语是*冲动控制*（*impulse control*）或*反应抑制*（*response inhibition*），属于冲动性这一总称下的子概念。

② 一些人批判过斯坦福大学棉花糖实验的这一结论，称孩子们可能只是不相信研究人员会信守给他们 2 个棉花糖的承诺。即便这确实是影响结果的因素之一，但该结论确实与其他更详尽的延迟折扣研究的结论十分一致，这表明，在延迟折扣方面的个体差异至少是出现该结果的部分原因。

瘾，更有可能赌博，更有可能背上信用卡债。[①][44]从本质上来说，这些都是不太顾及未来后果，只顾追逐眼前奖赏的例子。 110

乍一看，延迟折扣似乎并不合理。人们为什么会愿意以严重损害自己的未来利益来交换那些微不足道的奖赏呢？像是油酥点心或在自动售货机可以买到的任意食品。不过，从进化的角度看，这就再合理不过了——原因很简单：未来是不确定的。我们曾经的进化环境是危机重重的，在那样的环境中，我们有 50% 的可能活到 35 岁。如果你都不确定自己是不是能活到明年，那么看重当下而非明年可能发生的事就是十分合理的了。在我们祖先生活的环境中，大脑进化出重视现在的自己超过未来的自己的本能是生存的优势。[46]

不过，在如今的富裕国家，我们的未来比人类历史上任何时候都更具有确定性。与远古相比，我们的死亡率大幅下降，预期寿命大幅增加。在富裕国家，我们有着太多的法定责任，因此，将大笔财富交给投资公司才是理性的选择，即便它们增值极慢，而且在我们退休前都动用不了！如今，合理的做法是给予未来的自己和现在的自己几乎等同的重视——不过，负责计算价值和决定动机的无意识大脑区域还没有跟上这一变化。因此，即便我们的目的是好的，我们还是很容易做出有损未来的选择，比如未来的财务状况、未来的健康和未来的体重。也正因此，它可以很好地解释我们过食的原因。

---

① 这些研究大都涉及多个问题（比如说，它们研究延迟折扣的对象是已经有上瘾等问题的人）。这样一来，你也许会好奇，究竟是对未来的价值大打折扣会导致上瘾，还是上瘾会令我们将未来的价值大打折扣。二者可能都有，但珍妮特·奥德兰－麦戈文（Janet Audrain-McGovern）及其同事（包括伦纳德·爱泼斯坦）的研究显示，将未来价值大打折扣的不吸烟者未来变成吸烟者的可能性更大；也就是说，将未来的价值大打折扣确实会增加上瘾的风险。[45]

111 **视觉化**

我们有没有什么办法战胜让未来的自己吃亏的本能倾向？[47]伦纳德·爱波斯坦团队的研究及其他一些研究均显示，这个问题的答案是：我们有办法——用*未来情景思维*（*episodic future thinking*）这一方法给我们的理性大脑一点激励。这个术语听着十分复杂，但其实这个方法本身十分简单：在做决定之前，先想象一下未来的自己。当你需要在现在的自己与未来的自己之间做选择时，比如是否要吃油酥点心，你先想象一下未来会发生的积极事件，比如你的生日或即将到来的假期。想象自己置身在那样的环境中尽情享受。想象越生动，效果就越好。这个想象过程会让你前额叶皮质内的区域兴奋起来，这些区域负责处理未来等抽象概念，因此，会让你的大脑在决策过程中直觉地认为未来更重要。[48]这会削弱延迟折扣。爱波斯坦的研究显示，未来情景思维可以让超重女性减少接近 1/3 的高卡路里诱人食物的摄入量，该方法在超重儿童身上也同样有效。[49]

6

饱足因子

减重并不是决定少吃多动就可以的简单过程。
大脑是在激烈的自然选择竞争中进化而成，
它是不会对体重减少等闲视之的。

57 岁的埃莉萨·莫泽（Elisa Moser）住进了德国维尔茨堡的一家医院，113
她身上同时出现了多种令人不安的症状。她的家人向医生解释道，在过去的 3 年中，她出现了头痛、健忘、视力差和行为幼稚的状况，而且日益严重。最奇怪的是，同一时间，她还患上了“非常罕见的极端肥胖症”。

莫泽的状况继续恶化，入院 4 周后，她去世了。可能是因为她的案例非同寻常，一位名叫伯纳德·莫尔（Bernard Mohr）的教授决定要对她进行尸检。在尸检笔记中，他提到，莫泽的“腹部尺寸极大”，带有“大得不同寻常的脂肪沉着体”。[1]

接着，莫尔检查了她的大脑。在将她的大脑从颅骨中取出，翻转检查底面时，他发现了一个肿瘤，这个肿瘤损伤了她的*脑垂体*（*pituitary gland*）和*下丘脑*（*hypothalamus*），即位于脑垂体上方紧挨着它的区域（见图 26）。这一年是 1839 年。

我们为什么会过食？为什么有的人会比其他人重？为什么减肥是件那么有挑战性的事而且往往效果短暂？为了解释这些问题，我们做了一长串的研究，而莫尔的研究成果可能是首个有助于回答上述问题的科学发现，尽管他当时可能并不知道。

寻找饱中枢

到 19 世纪与 20 世纪之交时，其他研究者也开始得出与莫尔一模一样的研究结果。1902 年时，药理学家、奥地利裔美国人阿尔弗雷

114

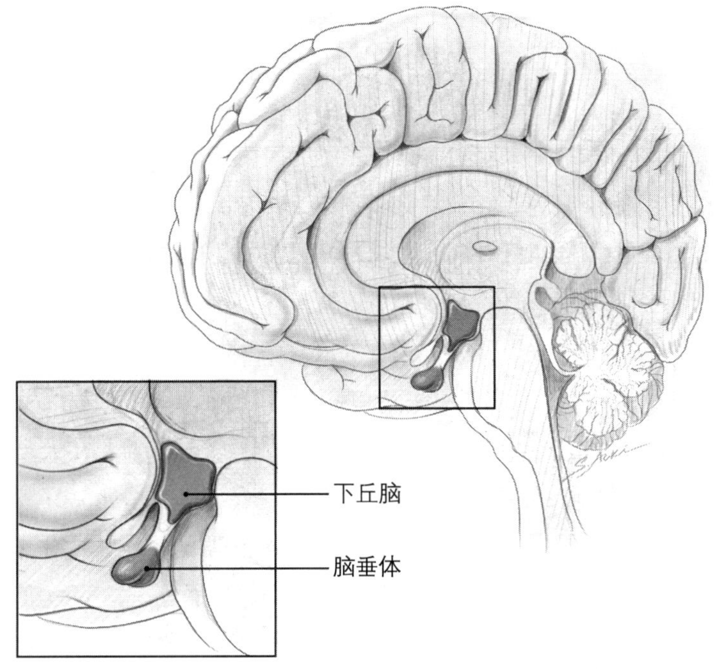

图 26：下丘脑和脑垂体。

德·弗勒利希（Alfred Fröhlich）确定了一组与莫尔描述位置一致的脑瘤相关的症状，包括肥胖和性激素功能障碍。[2] 这一病症以*弗勒利希综合征*（*Fröhlich's syndrome*）之名而广为人知。[3]

起初，研究者将弗勒利希综合征中的肥胖症状归因于脑垂体受损，当时人们已知脑垂体在人的生长和发育中发挥着重要作用。① 在弗勒
115 利希研究发表后的 30 年中，[4] 这一观点占据着主导地位，不过，就在弗勒利希的发现发表后不久，该假说就出现了漏洞。1904 年，奥地利病理学家雅各布·埃德海姆（Jakob Erdheim）就报告称，有些肥胖的

① 通过它所分泌的生长激素和促性腺激素。我们现在已知垂体激素的分泌是由下丘脑指挥的。

脑瘤患者，他们的肿瘤位于下丘脑中，即脑垂体上方，而且他们的脑垂体并没有明显损伤。[5] 数个研究团体也用狗和大鼠的实验证实，在无损脑垂体、破坏下丘脑的情况下，狗和大鼠也会出现肥胖的症状。[6] 自此，这个问题有了定论。弗勒利希综合征的肥胖症状是由下丘脑而非脑垂体的损伤所致。

不过，科学家们对大脑控制肥胖的艰难探索才刚刚开始而已。1940 年代，阿尔伯特·赫瑟林顿（Albert Hetherington）和斯蒂芬·兰森（Stephen Ranson）进行了一系列研究，这些研究掀开了用神经科学研究肥胖症的现代篇章。他们借助了一款精妙的设备——立体定位仪（stereotaxic apparatus），这是由英国的神经外科医生们在 20 世纪伊始发明的。立体定位仪（见图 27）可恰当地固定住颅骨，让研究者（和

116

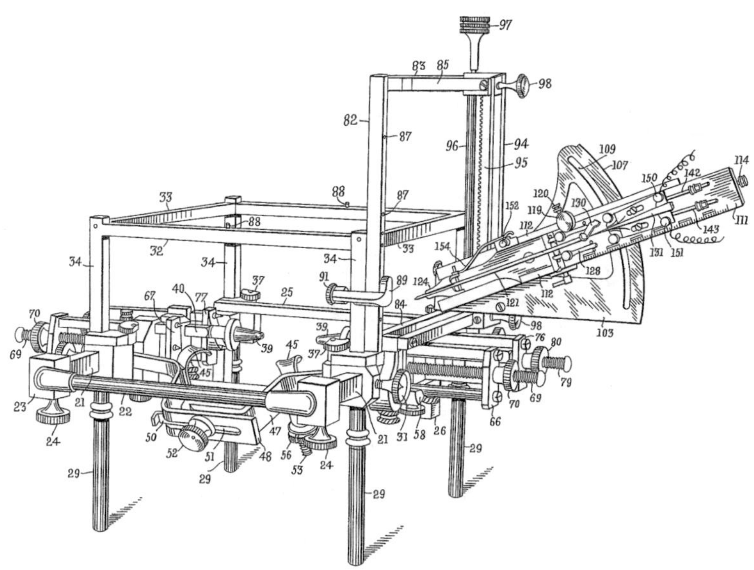

图 27：一台早期的立体定位仪，罗伯特·克拉克（Robert Clarke）发明，1914 年在美国获得专利。仪器上的耳杆和“口衔”会将颅骨固定在仪器中心，仪器右边的探针用于进行外科手术。专利号：US1093112-8。

神经外科医生）以极其准确且可复制的方式进行脑部手术，正因如此，时至今日我们还在使用该仪器，只是版本不同。赫瑟林顿和兰森对该仪器进行了调整，以适用于大鼠，他们很快发现，控制肥胖症的关键位置并非整个下丘脑，而是下丘脑的一个分区——*下丘脑腹内侧核*（*ventromedial hypothalamic nucleus*，简称 VMN）。[7]

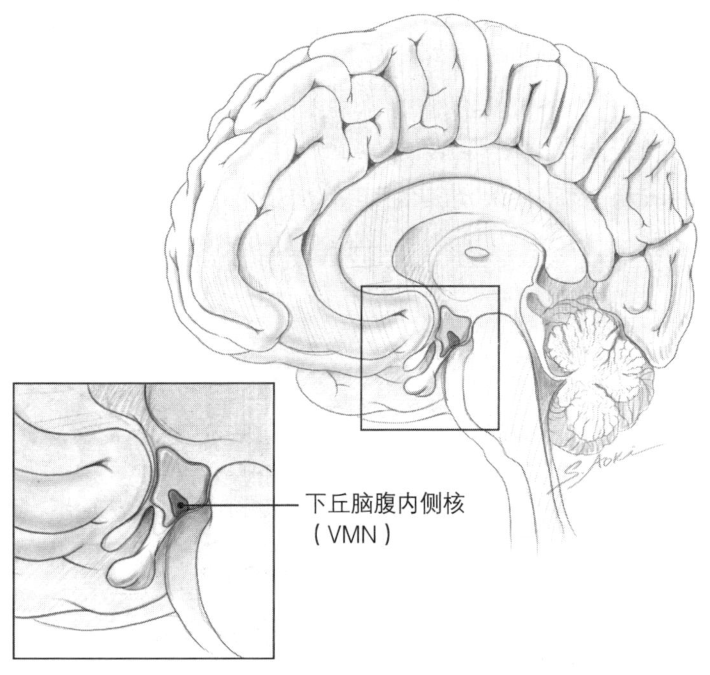

图 28：下丘脑的腹内侧核。

如图 29 所示，有 VMN 损伤的大鼠变得极其肥胖，超重了大概 2 磅（约合 0.9 公斤）。① 生理学家约翰·布罗贝克（John Brobeck）是首位仔细

---

① 与许多其他脑区一样，VMN 其实有两个，一左一右。要出现显著的肥胖，就必须是两个 VMN 均受损。

研究这些大鼠进食行为的科学家，当时是 1940 年代初，他还在耶鲁大学学医。[8] 他描述道，这些大鼠“饿到狼吞虎咽”。它们吃的欲望太过强烈，以致手术的麻醉还没退就开始狼吞虎咽了。若不打断，这样的狼吞虎咽通常会持续数个小时，在接下来的一个月中，它们的食物摄入量都一直是正常量的两到三倍。布罗贝克发现，过食的程度与长胖的程度是密切相关的，若控制这些大鼠只摄入正常的食物量，则能很大程度防止它们长胖。因此可得出结论，VMN 受损大鼠肥胖的主因是食物摄入过量。①[9]

117

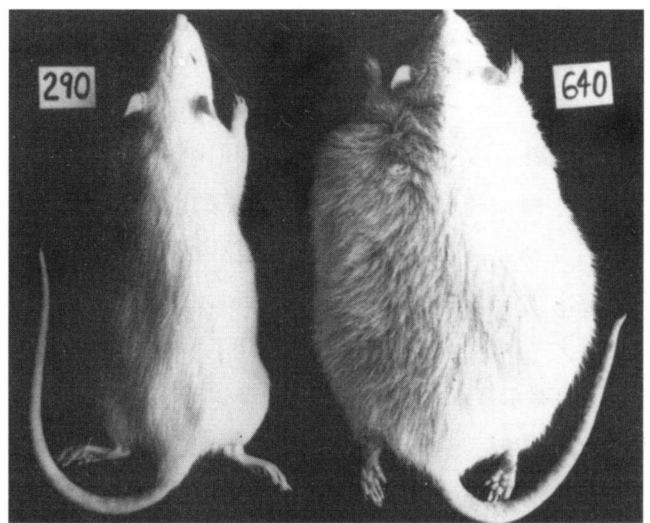

图 29：VMN 受损大鼠（右）和正常大鼠（左）。数字表示它们的体重，单位为克。经美国哲学学会（American Philosophical Society）许可，照片复制于 P. 泰特尔鲍姆（P. Teitelbaum），《美国哲学学会会刊》（*Proceedings of the American Philosophical Society*）1964 年第 108 卷第 464 页。

---

① 一些早期证据显示，肥胖症状的出现离不开 VMN 受损后的胰岛素水平激增。不过，布鲁斯·金（Bruce King）及其同事细致的后续研究发现，胰岛素水平升高并不是 VMN 受损大鼠肥胖的必要条件。[10]

研究人员称 VMN 是*饱中枢*（*satiety center*），因为破坏它似乎会让动物失去感觉饱足的能力，然后很快吃出肥胖症。无论是埃莉萨·莫泽、弗勒利希的患者，还是赫瑟林顿和兰森的大鼠，它们的肥胖都是由饱中枢受损引起的。[①] 不过，在当时，尽管研究者们已经找到了饱中枢的位置，但他们仍不知道该中枢的工作方式。

寻找饱足因子

118 1949 年，就在赫瑟林顿发表其具有开创性意义的 VMN 受损研究的几年后，缅因州巴尔港（Bar Harbor）杰克逊实验室（Jackson Laboratory）的研究人员遇到了一只令人困惑的小鼠。它似乎怀孕了，但令人困惑之处在于，它一直没有产崽，而且进一步观察显示，它还恰巧是雄性。[11] 事实证明，他们是偶然发现了一种肥胖的小鼠，而这种小鼠的肥胖是由自发的基因突变所致。[12] 这种被称为肥胖小鼠的老鼠奇胖无比，而且有着与其身材相配的食欲（见图 30）。它的能量消耗水平低于其体积应有的水平，而且有代谢紊乱，这令人想到了人类的肥胖症。[13] 其肥胖症的遗传模式显示，该影响是单一基因导致的，[②] 他们称之为*肥胖*（*ob*）基因。

---

① 如今广为接受的观点是，下丘脑肿瘤往往会导致食物摄入过量，令人变得肥胖——因此，该状况的现代名称是*下丘脑性肥胖*（*hypothalamic obesity*）。

② *隐性*（*recessive*）遗传模式，也就是说，动物要表现出肥胖，必须是 2 条染色体上都带有该基因突变。

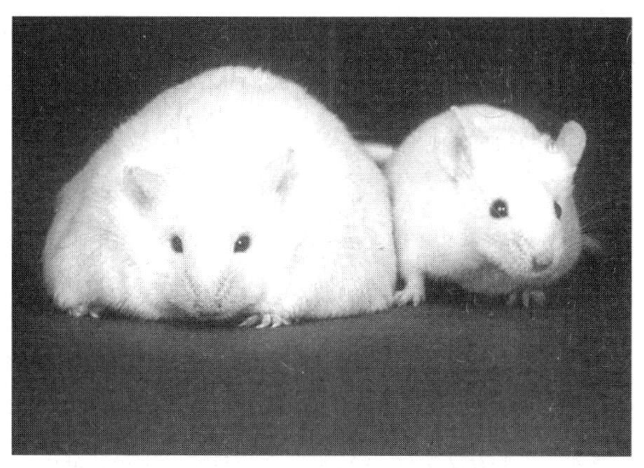

图 30：肥胖小鼠。右边为正常小鼠。

这才只是肥胖症基因研究时代的开端。1961 年，洛伊丝·朱克（Lois Zucker）和西奥多·朱克（Theodore Zucker）发现了一种肥胖大鼠，与肥胖小鼠非常相似。[14] 它们的肥胖基因与 *ob* 基因有着一样的遗传模式，其重度肥胖的原因主要（但不全然）是它们的食欲惊人。[15] 它们的食欲已经接近于 VMN 受损的大鼠了，有些会超重 2 磅（约合 0.9 公斤）之多。这种大鼠被命名为*朱克肥胖*（*Zucker fatty*）大鼠。在接下来的几十年中，研究人员还发现了其他许多有肥胖基因的典型啮齿动物，包括*糖尿病小鼠和刺鼠*（*agouti*）。在发现这些突变时，没人知道这些突变基因的功能是什么，也没人知道它们是否彼此相关。

1959 年，也就是在发现肥胖小鼠 10 年后，利兹大学生理学家罗曼·赫维（Romaine Hervey）进行了一系列研究，这些研究将逐步揭开 VMN 受损大鼠、肥胖小鼠和朱克肥胖大鼠肥胖的原因之谜。他运用了一项名为*异种共生*（*parabiosis*）的可怕外科技术，就是通过外科手术让 2 只动物的肋腹紧密相连，高效地创造出连体双胞

胎。① 异体共生的关键是，它会让 2 只动物的循环系统缓慢地交换血
119 液，令其中一只释放的激素影响到另一只。这样一来，研究人员就可以判断，他们所关心的现象（这个例子中是肥胖）是否与循环的激素有关。

为了判断 VMN 受损引发的肥胖是否与激素有关，赫维选择将其中一个异体共生大鼠的 VMN 破坏掉，另一只的完好无损。[16] 结果令人吃惊：一如预料，VMN 受损的大鼠变得贪食，脂肪迅速增加，但又出乎预料的是，未受损的那只对食物失去了兴趣，变得消瘦，而且最终往往会饿死。② 解剖发现，VMN 受损大鼠体内满是脂肪，而令人吃惊的是，另一只体内几乎看不到任何脂肪。

对赫维来说，该结果意味着，VMN 受损的大鼠会通过循环系统
120 将某种因子传递给 VMN 完善的另一只，抑制其食欲和肥胖。基于戈登・肯尼迪（Gordon Kennedy）不久前提出的假说，[17] 赫维提出，脂肪组织会分泌一种激素——*饱足因子*（*satiety factor*），其在血液中的浓度会反映出生物体的肥胖程度，因此，脂肪组织越多的人，饱足因子的水平就越高。该因子会通过血液流经全身，作用于大脑的饱中枢，抑制食欲和肥胖（见图 31）。[18] 即，若体脂水平升高，饱足因子也会增多，从而抑制食欲，让体重回到最初水平。相反，若体脂水平下降，饱足因子就会减少，从而刺激食欲，让脂肪增至最初水平。根据赫维的假设，饱足因子和 VMN 共同组成了一个调节肥胖的反馈系统，该系统的目

---

① 所用动物必须要有非常近的亲缘关系，以免免疫系统互相排斥。

② 你也许会想问：如果摄入的卡路里可以通过体内循环的血液从消化道转移到身体组织，那么当其中一只在暴饮暴食并不断长胖的同时，与之相连的另一只怎么可能挨饿？答案在于异体共生的特殊性。血液交换是少量且缓慢的，因此，只有半衰期长的强效物质才会对另一只产生影响。就卡路里而言，异体共生的双方是高度独立的。

的是让生物体的肥胖水平保持稳定。他们将该脂肪调节系统命名为*恒脂系统*（*lipostat*），由意为“脂肪”和“恒定的”的两个希腊语词组成。

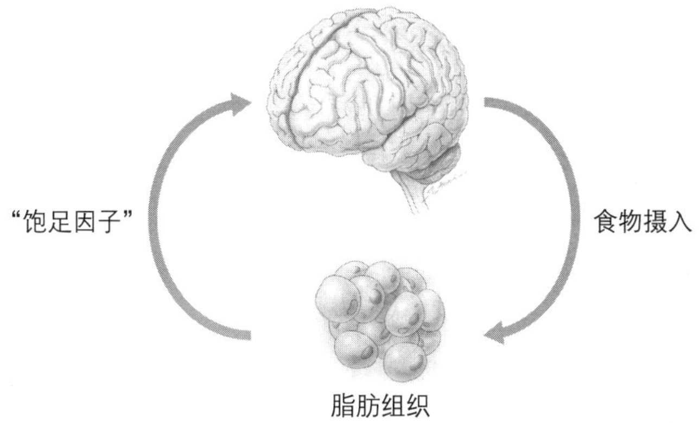

图 31：罗曼·赫维的恒脂系统模型。脂肪组织（底部）分泌了一种饱足因子，会作用于大脑（上方）内，抑制食欲和肥胖。

破坏一只异体共生大鼠的饱中枢后，它的大脑就不会再对饱足因子做出反应，因此，大脑会以为这只大鼠饥饿难耐，并驱使它暴饮暴食，变得肥胖。赫维推论，受损大鼠大量增加的脂肪反过来也会提高其体内的饱足因子浓度，尽管该因子现在对它已经没有效果了。而另一只无损大鼠仍然对饱足因子有反应，随着该因子不断涌入它的循环 121
系统，它的饱中枢收到饱足信号，令它停止进食，变得消瘦，逐渐挨饿而亡。

在 1970 年代初，杰克逊实验室的研究员道格·科尔曼（Doug Coleman）开始对 1949 年发现的神秘肥胖小鼠有了进一步的了解。他提出假设，肥胖小鼠应该与 VMN 受损大鼠一样，恒脂系统有缺陷。通过异体共生技术，科尔曼将肥胖小鼠与正常小鼠连在了一起。与赫维 VMN 受损大鼠实验结果不同的是，这一次，正常小鼠继续正常进食，体重很稳定。[19] 而另一边的肥胖小鼠出现了巨变：肥胖小鼠的食欲下降了，它们不再继续长胖，因肥胖引发的代谢紊乱也有所改善。① 因此，科尔曼得出结论，肥胖小鼠缺乏那神秘莫测的饱足因子，而缺乏的原因是 *ob* 基因上饱足因子的编码是受损的。与正常小鼠连在一起后，它们体内重新出现了饱足因子，因此食欲、体重和新陈代谢慢慢恢复正常。科尔曼的这一研究成果发表于 1973 年，但当时，*ob* 基因的身份仍然笼罩着神秘的面纱。

科尔曼的研究结果为肥胖症的研究奠定了关键性的基础，因为它为研究大脑调控食欲和肥胖的机制提供了明确的切入点。*ob* 小鼠的基因突变使得它无法生成饱足因子这一激素。如果研究人员可以定位这个基因，确定它会生成何种激素，并弄清楚它的工作原理，那么也许就可以揭开困扰他们已久的肥胖之谜。

不过，尽管赫维和科尔曼业已发现，恒脂系统的严重中断（比如因大脑受损或基因突变导致的中断），会影响生物体的食物摄入量和肥胖程度，但这时还没人能给出令人信服的证据来证明饱足因子对食物摄入和肥胖程度的日常调控也发挥着重要作用。1980 年代初，赫维之前的研究生之一露丝 · B. 哈里斯（Ruth B. Harris）开始在佐治亚大学开展后续研究，以填补这一领域的知识空白。哈里斯及其团队将 2 只正常大鼠连在一起，用一根喂食管给其中一只过量喂食（类似农夫给
122 鹅过量喂食，以生产鹅肝酱的做法）。他们的研究思路是，若饱足因子会在正常动物体内发挥作用，那么，随着正常动物的脂肪增多，其饱足因子也会增多，那就应该导致与其连体的另一只越吃越少，越来越瘦。一如预料，在过量喂食其中一只大鼠的过程中，哈里斯团队发现

① 血糖和胰岛素水平下降，朝正常水平靠拢。

另一只的脂肪在减少。[20] 进一步的实验证明，未被过量喂食的那只大鼠之所以变瘦，是因为它的食物摄入量有小幅减少，后者是其变瘦的必要条件。[21] 而这表明，脂肪组织（或与之相关的某种东西）有在分泌能强效抑制食欲和肥胖的激素。该激素不仅对有损伤或基因突变的动物有重大意义，对正常动物的日常食欲和肥胖调节来说也很可能是至关重要的。

研究者们都渐渐朝着同一个惊人结论靠拢了过来：尽管各肥胖模型的提出互不相关，但无论是 VMN 受损、肥胖小鼠突变、朱克肥胖大鼠突变还是过量喂食，它们影响到的似乎是同一个脂肪调控系统。肥胖小鼠无法生成饱足因子，VMN 受损动物和朱克肥胖大鼠无法对饱足因子产生反应；过量喂食的动物又会产生过量的饱足因子。这些独立模型似乎都证明了 1959 年赫维假说所提出的脂肪调控系统“恒脂系统”根本性的重要作用。

尽管这一共识性的结论意义深远，但在当时，哈里斯及其他研究者将所有已知的可疑因素都排除掉后，仍旧没能找到真正发挥作用的目标激素。①[22] 毫无疑问，这种饱足因子对调节食欲和肥胖至关重要，只是当时没人知道它是什么。

“我是儿科医生，”鲁迪·利贝尔（Rudy Leibel）用沙哑低沉、略带纽约腔的声音解释道，“是专攻内分泌学的儿科医生。我本就对婴

① 哈里斯在 2012 年发表的一篇综述论文中写道：“为了在已知激素中找到潜在的‘饱足’因子，或排除掉确认为非‘饱足’因子的激素，我们进行了对照实验，经与对照组的比较后发现，与过食大鼠异体共生的瘦鼠身上并没有出现任何显著的甲状腺激素、胰岛素、皮质酮、生长激素、游离脂肪酸或酮体的变化。”[23] 另一些研究则将有饱腹作用的缩胆囊素和脂肪水解后的甘油分子排除掉了。

儿和儿童的肥胖形成原理很感兴趣，因此决定要做些什么。我喜欢那种观点。而它又恰巧是真的。”

利贝尔现在是肥胖症研究者，也是哥伦比亚大学的儿科学教授。123 1960 年代末到 1970 年代初时，他还在学医，当时是肥胖症研究的发展初期，这一领域知识的真空导致各种各样轻率的理论甚嚣尘上。肥胖的原因往往被归结为新陈代谢率低，或有某种说不清道不明的激素失衡。更糟的是，人们往往是从精神分析学的角度，将肥胖看作某种“神经官能症，这种神经官能症的身体表现就是脂肪的累积”；[24] 或充其量将肥胖看作因暴饮暴食或意志力不足而导致的心理控制的失败。

对这些观点不满的研究者越来越多，利贝尔就是其中之一。在麻省总医院（Massachusetts General Hospital）受训期间，他熟悉了肥胖小鼠，认为这种老鼠的过食和肥胖似乎与神经官能症或心理控制失败无关。此外，他对过去一个世纪以来逐步积累的大量证据也十分熟悉，这些证据显示，人类的体重可能受某种因素调控，只是该因素尚不可知。其中最早的证据之一源自德国汉堡生理学研究员鲁道夫·诺依曼（Rudolf Neumann）。1895 年到 1897 年间，诺依曼沉迷于测量自己的卡路里摄入量与体重。他发现，在这 3 年间，尽管他的卡路里摄入量有过短期的上下波动，但在无刻意控制的情况下，他的体重惊人得稳定。[25] “这可能是我第一次产生这样的想法，即人体内可能存在某种维持或控制体重的复杂调控机制。”利贝尔回忆道。

大量的其他研究也显示，人体非常排斥因过少饮食或过量饮食而导致体重在短期内的大幅变动，这些也都给利贝尔留下了深刻印象。其中最早也最有影响力的研究之一源自二战后期的明尼苏达饥饿实验（Minnesota Starvation Experiment），该实验的负责人是多产的营养学研究员安塞尔·基斯（Ancel Keys）。[26] 该实验的目的是了解饥饿对人身体和精神的影响，受试者为 36 名年轻男性，他们都是拒服兵役者。在 6 个月的半饥饿实验过程中，受试者的体重减少量都约为其初始体重的 1/4。体重减轻在意料之中，但真正有趣的现象发生在他们的饮食限制取消后：他们的体重和肥胖程度迅速反弹，主因是他们惊人的食欲。而在体重反弹过程中，他们的食欲也开始逐渐恢复正常。他们最终稳定的体重与其初始体重接近。这似乎表明，他们体内有个强大的控制系统在调控着他们的食欲和肥胖程度。

该系统也会发挥反向的作用，即让人体短期内增加的脂肪消下去。
1960 年代，肥胖症研究者伊桑·西姆斯（Ethan Sims）选了一群纤瘦 124
的囚犯，给他们过量喂食，令他们的体重在 4 到 6 个月内最多增长了 25%。[27] 尽管这些人在过量进食后也不算特别超重，但他们的身体还是非常抗拒他们体重的增长。西姆斯发现，为了让他们维持住已增长的体重，他必须让他们每日摄入多达 10000 大卡的食物，这几乎是大多数成年人日常所需的 4 倍。①[28] 实验结束后的数周里，大多数受试者都几乎毫无胃口，且多数瘦回了之前的体重。这再一次表明有某种内在控制系统在调控着他们的食欲和体重。

利贝尔也知道弗勒利希、赫瑟林顿、兰森、赫维和科尔曼的研究，这些研究表明大脑对食欲和肥胖有着重要影响。1978 年，他再一次败给了自己的好奇心，选择前往纽约市洛克菲勒大学就职，在那里，他开始在肥胖症资深研究者朱尔斯·赫希（Jules Hirsch）的指导下寻找谜一般的饱足因子。这个决定不仅令利贝尔错失了哈佛大学助理教授的任命，薪水也少了一半。

---

① 一些人曾质疑过 10000 大卡这个数据，西姆斯自己在后续的著作中也对该数据持审慎态度。不过，无论这个数据准确与否，至少有一点是确凿无疑的，那就是他们摄入的卡路里远远超出他们维持体重所需的量。

经过多年努力，利贝尔对候选因子的研究仍未取得多少进展，① 不过，就在这时，基因学研究技术的进步为他提供了新的可能：定位未知基因中引发疾病的突变。如今，这不过是一项常规技术，但在当时的技术水平下，这将是一次无比艰难且成败难料的尝试。利贝尔解释道，根据科尔曼对肥胖小鼠的研究成果，“我开始思考，或许我们应该尝试定位这种小鼠基因中的那个突变”。此时，研究者们业已根据肥胖小鼠的遗传模式确定了饱足因子这一激素（肥胖小鼠所缺失的）是由单一基因，即 *ob* 基因编码的。肥胖小鼠的这一单一基因缺陷为研究人员提供了一个分子层面的切入点，可以系统性地揭开食欲和体重的调控方式之谜。

125 利贝尔有研究的想法和动力，但缺乏技术。因此，他需要一名精通这些快速发展的分子生物学技术的专家。② 此人正是洛克菲勒大学助理教授杰夫·弗里德曼（Jeff Friedman），一名前途光明、野心勃勃的研究者。1986 年，利贝尔和弗里德曼开始合作“克隆”*ob* 基因，换言之，就是找出该基因在基因组中的位置，并对其 DNA 进行测序。

随之而来的就是长达 8 年的艰苦研究，包含着上百名工作人员数年的努力，用到了超过 4000 只的小鼠。其研究结果将动摇关于肥胖的科学基根，并将其重塑为更成熟复杂的学科。

在利贝尔、弗里德曼团队不断缩小 *ob* 基因范围的同时，弗里德曼也越来越担心发现该基因的大部分功劳都会落到更为资深的利贝尔头上。因此，尽管利贝尔一直是该项目的主导者，但弗里德曼仍坚持要求利贝尔待在实验室外，不参与正在进行的研究工作。[29]

---

① 研究对象为脂肪酸、甘油和这二者所占比例。

② 尤其是一组名为*定位克隆*（*positional cloning*）的技术，可以对未知位置的未知基因进行测序和图谱绘制。

1994 年 12 月 1 日，弗里德曼在利贝尔不知情的情况下，在《自然》杂志上发表论文，揭开了 *ob* 基因的身份。[30] 他在论文中写道，该基因负责一种蛋白质类激素的编码，该激素由脂肪组织分泌，在血液中循环。弗里德曼将其命名为*瘦蛋白*（*leptin*），该名称源于希腊语中的*“瘦”*（*leptos*）一词。此外，他还证明，人类也携带着几乎与其一模一样的基因。该论文的总结很有预见性：

> *ob* 基因的发现为研究肥胖与体重调控通路提供了新的切入点，也应该会拓展我们对肥胖（形成）的认识。

饱足因子已经找到。肥胖也将成为一个生物学的问题。

在该项目中，包括利贝尔在内，还有许多发挥了关键作用的研究者，但他们大多都被排除在了该论文的署名作者之外。在该论文发表的前一天，弗里德曼为瘦蛋白申请了专利。[31] 在制药公司之间一番激烈的竞拍后，该专利以 2000 万美元的价格卖给了安进公司（Amgen），126
该公司也因此拥有将其研发成终极减肥药的机会。①

难以置信的进食冲动

瘦蛋白的发现引发了研究者间和制药行业内的疯狂竞争。该竞赛

① 因为弗里德曼是《自然》论文的署名者，又单方面申请了瘦蛋白的专利权，因此，人们认为，在该大学（专利所有者）分给该研究团队的利益中，弗里德曼拿到了绝大部分。埃伦·拉佩尔·谢尔（Ellen Ruppel Shell）在她的杰作《饥饿基因》（*The Hungry Gene*）中非常详细地讲述了这一争论。

的目标是了解瘦蛋白的工作原理，探索将其制成减肥药的可能性。

第一步是提取出纯净的瘦蛋白，将其注入啮齿动物体内，看会对它们的肥胖产生何种影响。与科尔曼异体共生研究的发现一致，弗里德曼及其合作者都发现，注入瘦蛋白可以抑制肥胖小鼠惊人的食欲，让它们瘦下来，这与他们的预测一模一样。[32] 发现瘦蛋白填补了生理学上的空白，找到了驱使肥胖小鼠变胖的原因。令制药业与公众格外感兴趣的一点是，给正常小鼠注射大剂量的瘦蛋白会令它们的体脂差不多完全消失，但并不影响它们的肌肉量。正如在过去半个世纪中，肯尼迪、赫维和科尔曼的预测一样，瘦蛋白是一种由脂肪组织分泌的激素，会作用于大脑，调控食欲和肥胖程度。

不过这还只是在啮齿动物身上的实验结果，当时人们并不清楚瘦蛋白在人体内的重要性。直至 1996 年，剑桥大学临床生物化学兼医学教授斯蒂芬·欧拉伊利（Stephen O'Rahilly）才有了足以改变该现状的极其幸运的研究发现。[33] 欧拉伊利研究的是糖尿病和肥胖症的遗传学，他在无数糖尿病和肥胖症患者的病历中筛选出了格外突出的个案，即有可能携带基因突变的“临床例外”，而这些突变将有助于揭开这些疾病的机制。就在弗里德曼团队的论文发表后不久，欧拉伊利开始寻找有瘦蛋白基因突变的人，他找到了一对候选人：有印第安血统的两姐妹，她们的父母是第一代堂（或表）亲（近亲交配会增加稀有基因突变，然后同时出现在同一基因的两个副本上的可能性，也就
127 是会增加患遗传性疾病的可能性）。其中一人 8 岁时就重达 189 磅（约合 85.7 公斤），曾需坐轮椅才能四处活动。抽脂术也没能减缓她极端的横向发展。而另一人 2 岁时就达到 64 磅（约合 29 公斤）。两个孩子从很小的时候开始就对食物极度痴迷，她们的胃口就像无底洞一样。[34] 在欧拉伊利看来，这并不是普通的肥胖，也与心理学无关。这

些孩子是出现了严重的生物学方面的问题。

在来到欧拉伊利实验室当临床研究员的第一个月里，萨达夫·法鲁基（Sadaf Farooqi）接到的第一个任务就是在这两姐妹身上寻找瘦蛋白，但她没能检测到。她怀疑是自己的实验程序出了错，因此又重做了一遍。这一次，她仍然没能在她们身上检测到瘦蛋白。得益于此，欧拉伊利和法鲁基第一次尝试就在人体中找到了与肥胖小鼠瘦蛋白具有相同功能的激素。

最终，法鲁基和欧拉伊利得以证明，这两个孩子无底洞般的食欲和极端肥胖源自一个鸟嘌呤核苷酸（guanine nucleotide）的缺失——由 32 亿个字母组成的遗传密码中缺失了一个字母，而这个碱基的缺失碰巧令瘦蛋白基因失去了活性。[35]“这确实是第一个能够证明人体单个基因缺陷可导致肥胖的证据，”法鲁基说，“也是第一个能够证明完全缺乏瘦蛋白会令人肥胖的证据。”

法鲁基和欧拉伊利就该发现对大量的瘦蛋白缺乏者进行了研究，他们找的都是极罕见的案例。“他们出生时的体重通常都很正常，”法鲁基说，“但在出生后的头几周或头几个月里就会开始出现非常极端的饥饿感。”1 岁时，他们就会患上肥胖症。2 岁时，他们的体重就能达到 55 到 65 磅（约合 24.9 到 29.5 公斤），自此之后，他们的肥胖症还会加速恶化。正常儿童的体脂率可能是 25% 左右，但典型的肥胖症儿童可能会达到 45%，瘦蛋白缺乏症儿童可能高达 60%。法鲁基解释道，瘦蛋白缺乏症儿童肥胖的主因是“大得不可思议的食欲”，该食欲会令卡路里的摄入量也异常大。①[36] 此外，他们大脑中的奖赏区域对高卡路里和高奖赏食物的图片反应格外剧烈。[37] 瘦蛋白缺乏症儿童

① 他们的能量消耗量可能也很低，只是这一点很难证明。

儿乎一直处于饥饿状态，他们几乎时时刻刻都想吃，即便刚刚才用完
128 餐。他们食欲大到几乎不可能给他们规定饮食：如果限制了他们的食物供给，他们总能想办法找来吃的，包括到垃圾桶里翻找腐坏的残羹剩饭，或从冰箱里直接拿出鱼条就啃。[38] 这都是饿到不顾一切的表现。

此外，瘦蛋白缺乏症儿童与食物之间有着强烈的情感及认知联系。“他们是真心享受食物，”法鲁基解释道，“只要给他们食物，他们就会欢天喜地，无关乎那食物到底是什么。”即便是糟糕透顶的医院食堂也不例外。相反，若是视线范围内没有食物，哪怕就一小会儿，他们也会十分痛苦。如果没有食物，他们会变得好斗，会哭闹着要东西吃。

与正常青少年不同，瘦蛋白缺乏症儿童对电影、约会等其他青少年喜欢的东西兴趣缺缺。他们喜欢聊食物，聊食谱。“他们做的、想的、说的一切都与食物有关。”法鲁基说。这表明，恒脂系统的作用远不止调控食欲——它深深植根于大脑中，有能力操控大量的大脑功能，包括情感和认知功能，驱使它们为寻找食物服务。

另一种情况也会激发类似行为：饥饿。说回明尼苏达饥饿实验，不过，这一次的重点是受试者的心理反应。在体重减轻过程中，受试者们对食物产生了强烈的迷恋。[39] 除了难以避免、令人痛苦不已的饥饿感外，他们的对话、思想、幻想、梦想都围绕着食物和吃，这些都属于基斯所说的“半饥饿神经官能症”（semistarvation neurosis）的表现。他们沉迷于食谱和烹饪书，一些人甚至开始收集各种烹调用具。与瘦蛋白缺乏症青少年一样，他们的精神生活也逐渐开始以食物为中心。同样与瘦蛋白缺乏症青少年一样的是，因为处于半饥饿状态，他们的瘦蛋白水平也非常低。[①]

① 要明确一点，基斯那个时候还不知道瘦蛋白，所以他并没有测量他们的瘦蛋白水平。但我们从后来的研究中得知，半饥饿状态和体重的减轻都会导致瘦蛋白的大幅减少。

瘦蛋白缺乏症状与饥饿之间惊人的相似性表明，瘦蛋白水平低可能是人类大脑会对饥饿做出反应的原因，这些反应包括产生饥饿感、沉迷于食物、激活大脑奖赏区域，以及我们稍后很快会提到的，新陈代谢率降低。似乎，瘦蛋白缺乏症儿童体内的瘦蛋白缺失会让他们的大脑“看” 129
不到脂肪，即便明知自己极度肥胖，还是会触发强大的饥饿反应。

体脂量大却仍然觉得饿的这一现象与鲁迪·利贝尔和朱尔斯·赫希的研究发现相悖。1984 年，利贝尔和赫希发表了一篇开创性的论文，称普通肥胖者若瘦了，会出现饥饿反应。利贝尔和赫希选择了 26 名平均体重 336 磅（约合 152.4 公斤）的志愿者，用严格的低卡路里饮食让他们瘦到了 220 磅（约合 99.8 公斤）。尽管 116 磅（约合 52.6 公斤）的减重量非常惊人，但在减重结束时，志愿者们的体重仍属于肥胖水平。不同寻常的是，他们减重后的卡路里消耗量只有他们本应有的消耗量的 3/4。[40] 此外，他们产生了极度饥饿的感觉。尽管他们仍然很胖，但为抵抗他们体重的减轻，有某种因素降低了他们的新陈代谢率，并增进了他们的食欲。

利贝尔和赫希为解决上述谜题投入了大量时间。经过深入研究，他们发现，无论是瘦是胖，人们的体重减少都会引发一系列强烈的生理和心理反应，这些反应彼此配合，目标是令脂肪恢复到原有水平。为做到这一点，大脑限制了交感神经系统的活动，降低了甲状腺激素水平，而这二者都会降低新陈代谢率，这也是一些人会在减重后感觉到冷和倦怠的原因。[41] 大脑会减少肌肉收缩时所燃烧的卡路里量，从而减少肢体运动所消耗的卡路里量。最重要的是，大脑会提升饥饿感，增强对与高卡路里、高奖赏食物有关信号的反应。[42] 在减重前，你也许还能随意地在冰激凌柜台前漫步，丝毫不被诱惑，但减重后，你将难以抗拒购买和吃冰激凌的诱惑。实际上，无论是瘦、超重还是肥胖的人，体重的大量减少都会触发饥饿反应，而且该反应会持续到减掉的脂肪都回来为止。

如果你从未有过抵抗自身饥饿反应的经验，杰夫·弗里德曼提供了一个形象的类比：

> 130 **即便是那些质疑基本冲动有没有这么大影响力的人可能也有过这样的体验：我们可以屏住呼吸，但这种有意识的行为会很快败给想要呼吸的冲动。饥饿感也是很强烈的，即便不如呼吸冲动强烈，可能也不会逊色于我们口渴时喝水的冲动。这就是肥胖症患者在大量减重后必须抵抗的感觉。**[43]

弗里德曼的类比给人们上了重要的一课：减重并不是决定少吃多动就可以的简单过程。大脑是在激烈的自然选择竞争中进化而成，它是不会对体重减少等闲视之的。“【饥饿反应】的存在是为了保护我们自己。”利贝尔说，“从进化的角度来看，它对我们的生存至关重要。”

值得注意的是，利贝尔和赫希发现，只要给志愿者注射少量的瘦蛋白，让他们的瘦蛋白水平保持在减重前的水平上，这种饥饿反应就几乎可以完全消除。[44] 这表明，减重期间瘦蛋白的减少是触发饥饿反应的关键信号。饥饿反应是为我们的生存繁衍而进化出的强大的自我保护机制，但在过度肥胖比饥饿更具威胁的现代富裕国家中，它似乎往往会产生适得其反的结果。

利贝尔、赫希、弗里德曼、欧拉伊利、法鲁基及许多其他研究者的发现必然会引出的结论是，食欲和肥胖主要是一种生理现象，受大脑中无意识部分的调控。他们的研究清除了五花八门、毫无根据的古旧假说，让我们更清晰地了解到，食物摄入量和肥胖并不仅仅与我们有意识的、自愿的决定有关。不过，瘦蛋白故事的结局令人大失所望。

检测缺乏

在欧拉伊利和法鲁基的病人身上可以看到，就因为一个微小的遗传缺陷破坏了瘦蛋白基因，她们的大脑便失去了探测自身体脂的能力，
结果在体脂过多的情况下还是触发了饥饿反应。这些儿童的大脑认为 131
她们的身体正濒临饿死的边缘，因此再多的食物也无法令它们满足。

那对瘦蛋白缺乏症姐妹是幸运的，欧拉伊利和法鲁基获得了治疗许可，可以为她们注射分离出的瘦蛋白。疗效立竿见影而且成果显著。注射瘦蛋白前，她们吃再多食物都不够，而在 4 天的治疗后，她们开始能够拒绝食物。她们对食物的痴迷减弱了，她们大脑对诱人食物的反应也正常了。[45] 她们减掉了许多多余的脂肪，短短几年后，外表及行动就与正常孩子差不多了。[46]

这就引出了一个价值 2000 万美元的问题：我们为什么不能都用瘦蛋白来减肥呢？

事实证明，普通肥胖者（不同于罕见基因突变引发的肥胖）体内的瘦蛋白水平已经很高了。[47] 而且令制药业失望的是，研究者发现瘦蛋白并非减肥的万灵药。尽管瘦蛋白疗法确实有一定减肥效果，但要起效，所需的剂量是非常庞大的（多达正常血液循环中瘦蛋白水平的 40 倍）。[48] 另一个困境是，人们对该疗法的反应千差万别，一些人减重超过 30 磅（约合 13.6 公斤），另一些人则只减掉了一点，或根本一点也没减掉。这与瘦蛋白在啮齿动物身上的强力减脂效果相去甚远。

因此这种新型的减肥奇药一直未能成功面世。①

这一令人失望的结果迫使学术界与制药业直面了一种令人痛苦的可能性：瘦蛋白系统十分抗拒体重的减轻，但并不十分抗拒体重的增长。“我过去总是在想，现在也还是觉得，”利贝尔解释道，“瘦蛋白激素其实是种检测不足而非过量的机制。”它并不是为抑制体脂而设计的，这或许是因为在野外环境中，脂肪过多几乎不算问题。现在，许多研究者认为，尽管人体内瘦蛋白水平低会触发剧烈的饥饿反应，促使脂肪增加，但瘦蛋白水平高并不会触发同样剧烈的减脂反应。

不过，正如伊桑·西姆斯过量喂食研究（与其他研究）所显示的，似
132 乎有某种物质在抵抗脂肪的快速增长。瘦蛋白显然是为捍卫肥胖下限而存在的，而肥胖上限可能也有另一种未知因子在捍卫着，而且该捍卫力度因人而异。[49]该问题将会在下一章探讨。现在，让我们来探究一下该脂肪调控系统的工作方式，以及它能给想要减肥或保持苗条的人什么样的启示。

脂肪“恒温器”

瘦蛋白系统的工作方式与你家恒温器的工作方式一样。恒温器会先测出环境温度，然后与你设置的温度相对比。如果温度过低，恒温器会启动加热系统；如果温度过高，则会启动空调。这一反馈系统的作用是保持你家室内温度的稳定，即*内稳态*（*homeostasis*）②。

---

① 不过只是没能作为减肥药面世。目前，美国食品药品监督管理局（U.S. Food and Drug Administration，简称 FDA）已批准将其用于治疗脂肪代谢障碍所引发的代谢问题。脂肪代谢障碍是一种罕见病，会导致身体脂肪萎缩、瘦蛋白水平骤跌，从而引起代谢问题。

② 这是“负反馈”系统的例子，当我们偏离设定值时，就会出现反向作用力，将变化量带回设定值水平。

人体的内稳态涉及大量变量的稳定，包括体温、血压、血液酸碱度、呼吸和脉搏率。人体之所以会调控这些变量是因为它们对我们的生存至关重要。

与你家的恒温器一样，大脑维持体温稳态的方式是，测出体表温度和核心体温，根据需要加热或冷却身体（见图 32）。这一过程涉及许多项生理与行为的决策，比如是应该令皮肤内的血管收缩以减少热量流失，还是应该令其舒张以加快散热；是应该激活棕色脂肪（brown fat）这一特殊产热组织，从而刺激我们打寒战产生热量，还是应该促使我们穿上毛衣取暖，亦或是应该驱使我们去往阴凉处，并找来冰水散热。大脑这一相互协调的策略非常奏效，无论任何天气，我们的核心体温都只是在 1 华氏度的范围内波动。

133

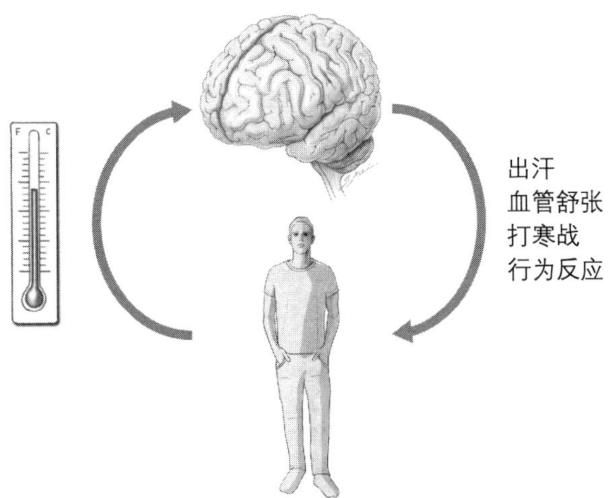

图 32：体温稳态。大脑（上）通过体内和体表的“温度计”（左）测出当前体温，然后利用一系列生理策略和行为策略（右）来调控体温。

事实证明，人体的恒温器位于下丘脑。它接收人体各处感受器传来的体温信息，协调所需的生理反应与行为反应，以维持理想的体温。类似地，下丘脑（及其他脑区，只是这些脑区的作用较小）是人体的恒脂系统，负责调控肥胖程度和体脂。它会通过瘦蛋白等各种信号获知与现有体脂量相关的信息，协调所需的生理反应与行为反应，以维持现有肥胖水平（见图 33）。正如利贝尔和赫希在减重研究中的观察，一个人的脂肪若减少了，恒脂系统便会调动一系列身体反应，增加其能量摄入，降低其能量消耗，以恢复原有脂肪水平。这其实也是饥饿反应的一种表现形式，只是没有法鲁基、欧拉伊利所描述的瘦蛋白缺乏症儿童那么严重。不过，恒温器的类比并不完美：人体的恒脂系统并不擅长防止脂肪的增长，这就好比你家的恒温器加热性能很好，能有效防止室温下降，但制冷效果很糟，无法阻止室温上升。你也许注意到了，现代所谓的恒脂系统与罗曼·赫维 1959 年提出的那个模型非常接近（见 146 页的图 31）。

134

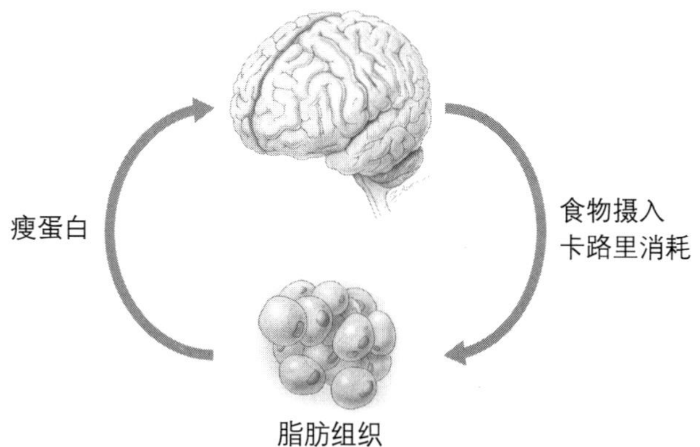

图 33：恒脂系统。大脑（上）利用瘦蛋白和其他信号（左）测出身体肥胖水平，然后利用一系列可影响食物摄入量与能量消耗的生理策略和行为策略（右）来调控肥胖水平。调控食物摄入量是人类大脑调控肥胖水平的主要方式。

利贝尔和赫希的研究结果表明，普通肥胖者体内的恒脂系统并没有故障，只是在根据一个更高的设定值调控肥胖水平，这就像是调高了你家恒温器的温度设定值。① 当肥胖水平设定值升高时，大脑抑制饥饿反应所需的瘦蛋白水平也会升高，长期来看，获得更多瘦蛋白的途径就是增加脂肪。换言之，在肥胖者的大脑看来，现在的肥胖水平是新的苗条基准值。研究者称该现象为*瘦蛋白耐受性*（*leptin resistance*），有耐受性的大脑似乎难以“听到”正常的瘦蛋白水平。

这给了我们什么样的启示呢？第一，一个人一旦肥胖了，身体就会自发维持住该肥胖水平，若要获得与苗条者同等的饮食满足感就必须过食，即吃得更多。[50] 究其本质，一旦我们长胖了，恒脂系统就会成为我们持续过食的主因之一，逐渐削弱我们想要苗条和健康的有意识欲望。

第二，减重的难点在于，我们必须与自己根深蒂固的冲动做斗争。长期饮食实验显示，下丘脑惊人地擅长破坏我们的减脂努力。所有最受欢迎的饮食方式都深受体重反弹的困扰，包括份量控制法、低 135
脂饮食法和低碳水饮食法。[51] 最佳的例证之一来自热门电视节目《超级减肥王》（*The Biggest Loser*）。该真人秀的参赛者都是肥胖者，他们会遵照极端严格的饮食和锻炼计划，当季节目结束时，减重百分比最大者将获得 25 万美元的现金奖励。许多参赛者的减重成果都在 100 磅（约合 45.4 公斤）以上，包括艾莉·文森特（Ali Vincent）。2008 年，文森特减重 112 磅（约合 50.8 公斤），夺得了该节目第五季的冠

① 大脑是靠什么在调控肥胖水平？是一个真正统一的设定值，还是一个代表多个相互作用系统净输出的“稳定值”（settling point）？对此，学界一直在激烈争论。就本文的目的而言，这二者的区分并不重要，我只是想告诉大家，此处有争议，至今未有定论。

军。她体重最轻时是 122 磅（约合 55.3 公斤），但在节目结束后，她减掉的大部分体重都反弹了。“我觉得自己太失败了。”文森特说。在与下丘脑的这场消耗战中节节败退，她的沮丧可想而知。[52] 她的经历绝非个例。2005 年，该节目第二季参赛者苏珊娜·门敦卡（Suzanne Mendonca）调侃道：“全国广播公司（NBC）从不组织重聚。为什么？因为我们都又变胖了。”[53]

下丘脑压根不在意下个夏天你穿泳衣什么样，也不在意你 10 年内会不会有患糖尿病的风险。它的任务就是让你的能量资产负债表的状态为盈余，对此，它恪尽职守，因为在我们远古祖先的时代，这关乎着人类的生存与繁衍。而它所能用到的工具都功效强大，包括饥饿感、增加的食物奖赏和减缓的新陈代谢率。下丘脑在与有意识、理性大脑的斗争中，往往是那个最终的胜利者。这并不意味着饮食法毫无希望，只是若要成功，就必须了解、尊重和利用你所要迎战的对手。好消息是，恒脂系统会对我们通过饮食和生活方式传递给它的信号做出反应，我们可以好好地利用这一点。

安抚恒脂系统

如果大脑能调控体脂率，那么一个人是如何从苗条变成超重或肥胖的呢？该过程是否可逆转？我们知道，在内稳态的每一项指标中，比如心率、体温和体脂率，身体都会捍卫某一设定值，抗拒偏离该设定值的任何变化——不过，这并不意味着该设定值是固定不变的。举个例子，感染会令你的体温设定值升高，我们称该现象为发烧。当你发烧时，你的大脑并不会失去调控体温的能力，它只是会根据更高的设定值来调控，以对抗感染。也就是说，你的身体自行调高了“恒温器”的温度。类似地，恒脂系统的设定值也可以调高，甚至有一些证据表明，它还可以被调低。

利贝尔和赫希的减重研究为常识性的结论增添了科学的严谨性：不同的人捍卫着不同的肥胖设定值。苗条者的恒脂系统捍卫着较低的肥胖设定值，抗拒脂肪的减少，从进化的角度来看，这非常合理，因为苗条者无法承受脂肪的大幅减少。不过，不合理的是，肥胖者的恒脂系统会捍卫过高的肥胖设定值。不知怎地，即便肥胖者的体脂量远超避免饥饿与不孕不育所需的水平，下丘脑还是会“决定”捍卫肥胖体型而非苗条体型。这一点在富裕国家就显得更不合理了，因为在这些国家，过度肥胖是不孕不育和早夭的主因之一。[54]

包括我自己在内的许多研究者都推测，恒脂系统的反常行为主要出于对环境的不熟悉：下丘脑的设定是为了让我们保持健康和生育力，但与该设定匹配的环境早在很久以前就不存在了。如今在我们所生活的环境中，高卡路里的精制美食随处可见、五花八门，身体活动需求减少，还有许多与自然环境不同的特征，沿用过去设定的恒脂系统势必会带来适得其反的结果，势必会令许多人过食和长胖。不过，有些人似乎是无论恒脂系统做了什么都依然苗条——这一点会在下一章探究。

该设定值不单单是因人而异，在同一个人身上也会不断变化。在富裕国家，大多数人是一生都在不断长胖，这表明该设定值是可以上升的，它会逐渐提高我们舒适体重的下限。这一可变性解释了，为什么在无重大遗传构成变化的情况下，一个“苗条的”国家（比如19世纪的美国）会在短短几代人的时间里变成了一个“严重超重”的国家。我们的体重并不完全由基因决定。正如体温设定值一样，肥胖设定值也是根据我们的生活条件不断改变的。

2000 年，罗格斯大学肥胖症与糖尿病研究员巴里·莱温（Barry Levin）发表了一篇论文，该论文用大鼠清楚展示了这一影响。[55] 他选
137 取了具有基因多样性的大鼠，分别给它们喂食普通鼠粮和高卡路里的可口美食。吃可口美食的大鼠，有一些的体重和脂肪都增加了，另一些则没有。莱温将长胖了的大鼠挑选出来，继续喂食可口食物，但限制它们的食物摄入量，如此一来，它们的体重和脂肪都减少了。到目前为止的结果都是我们可以预料得到的，但他们接下来有了更为有趣的发现：当他们取消卡路里限制，再度允许大鼠们想吃多少吃多少时，它们不仅恢复了体重逐渐增长的趋势，它们的体重还快速反弹回了限制前的水平，并且继续增长。莱温的研究结果表明，恒脂系统有“想要”让动物维持住的特定体重，它会抗拒任何偏离该体重的变化，而该体重不仅取决于该动物的遗传因素，也取决于其具体的饮食。

莱温团队继续深入研究，他们准备了三种不同的饮食，轮换着喂给三组易胖的大鼠，测试不同食物对它们的影响。[56] 第一种是普通鼠粮，第二种是前一次实验中用过的那种可口食物，第三种是更为可口的奶昔——就像代餐饮料安素（Ensure）① 一样，尤其是巧克力口味的。一如所料，可口的食物会导致大鼠过食、长胖和变重。吃安素的大鼠更是在 10 周内体重增加了差不多一倍——极其惊人。

不过，当莱温团队给大鼠们交换饮食时，他们发现，这三组大鼠的体重设定值似乎都与自己当前的饮食保持了一致，彼此间差异巨大。比如说，当饮食从安素换到普通鼠粮时，它们的食物摄入量会骤减，体重也会快速下降，直到接近那些以鼠粮为食的大鼠的体重。而当后者的饮食从鼠粮换成安素后，它们也开始狼吞虎咽，体重快速增至以

---

① 是的，就是给进食量不足且需要补充营养的老年人喝的那种东西。

安素为食的大鼠的体重。这再次表明，饮食似乎不仅会导致体重增加，还会“主动”改变恒脂系统设定值。莱温将其主因归结为饮食的可口程度。他这么做的部分原因在于，只有巧克力口味的安素会诱使大鼠 138
过食并增重，香草和草莓口味的不会！①

该影响对人类的作用尚未有全面研究，不过，其中一些有趣的线索或许也适用于我们。让我们回到第三章提到的研究中去：那些肥胖志愿者只能通过连接机器的吸管吸食寡淡的流食，虽然没有食量限制，他们的体重还是迅速减轻了。[57]研究人员特地告知他们，这些流食可尽情食用，不过，该饮食一开始，他们的卡路里摄入量就自动地大幅下降了，而这只是因为他们确实不太饿（而苗条者的卡路里摄入量与平常无异，这表明，要维持原有摄入量对人体来说并不是一件难事）。他们的体重快速减少，不过似乎并没有触发饥饿反应。不知怎地，该寡淡饮食令他们的舒适体重值下降了，这表明，与莱温实验中那些改吃鼠粮的大鼠一样，寡淡饮食的低奖赏价值降低了他们的肥胖设定值。

在机器喂食研究结束 5 年后，加拿大拉瓦尔大学生理学研究员米歇尔·卡巴纳克（Michel Cabanac）发表了另一项研究，该研究支持并拓展了上述研究结果。[58]卡巴纳克的团队找来了 2 组志愿者，并为第一组志愿者提供不限量的寡淡流食，连吃 3 周，志愿者们的卡路里摄入量自然而然地减少，3 周内体重减少了接近 7 磅②。他们为第二组志愿者提供限量的正常饮食，确保这些志愿者在同样的时间内减少同样的体重。卡巴纳克发现，份量控制组一如预料，因体重减轻而出现了饥饿反应，但寡淡饮食组并没有。他的研究报告称，寡淡饮食志愿者“自动减少了

① 以免你好奇，特别说明一下，这三种安素在营养方面是完全一样的，只是口味不同。

② 7 磅约合 3.18 公斤。——译者注

摄入量，而且精神一直很好”，而份量控制组“不得不一直极力克制自己的饥饿感，而且整晚梦到的都是食物”。寡淡饮食从未触发饥饿反应。卡巴纳克总结道，饮食可口性会影响人体恒脂系统的设定值。

说回到大脑。我们业已知道下丘脑与腹侧纹状体等奖赏脑区间的连接十分重要，因为饥饿会放大食物奖赏。正如一句古谚所说，“饿了吃什么都香”。不过，对于产生反向作用的那些连接，我们对其背后作用机制的了解就要少得多了：食物奖赏可能对决定食欲和肥胖水平的脑区产生何种影响。

139 **限制奖赏**

高奖赏食物往往会刺激食物摄入量和肥胖水平的增加，而低奖赏食物往往会产生反效果。这透露出了一个你在料理书中鲜少发现的体重管理“秘诀”：吃简单的食物。你鲜少在料理书中发现这一点的原因是，低奖赏食物“名副其实”，不太有刺激食欲的作用。这样的食谱无法令我们兴奋，无法带动料理书的销量。我们想要听到的是，吃着最美味的食物一样可以减肥，减肥产业乐于如此“溺爱”我们。真相是，减肥的方法很多，但原理都是一样的，低奖赏价值的饮食比高奖赏价值的饮食更能有效控制食欲，减轻肥胖。所有减肥饮食的秘诀都是坚持，因为，正如设定值可以降低一样，一旦你恢复减肥前的饮食习惯，它还可以升高。这意味着你需要设计一个可以长期坚持的饮食计划。对大多数人来说，之前提到过的那些“寡淡饮食”都不是可行的长期解决方案，但若将饮食中添加的脂肪、糖和盐的量，以及所含高卡路里、高奖赏食物的量控制在适度范围内，也许就能具备长期可行性了。

不过，由我们所掌握的信息已足够得出某些实际的结论。第一，高卡路里、高奖赏的食物可能会刺激过食和体重增长，而这不仅仅因为它会诱使我们过食，也是因为它可以调高恒脂系统的设定值。这或许能够解释，为什么对人和其他动物来说，经常食用垃圾食品似乎都是一条通往肥胖的快车道。第二，以低奖赏食物为主的饮食不会引发恒脂系统的强烈抵抗，因而可能令减重和维持减重成果更为容易。这或许部分解释了，为什么所有减重饮食似乎都能有一定效果，哪怕它 140
们的原理截然不同，比如低脂饮食法、低碳水饮食法、原始人饮食法（Paleo）和纯素食饮食法。这些饮食法都排除了主要的奖赏因素，因此都能或多或少地降低肥胖设定值。

还有没有别的安抚恒脂系统的方法呢？研究者常常提到，长期来看，越常锻炼的人，体重增长越少。[59]对此，有个看似一目了然的解释：他们燃烧的卡路里更多，因此能保持能量平衡。这个解释或许有一定的正确性，不过，一如巴里·莱温的研究所示，真相可能远没有这么简单。莱温的研究结果证明，不出所料，在提供致胖饮食的同时增加大鼠的锻炼量，可以减缓它们体重增长的速度。[①]不过，莱温的数据也表明，原本就体形匀称的大鼠并不会变得更瘦。与吃同一饮食且久坐不动的大鼠相比，它们的肥胖设定值更低，身体也在主动捍卫该设定值。[60]这其实与对人的研究结果非常一致，同样是过食，体形匀称者更不容易长胖。[61]锻炼似乎有助于恒脂系统在低设定值处感到满足。

不过，有许多人给出大量数据，指出锻炼对人类来说并不是非常有效的减重手段。如果你只是建议志愿者们经常锻炼，便让他们回家，

---

① 指脂肪和糖含量高于正常鼠粮的精制饮食。

大多数人的体重几乎不会有任何减少。[62] 表面上看，这与对啮齿动物的研究形成了鲜明对比。不过，我渐渐相信事情远不止表面看起来那么简单。以人为对象的许多研究都存在一个问题，他们只是给志愿者提供了锻炼的建议，并没有任何强制实施该建议的方法，很多时候甚至没有精确计算志愿者的实际锻炼量。

相比之下，如果我们只看这样的研究，即志愿者必须定期去开展研究的健身房报到，并在监督下锻炼，以确保他们的锻炼符合要求，就能得到截然不同的结果。在这些研究中，志愿者们的减脂效果往往非常显著，而且脂肪的减少量会随着锻炼计划的强度增大、时长延长而增加。[63] 因此，真相似乎是，包括我自己在内的许多研究者都曾一度误判了锻炼的作用：它确实有助于减脂。

不过，该证据也不是表面看起来这么简单。利兹大学心理生物学
141 教授约翰·布伦德尔（John Blundell）的研究证明，锻炼减脂的效果因人而异。之前的观察结果已显示出锻炼的效果因人而异，受此启发，布伦德尔及其同事招募了 35 名超重、肥胖且久坐不动的志愿者，男女皆有，要求他们每周锻炼 5 次，坚持 12 周。[64] 每次锻炼计划消耗 500 大卡，会有研究人员监督。在 12 周结束时，志愿者们的人均减脂量达到 8 磅（约合 3.6 公斤）以上。不过，这一平均值掩盖了某些非常有趣的信息：志愿者们的体重变化范围是从有人减掉了 21 磅（约合 9.5 公斤）到有人增加了 6 磅（约合 2.7 公斤）！公平地说，35 人中只有 1 人长胖，而且我们并不知道实验期间他的生活是否还有其他变化，不过，这也确实证明，即便执行了严格的训练计划也是有可能长胖的。另外还有 2 人的减脂量不足 1 磅（约合 0.5 公斤）——该奖赏与他们所付出的努力相比太微不足道了。

每周多消耗了 2500 大卡还会长胖，这怎么可能呢？这个答案必

然藏在我们第一章提过的能量平衡等式之中。卡路里消耗量增加却还会长胖的唯一原因就是卡路里摄入量增加得更多。这正是布伦德尔团队的观察结果。他们测量了志愿者的卡路里摄入量，发现那些减重效果不如预期的志愿者因为锻炼而无意中增加了卡路里摄入量。这一点并没有多令人惊讶，大多数人可能都有过运动后或整理完庭院后“胃口大开”的感觉。真正令人惊讶的是那些减重一如预期或超过预期的志愿者，锻炼计划令他们的卡路里摄入量减少了。最终，约有半数志愿者因为锻炼而吃得更多了，但另一半并没有。

据推测，这反映了锻炼对恒脂系统的影响，这一点与莱温研究大鼠的发现相符。一方面，锻炼减少了人体的脂肪储备，因此刺激恒脂系统增进了食欲。另一方面，锻炼可能降低了脂肪量过多者的肥胖设定值，因此降低了食欲，加快了脂肪的减少。这些作用力的效果因人而异，而食欲最终的净变化量取决于它们共同作用的结果。因此，尽管锻炼能有助于大量减脂，但它确实对一些人比对另一些人更为管用。

经常被忽略的另一个事实是，减重与减脂不同。当某人想要变瘦 142
时，他的目标往往不是减重，而是减脂。事实证明，锻炼有助于在减重过程中维持肌肉量。锻炼的减重速度缓慢，这一点可能令人沮丧，但它对你镜中身材和健康水平的改善，可能会超出减重数字给人的直观感受。①

最终，证据表明，高强度的体育锻炼很可能具备防止长胖、加速减脂和防止反弹的作用。不过，光有计划不行动是减不了肥的，而且即便你行动了，减脂量的多少还要取决于你大脑对所消耗卡路里的补

---

① 身体活动也有助于改善健康，这与身体成分的变化无关。因此，即便锻炼没有给你带来增肌和减脂的效果，它仍然对你有益。

偿力度，即你的食欲增加了多少。

低碳水饮食是最受欢迎的减重饮食之一，无数研究表明，尽管低碳水饮食并非减脂的灵丹妙药，但从一年左右的效果来看，它确实比传统的低脂饮食加份量控制的方法更为有效。[65] 这一点很重要，因为它扭转了差不多盛行了过去半个世纪的观点：脂肪是容易使人长胖的，减重的最好方式是减少饮食中的脂肪含量。事实上，许多人都称，低碳水饮食帮助他们抑制了胃口和食欲，而研究证实了他们的说法。[66] 当人们开始低碳水饮食后，他们的卡路里摄入量会自然而然地大幅下降——卡路里的减少并非出自他们的刻意控制。[67]

这是为什么呢？你也许已经注意到了，低碳水饮食对身体的影响与肥胖设定值降低后的效果简直一模一样。仔细研究一下低碳水饮食者的饮食就会发现，当他们减少碳水化合物摄入量时，饮食中的蛋白质含量往往更多了。事实证明，作为蛋白质基本成分的氨基酸会直接作用于下丘脑，影响恒脂系统。[68] 尽管大多数直接证据都来自对啮齿类动物的研究，但还有大量的间接证据显示，高蛋白质摄入量有可能降低人类的肥胖设定值。

143 2005 年，华盛顿大学研究员斯科特·魏格尔（Scott Weigle）及其同事的一项研究展示了该影响可以有多么惊人。[69] 该研究的第一步是确定 19 名志愿者平时习惯的卡路里摄入量。接着，研究人员会严格控制他们的饮食，让他们连续 12 周只吃高蛋白质的饮食（蛋白质热量占总卡路里的 30%）。在新饮食的影响下，志愿者们每日摄入的卡路里量自然而然地减少了，人均减少了 441 大卡，体重也减少了将近 11 磅（约合 5 公斤）——而这并非减重研究，没有人要求他们少吃。一如预料，伴随体重减少的还有他们的瘦蛋白水平——不过，饥饿反应似乎未曾出现过。该结果不能归因于碳水化合物摄入量的减少，因为魏格尔团队在增加蛋白质的同时减少的是脂肪而不是碳水化合物的摄入。

另一例证来自马斯特里赫特大学研究员克拉斯·韦斯特特普（Klaas Westerterp）和玛格丽特·韦斯特特普－普朗滕加（Margriet Westerterp–Plantenga）的研究，该研究支持了上述观点：高蛋白质饮食可以减弱饥饿反应，而饥饿反应往往是减重的一大阻碍。他们的研究证明，与通过其他方法减重的人相比，吃高蛋白质饮食减重的人饥饿感更少，而且，饮食中所增加的蛋白质能在很大程度上防止能量消耗的减少（能量消耗减少是节食减肥过程中的常见现象）。[70] 与该发现一致的是，他们还发现，在减少碳水化合物，但不增加蛋白质的情况下，减重效果会逊色于典型的高蛋白、低碳水饮食，这证明碳水化合物的减少并不是低碳水饮食发挥减重作用的关键。[①] [71] 低碳水饮食之所以能有减重效果，可能只因为它是一种简单的方法，能让人们增加蛋白质的摄入，同时减少摄入主要带来食物奖赏的物质。

由伯纳德·莫尔于 1839 年率先发现的恒脂系统是人体关键的无意识调控器，它负责调控我们的食物摄入量和身体肥胖水平，也正是它常常导致我们过食。恒脂系统的存在有助于解释减重为何这么难，以及我们的食欲和腰围为何会受我们所吃食物与生活方式的左右。不过，关于恒脂系统的内部构造，还有许多有待发现。下一章，我们将 144
探究遗传因素对恒脂系统的影响，探究有些人尽情吃却不长胖的原因，以及探究脑干中相关系统对你每餐卡路里摄入量的影响。

---

① 这一点也许不适用于更严格的“生酮”低碳水饮食，该饮食中极低的碳水化合物含量会令人体进入另一种独特的代谢状态。有一些证据表明，该饮食的食欲抑制作用可能与蛋白质的占比高低无关。

7

饥饿神经元

对现代食物环境的反应是因人而异的：
有一些人根本不会过食，大多数人往往会过食和长胖，
少数幸运儿即便暴饮暴食也不会长胖。
这些差异要如何解释呢？

“我是从 1987 年开始在大学里担任研究员的，”肥胖症研究员迈 145
克·施瓦茨回忆起了自己在华盛顿大学进修的时光，说，“我一进来就被灌输了人体中存在肥胖控制系统的观点。”施瓦茨担任研究员时参与了一个不同寻常的研究项目，该项目的负责人是肥胖症与糖尿病研究员丹·波特（Dan Porte）和史蒂夫·伍兹（Steve Woods）。“我所做的研究在当时看来是非主流的。”施瓦茨解释道，“所有人都认为，肥胖这个问题就是吃太多导致的，肥胖者若能控制自己的食量，就不会有这个问题了。”

尽管当时有一些科学家相信肥胖水平是受调控的，但大多数人并不这样认为。施瓦茨刚开始担任研究员时，利贝尔和弗里德曼还没有找到瘦蛋白，研究者们对恒脂系统也知之甚少。施瓦茨的目标是：一，增强人们的意识，让更多人知道肥胖水平是受生理因素调控的；二，最终能找到治疗肥胖的办法。要实现这两个目标，唯一的方法就是了解在其背后发挥作用的大脑系统。施瓦茨及其他许多研究者的研究最终将帮助我们加深对以下问题的了解：大脑如何调控身体肥胖水平，大脑中的恒脂系统如何随肥胖水平的变化而变化，以及为什么有些人格外容易过食和长胖。

在施瓦茨开始研究员工作的 3 年前，另一名研究员萨蒂亚·凯拉 146
（Satya Kalra）发现，若将小分子蛋白质神经肽 Y（neuropeptide Y，简称 NPY）注射进大鼠大脑，会导致大鼠严重过食。[1] 更令人兴奋的是，研究者们发现NPY可由弓状核中的神经元天然生成，而且在禁食后NPY的生成量会增加，这表明该物质可能与饥饿相关（见图34）。[2] 弓状核是下丘脑中一块非常小的区域，靠近VMN饱中枢。施瓦茨、波特和伍兹根据这些研究结果提出假设：NPY可能是帮助大脑调控进食与肥胖水平的物质之一。

当时，施瓦茨的研究重点是胰岛素，这一激素对调控血糖和血脂水平发挥着重要作用。① 一个人若过食且脂肪增加，其血液中的胰岛素水平会升高；若节食且脂肪减少，则其血液中的胰岛素水平会降低。鉴于此，施瓦茨认为，胰岛素水平的变化可能是示意大脑参与肥胖水平调控的信号。他的团队能够证明，给大鼠大脑注射胰岛素会减少其下丘脑中NPY的生成，也会减少食物的摄入量。[5] 这是人们首次绘制出这样的生物路线图，将食物摄入量–血液循环中的某种激素–大脑回路–食物摄入量串联起来。

不过，施瓦茨解释道："我们知道只有胰岛素是不够的。"他们非常了解科尔曼用肥胖小鼠做的异体共生研究，也清楚胰岛素无法解释科尔曼的研究结果。可能另外还有某种更为重要的物质在发挥着作用。

---

① 某些低碳水饮食的支持者称，胰岛素的主要作用是调控脂肪组织中的脂肪储量，吃碳水化合物会令胰岛素水平升高，导致脂肪细胞中的脂肪有进无出，从而致人长胖。该观点简单直接，似乎很有说服力，但却与现代生物学对胰岛素和能量平衡的认知不符。胰岛素确实能调控每餐之间脂肪细胞中脂肪含量的变化，但该功能似乎并不会影响每天结束时人体储存的脂肪总量。肥胖者的胰岛素水平虽然更高于苗条者，但他们脂肪细胞的脂肪释放率也更高，[3] 这表明，无论是胰岛素还是别的什么物质，都没有限制脂肪组织的脂肪释放。如果胰岛素真的会导致体重增加，那么胰岛素水平更高的人理应增重速度更快，但事实往往并非如此。[4] 事实是，肥胖的主控因素并不在脂肪组织这个层面，而是在大脑中，是大脑在控制着脂肪组织的变化。

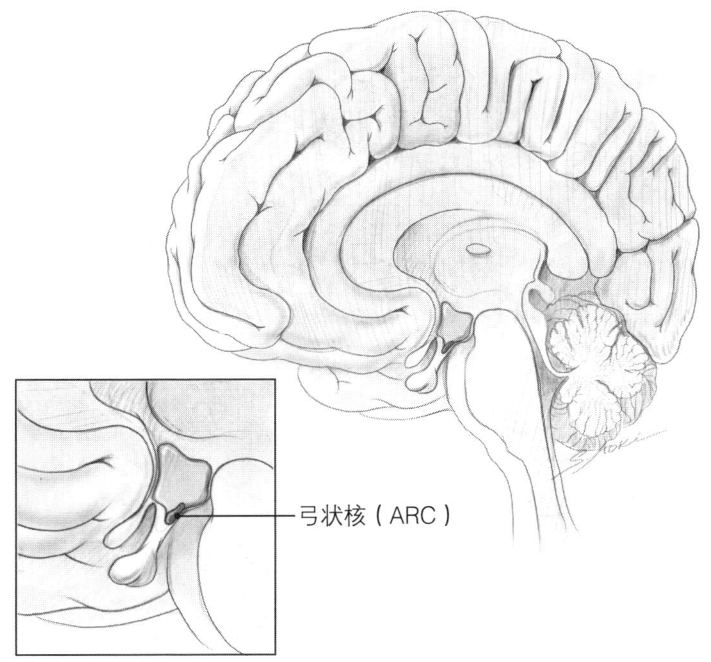

图 34：下丘脑中的弓状核。

当弗里德曼团队将 *ob* 基因的身份发表出来后，施瓦茨、波特、伍兹立刻意识到，瘦蛋白可能就是他们一直在寻找的那缺失的一环。“比较符合逻辑的推测是，瘦蛋白的作用可能与胰岛素类似，”施瓦茨回忆道，“即抑制会刺激进食的神经元。”经历了 4 个月艰苦卓绝的研究，用掉了成千上万的显微镜载玻片，他们终于证实了自己的推测：瘦蛋白确实会降低有饥饿促进作用的 NPY 水平，这一点与预测完全一致。同时他们还证明了瘦蛋白可以通过降低大脑中的 NPY 水平来（部分）抑制食物摄入量。关于认识恒脂系统的工作方式，施瓦茨的研究结果是最早做出的贡献之一。

施瓦茨将自己团队的研究结果提交给了《科学》（*Science*）杂

志——全球最有影响力的科学期刊。“我刚刚当上助理教授，”施瓦茨解释道，“毫无名气，这次机会对我来说十分宝贵。”在提交论文 1 个月后，他收到了《自然》杂志编辑的邮件，邮件的内容他永生难忘：“我们注意到有一篇已被接受待发表的论文，它可能会令你们研究结果的新颖性大打折扣。”施瓦茨被竞争对手抢先了一步，那个竞争团队来
148 自制药公司礼来（Eli Lilly），由马克·海曼（Mark Heiman）带领。[6] 施瓦茨最终在《糖尿病》（*Diabetes*）杂志上发表了自己团队的成果，该期刊也很好，只是没有《科学》的名气那么大。[7] 这一挫折激励了施瓦茨和他的团队。“我们没有灰心丧气，我们知道接下来要做的工作还很多，而且必须要争分夺秒了。最终，我们成了最大的赢家，而这归功于我们知道什么是最紧要的。”

这之后，新的数据如雪片一般涌出，其中有来自施瓦茨、波特、伍兹、伍兹新的博士后研究员兰迪·西利（Randy Seeley）的，也有来自另外数个竞争团队的。就在 NPY 研究发表后不久，施瓦茨又发表了一篇论文，证明下丘脑，尤其是弓状核，含有大量的瘦蛋白受体。[8] 更引人好奇的是，有越来越多证据表明，大脑中还有一类蛋白质发挥着与 NPY 截然相反的作用，它就是黑皮质素（melanocortin）：将黑皮质素注入啮齿动物大脑，能有力抑制它们的食物摄入量。① 与 NPY 一样，黑皮质素也位于弓状核不同的神经元中，POMC 蛋白质是黑皮质素的前体（precursor），因此这些神经元也被命名为 POMC 神经元。施瓦茨的团队证明，黑皮质素水平也受瘦蛋白调控，只是调控的方向与 NPY 正好相反。NPY 和黑皮质素都是瘦蛋白通过大脑调控食物摄入量和肥胖水平的关键细胞通道。[9]

---

① 尤其是一种名为 α－黑素细胞刺激素（α－MSH）的黑皮质素。

这些研究为瘦蛋白如何调控恒脂系统提供了非常符合逻辑的解释：它会关闭刺激进食的神经元，并打开抑制进食的神经元。瘦蛋白水平下降时，大脑会收到暗示，然后重新打开刺激进食的神经元，关闭抑制进食的神经元，增强进食冲动。这种“推拉式”系统很累赘，但又极端稳固，只有破坏信号通道中的主要节点才能干扰该系统的运作。

上一章我们提到过阿尔伯特·赫瑟林顿和斯蒂芬·兰森对大鼠的研究，他们所破坏的大鼠“饱中枢”VMN 就是这样一个主要节点。VMN 内含有可刺激 POMC 神经元的神经元，当 VMN 被破坏，POMC 神经元的活性就会下降，不再抑制食欲。正如赫瑟林顿和兰森所证明的，破坏 VMN 会导致大鼠严重过食并发胖，胖到令人吃惊。
不过，脑损伤并不是破坏信号通道中主要节点的唯一方式，正如前文 149
提到过的，消除瘦蛋白也可以达到一样的效果。

施瓦茨对瘦蛋白基本工作原理的解释经受住了时间的考验，即便我们现在对该系统的工作方式有了深入得多的了解，也没能动摇 NPY 神经元与 POMC 神经元的核心地位。举个例子，弓状核中的 NPY 神经元不仅仅会分泌 NPY，还至少能分泌另外两种可刺激进食的物质。[①]得益于这些食欲刺激物质的协同作用，也得益于它们释放在正确的下游脑区，NPY 神经元成为已知科学中最为强大的进食驱动力。若说存在能催生纯本能饥饿的“饥饿神经元”，那就非 NPY 神经元莫属了。[②]

美国国立卫生研究所珍妮莉亚研究院（Janelia Research Campus）

---

① 第一种是刺鼠相关蛋白（AgRP），可阻止黑皮质素激活 POMC 神经元。第二种是 γ-氨基丁酸（GABA），它是大脑主要的抑制性神经传递素。.

② 研究领域更常将这些神经元称为 *AgRP 神经元*或 *NPY/AgRP 神经元*，因为在弓状核外，有一些不调控肥胖水平的神经元也可以分泌 NPY，但 AgRP 并非如此。为简明起见，我在本书中称其为 NPY 神经元。

的神经科学研究员斯科特·斯特恩森（Scott Sternson）是这一领域的专家。他的团队首次以清醒且行为正常的小鼠为对象，有针对性地刺激其 NPY 神经元。[①][10] 当他们刺激 NPY 神经元时，小鼠进食，而且食量很大。我曾亲自重复该实验，效果非常惊人。只要打开开关，小鼠就会搜刮周围的一切食物，两颊塞得满满的，进食量可高达同样时长内正常进食量的 10 倍。

此外，斯特恩森的研究证明，NPY 神经元驱使小鼠寻找食物的方式就是，让它们不舒服，只有吃到食物才能消除这种不适。[②][11] 同人类一样，小鼠也不喜欢饥饿，也会通过进食来消除饥饿感——在斯特恩森的实验中，是通过直接停止刺激 NPY 神经元来消除小鼠的饥饿感，而消除饥饿感本身对小鼠来说就是奖赏。如果我们将这一点与第三章探讨的内容联系起来，就能清楚看到，进食会以两种不同方式激发我们的行动积极性，而这两种方式还会相互强化：关闭令人不快的饥饿神经元，开启食物奖赏神经元。

150 本书中曾多次提到华盛顿大学的研究员理查德·帕米特，他有一个妙招，几乎可以精准摧毁大脑中任意的神经元群，并确保不损伤附近的神经元。[③] 当他用这一妙招摧毁肥胖小鼠的 NPY 神经元时，肥胖小鼠的食欲正常了，体重减轻了，最终，它们变得与正常小鼠没有什么明显区别了。[12]“主要症状都消除了。”帕米特解释道。这表明，肥

---

① 使用的是第三章提到过的光遗传学技术。

② 我所说的“不舒服”并不是特别准确，因为我们并不知道小鼠的真实“感受”，但我们知道对小鼠来说，饥饿和 NPY/AgRP 神经元活化都属于负强化因素（也就是说，小鼠会学会避开这两种状态）。

③ 首先，他利用基因技术让 NPY（更准确地说，AgRP）神经元表达白喉毒素受体，小鼠天生是没有该受体的。然后再给小鼠注入白喉毒素，令其杀死神经元，但不会损伤其他类型的细胞。

胖动物过食和极端肥胖的主要原因是，瘦蛋白缺乏导致它们的 NPY 神经元失控，一直处于超速运转中。去除 NPY 神经元后，即便体内没有任何瘦蛋白，动物一样可以瘦下来。这就给了我们第二个更为惊人的暗示：饥饿感、对食物的痴迷，以及节食者、饥饿者或天生瘦蛋白缺乏者身上所表现出的许多生理或心理影响，可能都主要是由 NPY 神经元的过度活跃导致的，而该神经元加起来也不过针尖大小。

研究者们对调控食欲和肥胖水平的大脑系统进行了大量研究，数量之大令我难以在本书中全部概述。在该系统中发挥作用的激素和神经元还有很多很多，[13] 但要基本了解恒脂系统的工作方式并不需要对所有细节尽数掌握。将该系统想象成沙漏，NPY 神经元和 POMC 神经元就位于其颈部，即中心狭窄处（见图 35）。在沙漏顶部，携带着身体当前能量状态信息的信号进入了大脑。这些信号包括瘦蛋白、胰岛素等。这些信号主要通过间接途径汇集到了 NPY 神经元和 POMC 神经元处，然后它们会共同决定这两种神经元的活动。

沙漏底部代表 NPY 神经元和 POMC 神经元的输出。这些输出就是大脑用来调控身体能量状态的反应，比如饥饿、食物奖赏、新陈代谢率和身体活动。

就我们现在所知，NPY 神经元和 POMC 神经元是大脑中肥胖水平调控机制输入与输出之间最为重要的汇集点，正因如此，科学界对它们格外关注。许多研究者都致力于破译这些神经元的输入与输出，且正在取得显著进展。这些研究者包括斯特恩森、帕米特和哈佛医学院的神经科学研究员布拉德·洛厄尔（Brad Lowell）。“若能将这些神经元一个个识别出来，并利用该技术绘出其回路图，”施瓦茨说，“那么该研究领域就将迈上更高的台阶。”

151

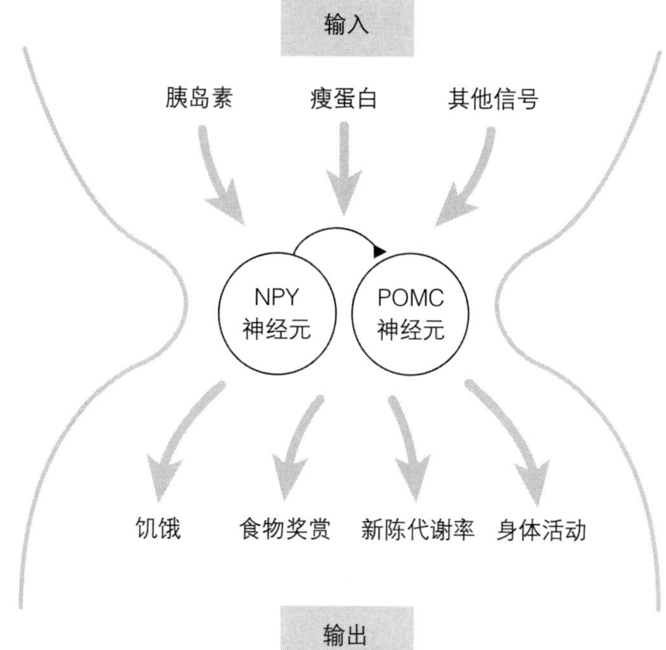

图 35：弓状核中神经元对肥胖水平的调控。顶部，传送至 NPY 神经元和 POMC 神经元的输入。底部，NPY 神经元和 POMC 神经元的输出。如图所示，NPY 神经元会向 POMC 神经元传递信号。当前者被激活，它会无视主要饱足机制的影响，抑制后者。

施瓦茨所指的更高的台阶，我们其实已经通过许多方式迈上去了。我们早已无数次治愈过肥胖症了——在啮齿动物身上。我们现在有能
152 力提取几乎任何物种的基因，随心所欲地操控它们，将它们注入小鼠的基因组，让它们在特定的大脑细胞群中表达，以及用它们来影响食物摄入量、肥胖和许许多多的其他过程。我们可以精确地激活、抑制甚至杀死小鼠大脑中特定的神经元群，像操纵提线木偶一样控制小鼠的食欲和肥胖水平。[14] 现代神经科学的成就在短短几十年前的研究者

们看来，可能就像科幻故事一般。

莫尔、利贝尔、弗里德曼、欧拉伊利、法鲁基及许许多多其他研究者的研究成果告诉我们，人脑中调控进食行为和肥胖水平的回路与啮齿动物的相关回路有许多共同点。假以时日，我们必定能够成功改良上述那些用在啮齿动物身上的技术，令它们适用于我们自己。那现在到底是什么在阻碍我们治愈人类的肥胖症呢？一个词：*伦理*（*ethics*）。尽管从技术上来说，我们已经有能力改造人类的基因，甚至有可能直接操控控制进食行为的人脑回路，但现在这些做法在我们看来是不符合伦理的。理由很多，其中之一就是，我们尚未证明该技术的安全性。

不过，我们能接受用药物控制这些回路的做法，研究人员已开发出许多这样的减重药物。遗憾的是，药是极其钝的工具，非常不善于应对大脑这样复杂的器官。当我们吃药或注射药物时，整个大脑都会受到影响，包括全部的 860 亿个神经元以及它们之间数以亿万计的连接，这些神经元和连接执行着无以计数的特殊任务。[15] 更为严峻的是，大多数调控进食行为和肥胖水平的化学信号会对大脑和身体的其他区域产生其他影响。因此，我们很难在不造成附带损伤的情况下瞄准目标回路进行治疗。这就像是用一把长柄的大锤来钉钉子：你也许时不时能成功一次，但你必然会在板墙上砸出窟窿。正因如此，大多数影响食物摄入量的药物都有令人难以接受的副作用，比如我们之前提过的利莫那班（“逆大麻药”），它就会产生危险的心理作用。目前也有一些减重药物的副作用在我们的可接受范围内，但这类药物数量极少，而且也并不是我们梦寐以求的灵丹妙药。不过，我们一直在寻找，希望能有好运降临，或许终有一天，我们不断丰富的知识会使这样的灵丹妙药成为可能。

施瓦茨认为这时该领域已经实现了自己的目标之一：增强关于能 153
量内稳态的意识。食欲和身体肥胖是由大脑无意识区域以生物手段调控的，对于这一点，众多研究者，甚至医生都几乎不再存疑了。至于第二个目标，施瓦茨希望，随着我们对恒脂系统了解的深入，我们可能很快利用它预防和扭转人类的肥胖。在我看来，这个目标似乎并不遥远，但正如施瓦茨提醒的："在他们发现 NPY 时，我也是这么以为的。"

尽管该研究成果让我们更深入地了解了正常状况下恒脂系统的工作方式，但它没能告诉我们，到底是什么变化令肥胖者的大脑固持着较高水平的肥胖程度，也没有告诉我们，如何能够扭转这些变化。基于此，该领域的研究需要另辟蹊径。

可怕的暗示

巴西坎皮纳斯大学肥胖症研究员里西奥·维略索（Licio Velloso）决心要弄明白肥胖症背后的大脑变化。在 2000 年代初，他决定要摆脱现有观点的束缚，独辟蹊径来研究该问题。[16] 维略索选择了 RNA 微列阵（RNA microarray）技术，该技术可以告诉研究员哪些基因被开启了，哪些被关闭了，以及其开启和关闭到了何种程度。通过对基因表达模式的观察，我们可以深入了解细胞的内在工作方式，并一定程度上了解它们当前正在忙些什么。

维略索想要回答一个简单的问题：当动物变得肥胖时，下丘脑中的细胞都在做些什么？为此，他用 RNA 微列阵技术比较了两种大鼠下丘脑中的基因表达，1 种是瘦鼠，1 种是因饮食肥胖的大鼠。维略索团队分析数据后发现了一个惊人的趋势：肥胖大鼠身上更为活跃的基因中有许多与免疫系统相关，尤其是与*炎症*（*inflammation*）这一类免疫系统的活化相关。正如维略索在其 2005 年的论文中所指出的，

这一点非常合理。之前的研究业已涉及与胰岛素耐受性相关的慢性炎
症。胰岛素耐受性是指，肝脏、肌肉等组织会难以对胰岛素这一血糖
控制激素做出反应，而且研究者已确认胰岛素耐受性会导致糖尿病患 154
病风险上升。由此我们有理由推测，下丘脑炎症可能会引发瘦蛋白耐
受性与胰岛素耐受性，从而提高肥胖设定值，增加肥胖症患病风险。

为了进一步检验这一推测，维略索团队阻断了肥胖大鼠大脑中的一条主要炎症通路（inflammatory pathway）。① 他们推论，如果下丘脑炎症真的会引发肥胖，那么阻断这一通路应该可以减少食物摄入量和减轻体重。这一推论与他们的观察结果完全一致。[17] 自维略索的发现公开后，其他研究者在此基础上继续研究，证实下丘脑炎症会阻断瘦蛋白的信号传输，导致瘦蛋白耐受性的产生，令体重增加。② [18]

不过，在肥胖啮齿动物的下丘脑中，炎症并非唯一出错之处。2012 年，我与同事乔希·塔勒（Josh Thaler）、迈克·施瓦茨共同发表了一项研究，我们进一步观察了肥胖症发展过程中下丘脑细胞层面的变化。③ 我们研究的重点是大脑中的两类细胞：*星形细胞*（*astrocyte*）和*小胶质细胞*（*microglia*）。大脑中的大多数信息处理过程都是由神经元细胞完成，星形细胞和小胶质细胞主要起辅助作用，负责让脆弱的神经元细胞保持兴奋——保护它们远离威胁，帮它们痊愈，给它们能量，为它们收拾残局。④ 大脑受损时，这些细胞会超速运转，体积会

---

① C-Jun 氨基末端激酶。

② 该作用可能主要源自这一过程：炎症会激活名为 SOCS3 的蛋白质，该蛋白质会抑制瘦蛋白受体的活动。[19] 大脑无法产生正常炎症反应，或缺少 SOCS3 的小鼠天生具有肥胖抗性，即致胖饮食不易令其发胖。[20]

③ 当时，我还是施瓦茨实验室的博士后研究员，塔勒是该研究论文的第一作者。

④ 这一说法可能会激怒一些星形细胞研究员，因为在某些情况下，星形细胞似乎确实会参与信息处理过程。不过，神经元才是大脑处理信息的主要细胞，这一点也十分清楚。

增大，数量会增多，以反抗威胁，加速受损处愈合。“一切大脑损伤，”塔勒解释道，“比如创伤、中风、神经退行性疾病，甚至某种程度的感染，都会产生这样的影响。”

在健康的大脑中，星形细胞体积很小，会发出网状的细丝，监控周围的细胞，这些细丝不会与邻近星形细胞的细丝重叠。在受损的大脑中，星形细胞的数量会增多，体积会增大，它们的细丝会扩大，与邻近星形细胞的细丝重叠（见图 36）。小胶质细胞也会出现类似变化。小胶质细胞和星形细胞的活化是大脑受损的普遍标志，且在显微镜下可见，因此，我们决定在肥胖大鼠和小鼠的下丘脑中寻找其活化的痕迹。

155

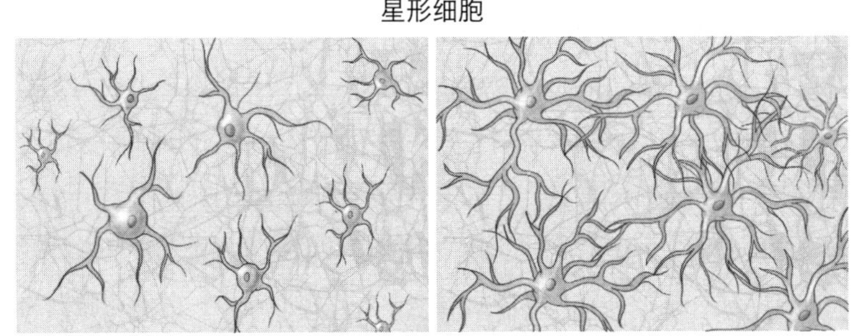

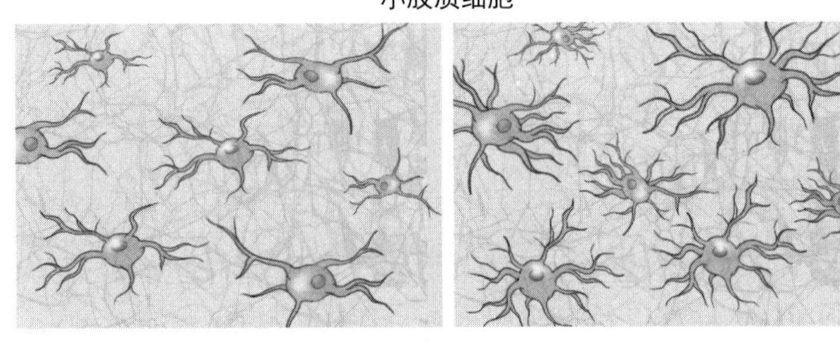

图 36：休眠（左）状态下与活化（右）状态下的星形细胞和小胶质细胞。

我们发现了：肥胖大鼠和小鼠下丘脑中的星形细胞都增大了，它们的细丝密集地纠结在了一起，像一块厚厚的垫子。小胶质细胞也增大并增多了。两种变化都只出现在 NPY 神经元和 POMC 神经元所在区域（弓状核），其他地方都没有。我们的研究结果表明，肥胖啮齿动物有轻微脑损伤，损伤位置正好是调控食物摄入量和肥胖水平的关键区域。不仅如此，当我们给这些动物喂食致胖饮食时，脑受损反应和炎症会出现在肥胖症之前，这表明，脑损伤可能会引发肥胖。[21]

若你是只老鼠，这对你而言可能是很有趣的发现，但它与人类又有什么关系呢？为了研究人类肥胖症患者是否存在下丘脑损伤，我们拜访了一位同事艾伦·舒尔（Ellen Schur），她是华盛顿大学的肥胖症 156
研究员，专精于*磁共振成像*（*magnetic resonance imaging*，*简称 MRI*）技术。该技术让研究人员和医生得以在不损伤活体组织的情况下，观察它们的结构，这有点像能把软组织的状况全面反映出来的 X 光技术。

医生会用到 MRI 技术的情况之一是，过去的伤害，比如中风或物理创伤，导致了脑损伤。这是因为大脑受损后，星形细胞会超速运转，以促进损伤的恢复，并最终形成伤疤，这样的伤疤在受伤很长时间后也能用 MRI 扫描出来。这就像是你受损的皮肤愈合后会留下伤疤一样。

尽管我们并不指望能在肥胖者的下丘脑中发现类似中风那种程度的变化，但我们认为，即便是不太起眼的结疤过程——类似我们在大鼠和小鼠大脑中的发现，也是值得我们去寻找的。我们也确实发现了与预期一样的结果。舒尔的分析证明，我们在某人下丘脑中发现的损伤痕迹越多，其未来肥胖的可能性就越大。[22] 此外，同样的状况也会出现在下丘脑中 NPY 神经元和 POMC 神经元所在的区域。“最可怕的暗示，”舒尔解释道，“就是，我们所吃的食物可能会令大脑受损，受损的还是负责调控我们体重、食欲、血糖以及一定程度调控我们生殖健康的区域。”① 埃莉萨·莫泽下丘脑中的肿瘤导致她患上了肥胖症，而即便是更轻微的脑损伤也会产生与该肿瘤一样的效果：令我们的腰围不断增大。

现在是时候面对现实了：我们知道这些变化不是肥胖导致的结果，也并非仅仅是被动地与长胖过程相关，但是我们并不知道它们在肥胖的形成过程中到底发挥了多大的作用。要弄清楚这一问题，我们必须做更多的研究。不过，我们现在可以得出的结论是，肥胖者的下丘脑是“受害者”，该伤害很可能（至少部分）是由我们吃进去的不健康
157 食物导致的。为应对这一伤害，下丘脑会激活大量的细胞应激反应通路，其中一些可能会抑制瘦蛋白信号的传输，令人更易发胖。② 这可能是与设定值变动过程同时发生的，我们在上一章提到过，食物奖赏和蛋白质摄入量都会改变人体的肥胖设定值。

脑损伤（*brain damage*）是个令人望而生畏的术语，它可能会让想要减重者的处境看似毫无希望。不过，我们的研究还显示，该过程是可逆的——至少在小鼠身上是这样的。[25] 当我们将小鼠的致胖饮食换回绝对健康的饮食后，即便没有限制它们的卡路里摄入量，它们还是瘦了，多余的脂肪没有了，星形细胞和小胶质细胞都恢复了正常。哪怕是那些肥胖已久的小鼠也是如此。不过，我们还不知道人是否也

---

① 生殖、血糖调控都与大脑中的能量内稳态密切相关。当一个人（尤其是女性）能量不足时，大脑就会关闭其性欲和生殖功能。能量内稳态与血糖调控之间的关系可能是肥胖与糖尿病常常同时发生的主要原因。

② 内质网应激（endoplasmic reticulum stress）是与此有关的另一个应激反应通路。[23] 与此同时，下丘脑中的细胞更新，以及脑干细胞持续为下丘脑补充细胞的功能都会发生变化。[24]

会如此，但我们有理由对此怀抱希望。

在我们用来养胖实验性啮齿动物的饮食中，真正致胖的因素是什么？这些饮食是如何损伤下丘脑的？这些饮食与现代富人的饮食有许多相似之处：都是精制食材制成；都富含卡路里；（对啮齿动物来说）都有很高的奖赏价值；都富含脂肪，常常也富含糖。我和施瓦茨的研究用的都是一种浅蓝色的丸状饲料，它的口感就像涂满油脂的曲奇饼面团。[①] 与非精制的正常低脂食物相比，啮齿动物更偏好这种饲料，如果无限量供应这种饲料，在头一周左右的时间里，它们都会狼吞虎咽。

许多研究者都在研究这种食物引发下丘脑中变化和引发肥胖的机制，并尝试缩小该机制的范围。他们提出了许许多多的假说，不同的假说都有数量不等的证据予以支持。一些研究者认为，低纤维含量的饮食会引发炎症和肥胖，因为纤维含量低会对肠道菌群产生不利影响。[26] 另一些研究者提出，饱和脂肪才是罪魁祸首，橄榄油等不饱和脂肪就不易致人发胖。[27] 还有一些研究者认为，过食本身的不良影响可能会损伤下丘脑，并令肥胖设定值逐步升高。这些不良影响包括血流和细胞中的脂肪和糖过多而引发的炎症。最终，可能是这些机制共同发挥作 158
用导致肥胖加剧。个中细节我们并非全都知道，但我们确知一点，对于包括人类在内的许多物种来说，越是容易获得精制的、高卡路里的、高奖赏价值的食物，就越容易长胖，越容易在恒脂系统内催生不易察觉的变化。对于附带各种各样感官诱惑的饮食，则尤为如此，比如我们在第一章提到过的极易致胖的“自助餐饮食法”饮食。

我个人的观点是，过食本身很可能在肥胖设定值提高的过程中发

---

① 研究用高脂饲料 D12492。

挥了重要作用。换言之，反复的过食不仅会令我们变胖，还会令我们的身体想要维持住胖的状态。这与我们在美国观察到的一个简单现象一致：大多数美国人每年新增的体重都来自感恩节到新年之间的那6周，这为期6周的假期就是各种美食的盛宴。假期结束后，这些新增的体重仍然会牢牢跟着我们。[28] 感恩节晚餐诠释了什么是过食，平安夜、圣诞节和新年前夕的大餐也不比它逊色多少。在这整整6周的时间里，家人和朋友都会出于好意，给我们提供大量的曲奇饼干、馅饼和其他诱人的高卡路里美食，这些食物往往会在厨房里摆得到处都是，就等着我们去吃。

这场假期盛宴中的食物既数目繁多又美味可口，令易发胖体质者的肥胖设定值每年都会升高那么一点点，随之而来的就是脂肪的逐渐累积，不知不觉中，我们便累积了大量脂肪，而我们的身体也会主动捍卫这些多余的脂肪。不过，除开这段时期，我们的体重仍有持续增长的趋势，只是增长速率更慢，这表明，假期外的间歇性过食很可能也会导致肥胖。

这是怎么回事呢？我们现在还不能完全确定，但包括杰夫·弗里德曼在内的研究者们给出了一个可能的解释：过量的瘦蛋白本身可能会导致瘦蛋白耐受性的产生。[29] 为了让你了解个中原理，我需要再多提供一点信息：瘦蛋白不仅与体脂水平相关，也会对卡路里摄入量的短期变化做出反应。[30] 因此，如果你连着几天过食，即便你的肥胖程度几乎没变，你的瘦蛋白水平也会剧增。为了让你了解这与瘦蛋白耐受性的产生有何关系，我们来做个类比。想象你听到了特别吵闹的音乐声，起初，那声音如同雷鸣一般，最终，因为你的听力受损，音量听上去像是下降了。类似地，当我们一连好几天吃得过多，瘦蛋白水平会急剧上升，
159 我们大脑回路对瘦蛋白的反应可能会因此而开始变得迟钝。不过，鲁

迪·利贝尔团队也证明，只是瘦蛋白水平高是不够的，要想令恒脂系统的设定值升高似乎必须给下丘脑再来一“击”。[31] 这第二击可能是我们与其他研究者都曾在肥胖的啮齿动物和人身上发现过的脑损伤过程。

我先将迄今为止提到过的内容概括一下。我们过食的原因是，我们周遭满是诱人的高卡路里食物，这些食物都非常“划算”。这些食物的高奖赏价值会令恒脂系统的设定值升高，虽然有可能是暂时性的，但这仍会进一步加剧过食行为。与此同时，过食本身会令瘦蛋白水平飙升并损伤下丘脑，不过个中机制我们尚未确定（有可能与饮食的质量和数量有关）。这两击同时发生会使得下丘脑丧失对瘦蛋白的敏感性，这意味着，要抵御会驱使我们过食的饥饿反应就必须有更多的瘦蛋白，因此也必须有更多的体脂。由此引起的设定值上升将会是永久性的，或者至少是难以逆转的。你舒适体重的下限会悄无声息地缓慢上升。

要明确的是，这还只是工作假说（working hypothesis）①，在用作可靠依据前还需要进一步的检验。对于肥胖是如何发展和维持的，我们还不完全了解，但每一年的研究都会让我们离那个答案更近一步。

过食的高效管理

该研究的一个实用暗示是，如果你想要长期控制自己的体重，最有效的做法就是将重点放在那6周的假期盛宴上。大多数人的一生都伴随着势不可挡的肥胖上升曲线，而一些避免假期过食的策略，比如把厨房里的假期零食清理掉，将传统料理烹饪得更清淡些，也许能高效地帮助我们抑制该曲线的上升。

---

① 工作假说是指根据已知科学事实和理论，对所研究对象及其规律性所做的推测性说明和假定性理论解释。——译者注

饥饿的大脑

160 现在是下午 4 点，我早餐后再没有进食。我刚骑了 1 个多小时的自行车来到西雅图的华盛顿大学。我走进健康科学大楼（Health Sciences Building）迷宫一般的地下室，躺在里面的一台 MRI 仪中，看着垃圾食品的图片，这感觉真是太不真实了。这是一台飞利浦 Achieva 3.0T 磁共振成像仪，就像一个站立的白色巨型甜甜圈。我的头就搁在这个甜甜圈中心的洞里，被一顶充气式帽子固定着。MRI 仪会发出震耳欲聋的噪声，因此，为保护听力，我戴着耳塞。我努力保持着静止。

研究者和医生会用 MRI 观察大脑的结构性特征，也会用它来探测大脑的活动情况。① 这项技术叫*功能 MRI*，或简称 fMRI。我的同事艾伦·舒尔及其团队正在用 fMRI 研究控制饥饿和饱足的脑区，这些脑区会通过控制饥饿和饱足来影响我们的进食量。

在该实验中，我会看到三类图像：1）高卡路里的奖赏食物，比如油酥点心、比萨饼和薯片；2）低卡路里的健康食物，比如草莓、芹菜和苹果；3）非食物类物品，比如鞋和车。当我看这些图片时，MRI 仪会通过磁场检测我的大脑活动，该磁场强度是普通冰箱磁场的 600 倍。通过比较我大脑对这三类图片的反应，我们可以看到它们分别激活了哪些脑区。

第二周，我去舒尔办公室看 MRI 图像。舒尔和科研人员苏珊·梅尔霍恩（Susan Melhorn）在电脑显示器上调出了这些图像。在第一个图像中，她们对比了我的大脑对高卡路里食物与非食物物品图片的不

---

① fMRI 探测的是血氧变化，该变化能够表示出其所在区域的神经元活动。

同反应。这能帮助我们排除掉看到任何物品都会出现的大脑活动，从而将注意力放在与高卡路里食物有关的大脑变化。

“你的反应很典型。”舒尔指出。她先指向了我的 VTA。回忆一下第二章和第三章的内容，该脑区负责向腹侧纹状体输送多巴胺。VTA和腹侧纹状体对动机和强化至关重要，以新鲜出炉的布朗尼蛋糕为例，161
我们只是闻到它的气味就会产生食欲。“我的 VTA 被激活了！”我情不自禁地大叫道。我的 VTA 区域出现了一个鲜艳明亮的色团，这表明在看到高卡路里食物图片时，我大脑中的多巴胺系统非常兴奋。该图像的黑白版见图 37 的左上角。

接下来，我们看向了我的腹侧纹状体，该区域会收到来自 VTA 的信号，因此也应该会被激活。这里的色团更大，见图 37 的右上角。“这可真大啊！”舒尔说。

“这是我见过色团最大的腹侧纹状体反应了。”梅尔霍恩补充道。

她们解释道，没吃午餐、骑车来医疗中心，这些令我出现了比普通受试者更为巨大的能量赤字，因此也就令大脑产生了更为强烈的食物动机。

我们检查的下一个脑区是我的 OFC，该区域负责在决策过程中计算经济价值。在这幅图上，该区域的部分位置也出现了色团（见图 37 右上角）。“你需要做决策。”舒尔解释道，“然后激活能实现该决策的行动，最终取得你想要的食物。”

舒尔检查的第四个脑区是我的岛叶皮质（insular cortex），该脑区负责处理味觉信息。这里也出现了色团，这一点令我十分困惑：我并没有尝到那个食物啊。舒尔指出，只是看着食物常常也会激活岛叶皮质，这与光是想到运动就会激活我们的运动皮质类似。“我们想到运动时所用的神经元，与我们实际运动时所用的神经元，有一些是相同的。”舒尔解释道。显然，大脑已经经历了吃的相关动作——彩排了我将比萨饼塞进嘴里这样美妙的时刻（可怜了我的岛叶皮质，经历了长时间的煎熬，但这样的美妙时刻并没有真的发生）。

诊断结果很清晰：我饥饿的大脑想要食物，想要很多。低卡路里的食物满足不了它，在我看水果和蔬菜时，大脑中几乎不存在活化反应模式（见图 37 下面两幅图）。“当我们饥饿时，”舒尔解释道，“我们的身体不会想要健康食物。”相反，强大的直觉脑区会被眼前唾手可得的高密度卡路里所吸引。“这正是我们所有人都逃不开的挑战。”

162

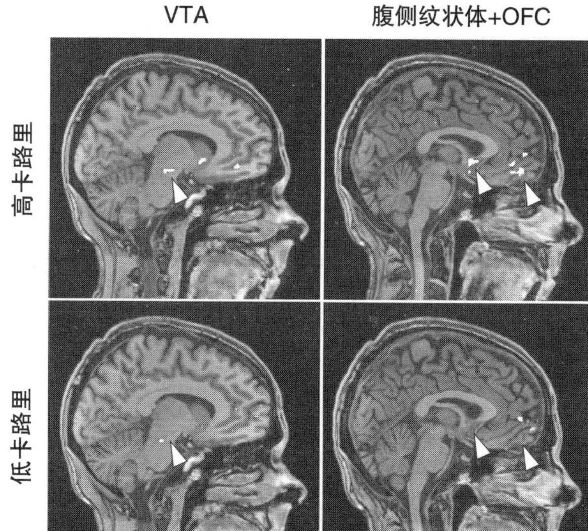

图 37：作者大脑对高卡路里食物图片与低卡路里食物图片的反应，叠加在作者大脑的静态图像上。白色区域表示活化状态；箭头指向的是 VTA（左列）、腹侧纹状体和 OFC（右列）。请注意，大脑对高卡路里食物图片的反应更为活跃。大脑对食物与非食物图片的反应会有一些相同之处，上图中所有图像均去除了这些相同反应，即为凸显目标区域而遮盖了不相关脑区的反应。特别感谢艾伦·A. 舒尔、苏珊·J. 梅尔霍恩、玛丽·K. 阿斯克伦（Mary K. Askren），以及华盛顿大学影像诊断科学中心（Diagnostic Imaging Sciences Center）。

我的 fMRI 结果与舒尔的研究结果一致。人们饥饿时，大脑对富
含卡路里的食物反应强烈。① 不过，在进食后，大脑对食物信号的反
应就会减弱。[32] 舒尔解释道："用餐结束时，你的实际感受是，那些食 163
物看上去再也不诱人了。它们尝起来再没有过去那般美味了；你看着
自己的餐盘，说：'啊，我吃够了，不想要了。'"用餐过程中，大脑中
的某个区域会接收到相关信息，知道你吃了什么，并关闭会让我们想
要更多食物的回路。这是怎么一回事呢？我们可以探究清楚，并借此
来抑制自己过食的倾向吗？

真正的饱中枢请站出来好吗？

宾夕法尼亚大学神经科学家哈维·格里尔（Harvey Grill）研究的是脑干，这是非常复杂的一个脑区，是大脑与脊髓的连接处。从进化的角度来看，脑干是大脑中最古老的区域，它管控的往往是我们根深蒂固的本能与无意识的功能，比如消化、呼吸和基本运动模式（见图 38）。根据格里尔过去 40 年的研究，脑干也是大脑中管控饱足的最重要区域。

"1974 年，我成为洛克菲勒研究所的博士后研究员，与拉尔夫·诺格伦（Ralph Norgren）共事。"格里尔解释道，"当时，我们完全没有数据基础，有的只有一个想法。"当时盛行的观点是，下丘脑是大脑中唯一一个调控食物摄入量的区域。不过格里尔和诺格伦知道，脑干

① 你也许会好奇：如果下丘脑也参与了能量平衡，那它为什么没有被突出？我们确实观察到了我下丘脑中的信号，但因 fMRI 相关技术原因，很难对其进行解释。其中部分原因在于，下丘脑、脑干等能量内稳态的中枢都是由一个个术业有专攻的小型神经核汇集而成，内含许多功能不同的细胞，fMRI 的分辨率还无法帮我们厘清这一复杂性。

也会接收到大量来自肠道和口腔的信号，这些信号都与进食相关。另外，脑干也会发出调控咀嚼等进食相关行为的信号。“问题是，”格里尔回忆道，“它们彼此关联到了何种程度？”

格里尔用一年时间完善了一项技术，该技术可通过手术手段令大鼠大脑中除脑干及脑干附近结构外的一切失去活性。这些“去脑”大鼠大脑中的大多数回路都无法使用，包括下丘脑。令人惊讶的是，当格里尔的团队将食物放到它们嘴前时，它们还是会正常地咀嚼和吞咽。更令人惊讶的是，当持续为它们提供食物时，去脑大鼠一餐的进食量与脑完好大鼠的进食量完全一致，超过这一数量的食物会被它们立刻拒绝。[33]“它们可以进食！”格里尔激动地说，至今仍对自己 40 年前的重要发现感到兴奋。

164

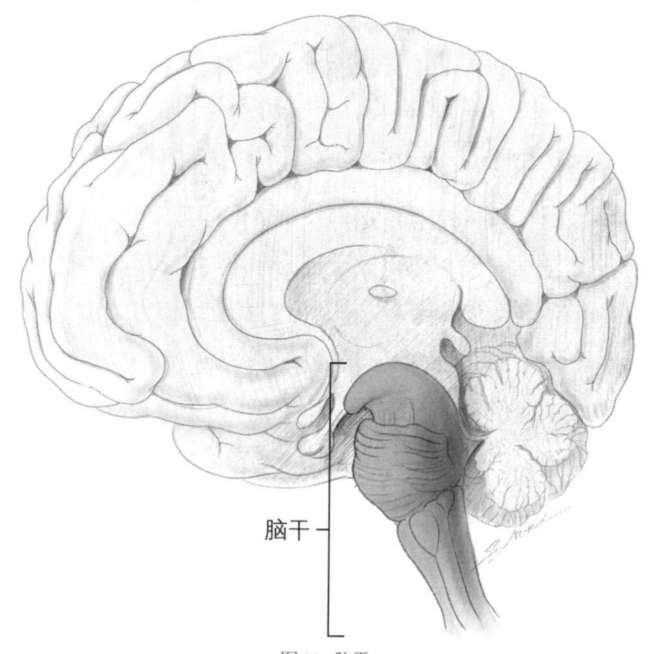

图 38：脑干

它们与正常大鼠的相似性并没有到此为止。去脑大鼠对许多不同饱足相关信号的反应方式都与正常大鼠一模一样：如果格里尔团队事先给它们喂了“零食”，它们这一餐的食量就会减少，这是因为，在我们进食时，肠道通常都会产生饱足激素，而去脑大鼠可以对该饱足激素做出反应。[34] 这确凿无疑地证明了，脑干可以凭一己之力监控肠道行为，产生饱足反应，令进食停止。①

得益于格里尔及其他许多研究者的研究，如今，我们已经对该过程有了非常清晰的了解。进食时，食物会进入你的胃，将其撑大。在将该食物部分消化后，胃会将其一点点释放入小肠。肠黏膜中有专门的细胞负责探测该食物中的营养物质含量，比如碳水化合物、脂肪和蛋白质的含量。这些“撑大”信号和营养信号都会被传送至大脑，传送过程主要依靠迷走神经（vagus nerve），该神经在肠胃 - 大脑双向交流过程中发挥着主要作用（见图 39）。与此同时，输送进来的营养物质会令肠道和胰腺释放大量激素，这些激素要么激活迷走神经，要么直接作用于大脑。[35]

这些信号携带着你刚吃下食物的数量和质量信息，汇集于*孤束核*（*nucleus tractus solitarius*，*简称 NTS*），该脑区是迷走神经和脑干的连接点。NTS 将消化道传送来的各种信号整合在一起，产生与你所吃食物相应的饱足水平。[36] 这些复杂的计算是无意识过程，你的有意识大脑唯一能接收到的信息就是你是否吃饱了。

---

① 在科学文献中，*饱足感*（*satiation*）指会令进食终止的饱腹感，而*饱足*（*satiety*）指的是用餐后的状态，这种状态会降低你再次进食的可能性。它们都是低进食动机的特征，都是相似机制作用的结果，因此，我不会在正文中对它们进行区分，以免将问题复杂化。我会用“饱足”这个术语来表示饱腹感，以及对食物失去兴趣的状态，无论它是发生在用餐过程中，还是用餐结束后。该术语在口语中也是如此使用的。

165

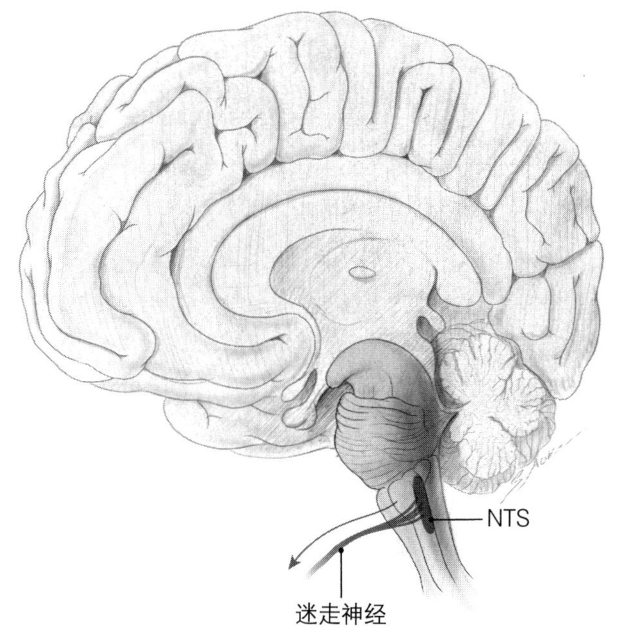

图 39：孤束核和迷走神经。

尽管有部分下丘脑区域一度被称为饱中枢，瘦蛋白也曾被认为是饱足因子，但现在我们认为，脑干才是直接调控餐到餐之间饱足的
166 主要脑区，瘦蛋白和下丘脑主要调控长期的能量平衡和肥胖水平。格里尔的研究显示，尽管去脑大鼠进食量正常，但与正常大鼠不同的是，若这一顿没吃饱，它们无法通过增加下一顿的食量来补足这一顿的不足。[37] 换言之，它们的饱足系统没有任何问题，但恒脂系统失效了，这再次证明，恒脂系统是受下丘脑控制的。更准确地说，下丘脑应该叫*肥胖中枢*（*adiposity center*），瘦蛋白应该叫*肥胖因子*（*adiposity factor*）。不过，这种区分并非绝对：格里尔的研究显示，脑干也会参与调控肥胖水平，而下丘脑也有可能影响餐到餐之间的食物摄入量。[38]

有时，食物相关信息必须送达行为选择回路才能让大脑知晓是否该进食了。无论是下丘脑还是脑干，它们与基底神经节及其相关结构间都有着众多连接，只是我们至今都没完全弄清楚这些连接是如何影响食物相关决策的。帕米特和洛厄尔的研究正逐渐指向脑干中的一块很小的区域——臂旁核（parabrachial nucleus），该区域会（直接和间接地）接收来自 NPY 神经元、POMC 神经元和 NTS 神经元的信号。[39] 臂旁核最终可能会与行为选择回路相连，成为饥饿和饱足的主调控器——但这一点还有待验证。①

三餐进食量最终会对你的总卡路里摄入量，以及你体重的长期变化趋势产生重大影响。而脑干对你三餐进食量会有一定的决定作用，它会在你用餐时产生饱足，最终令你丧失食欲。我们知道，下丘脑主要是通过改变食物摄入量来影响肥胖水平的，但具体是如何实现的呢？下丘脑会根据肥胖水平的长期变化来影响脑干的饱足回路。[40] 换言之，如果你正在节食，且已经减掉了一些脂肪，下丘脑就会提高你产生相同饱足感所需的食物量，该食物量会大于你减肥前的水平。也就是说，你的大脑会抑制饱足感的产生，只有当你的卡路里 167
摄入量足以令你恢复到减肥前的水平时，你才会感到饱足。正因如此，节食减肥者的食欲才往往像个无底洞一般，好像永远吃不饱一样。相反，如果你过食了，长胖了，你的大脑就会增强饱足感，暂时减少你每一餐的食量。我们认为下丘脑和脑干就是这样协作调控我们的食欲和肥胖的水平。

---

① 臂旁核会发出纤维与丘脑板内核连接，后者是面向大脑该区域基底神经节的输入核。这表明它可能是个选项生成器。或者，它可能会向 OFC 和腹内侧前额叶皮质发送信息，通过向经济决策回路输送当前能量状态信息的方式来影响行为选择。

既然下丘脑会影响脑干的饱足回路，那么瘦蛋白系统的任何损伤都应该会令饱足所需的食物量增加。这与研究者们在肥胖者身上的发现一致：他们的大脑产生了瘦蛋白耐受性。[41] 瘦蛋白会抑制大脑对食物信号的反应，而瘦蛋白在肥胖者体内的抑制作用不如在苗条者体内的那么强。在肥胖者大脑中，负责管控饥饿和动机的区域会持续兴奋，驱使肥胖者过食。这看上去似乎非常糟糕，但我们有办法减轻该影响。

肠胃 – 大脑交流系统管控饱足，会将每一餐的卡路里价值信息传送至大脑，但该系统并不完美。换言之，即便卡路里含量相同，有些食物也会比另一些食物更能给人饱足感。正因如此，我们可以探究该饱足系统的这些奇怪之处，以帮助我们自然地、舒适地减少（或增加）卡路里摄入量。

1995 年，苏珊娜 · 霍尔特（Susanna Holt）及其同事发表了一篇开创性的论文，深入剖析了我们可以如何利用食物来“欺骗”大脑，如何用更少的卡路里让其产生饱足感。[42] 具体方法其实非常简单。霍尔特及其团队招募了一些志愿者，为他们提供 38 种常见食物，每一份的卡路里是 240 大卡，这些食物有面包、燕麦粥、牛肉、花生、糖果、葡萄等。在 2 个小时内，志愿者们要每隔 15 分钟记录一下自己的饱足感。霍尔特团队利用得到的数据计算了每一种食物的“饱足指数”——代表每卡路里该食物带来的饱足感。接着，他们对这些数据进行了整体性分析，以确定食物的哪种属性与饱足的关联性最大。

一如预期，相较于其他食物，白面包的饱足指数低，也就是说，每单位卡路里白面包可产生的饱足感微乎其微。相对而言，全麦面包的饱足指数就要高得多。在受试的所有食物中，饱足指数最低的是蛋糕、羊角面包、甜甜圈等富含卡路里的烘焙食品。水果、肉和豆荚的饱足指数往往较高。普通土豆的饱足指数高到爆表，远比其他任何食物更能给人饱足感。霍尔特及其同事指出，“在所有受试食物中，简 168
单的‘天然’食物饱足感最强，比如水果、土豆、牛排和鱼”。

霍尔特的团队发现，每种食物的饱足能力强弱主要取决于食物的几种简单属性。第一个是卡路里密度；换言之就是每卡路里食物的体积。[①] 以燕麦粥为例，它主要由水分构成，因此与营养成分相似但几乎不含水的薄脆饼干相比，它的卡路里密度就要低得多。食品的卡路里密度越低，其每单位卡路里所能产生的饱足感就越强——该关系是极其稳固的。这很合理，毕竟胃胀是 NTS 调控饱足时所主要监测的信号之一。你胃中的食物体积越大，你的饱足感就会越强，即便其所含卡路里并没有增加。不过，这是有限度的，你对大脑的欺骗只能到该限度为止。哪怕塞了满满一肚子生菜，也是骗不过大脑的。

第二个食物属性与卡路里密度同等重要，就是我们此前业已遇到过的：可口度。食物越可口，饱足感就越弱。这也很合理。可口的都是那些会被大脑直觉视为高价值的食物，而大脑非常善于为它们的摄入大开绿灯。我们甚至知道这一过程是怎么发生的。下丘脑内有一个区域叫外侧下丘脑（lateral hypothalamus，简称 LH），它是能量平衡功能与食物奖赏功能间的连接点（但并不仅如此）。研究者们很久以前就知道，刺激 LH 能够令动物暴饮暴食，破坏 LH 则能使动物变瘦。事实证明，可口食物会刺激 LH 中的神经元。[43] 此外，LH 还会发出纤维，直接与脑干的 NTS 相连，从而抑制 NTS 中可产生饱足感的神经元——

① 严格意义上说，卡路里密度通常指每卡路里食物的质量而非体积，但体积更容易被直观地感知到，而且，胃衡量的是体积而非质量。

因此，我们可以比较合理地推测，吃可口食物可能会抑制 NTS 中那些能产生饱足感的神经元。[44] 这或许可以部分解释，为什么面对非常可口的食物，我们很容易过食，面对甜点，我们往往会像变魔术一般突然长出“第二个胃”。坚持吃简单食物有助于在不产生饥饿感的同时抑制我们的卡路里摄入。

根据霍尔特及其同事的发现，第三个最有影响力的食物属性是食
169 物中的脂肪含量。脂肪含量越多，每卡路里该食物带来的饱足感就越弱。人们常常觉得这与自己的直觉不符，因为他们在吃高脂食物时极容易饱。理解这一点的关键在于，记住我们探讨的是每单位卡路里的饱足感。若吃下一整块黄油，你也许是觉得饱了，但摄入的卡路里也会超过 800 大卡，相当于吃下了两个半大个的烤土豆。像黄油、食用油这种单独分离出来的脂肪是迄今为止人类饮食中卡路里密度最大的，其中的大部分原因在于，每克脂肪含有 9 大卡能量，而每克碳水化合物和每克蛋白质只含有 4 大卡能量。单独分离的脂肪也能提升食物的可口度。因此，给食物添加脂肪是增加卡路里摄入量的有效方式，这样做并不会令饱足感增加多少；同理，减少脂肪添加会有助于在不牺牲饱足感的情况下减少卡路里的摄入量。

话虽如此，一般来说，你若想要控制自己的卡路里摄入量，脂肪并不是必须要避开的。研究发现，脂肪令我们多吃的确切原因在于它的高卡路里密度与高可口度。若是卡路里密度不高或可口度不高的高脂食物，它们每卡路里所能产生的饱足水平与高碳水化合物食物是一样的。[45] 这意味着，如果我们所吃的脂肪源自肉、鱼、蛋、乳制品、坚果、鳄梨等非精制的高饱足感食物，那么高脂肪摄入量与自然减肥饮食模式就是可以共存的。尽管这些食物的脂肪含量高，但它们与薯片、曲奇饼干这类高脂食物不同，并非高卡路里密度与极高可口度这

样致命的组合。

霍尔特团队发现的第四个至关重要的食物属性是纤维。食物所含纤维越多，饱足感就越强。这也就解释了为什么全麦面包与白面包的卡路里密度差不多，但产生的饱足感却更强。

最后一个重要的食物属性是蛋白质含量，它也是饱足感的主要贡献者。大量研究也已证明，每单位卡路里蛋白质比每单位卡路里的碳水化合物和脂肪更能带来饱足感。[46] 小肠黏膜与胰腺都能够探测膳食的蛋白质，并将该信号发送给 NTS。[47] 蛋白质信号对饱足感的影响似乎非常大，个中原因尚不完全清楚。再加上上一章探讨过的蛋白质对恒脂系统的作用，也许就能解释为什么高蛋白质饮食会有助于少吃和减脂，且不产生饥饿感了。

霍尔特的研究结果对解释如下问题帮助很大：为什么自助餐饮食
法会令大鼠和人类大量过食？为什么日常生活中我们明明不想过食却 170
还是会吃得过多？大脑中负责调控饱足的无意识区域，包括 NTS，会对特定的食物属性做出反应，比如食物体积、蛋白质、纤维和可口度。同样的食物属性，许多现代加工食品对饱足回路产生的刺激作用弱于传统天然食品。比萨饼、冰激凌、蛋糕、汽水、薯片等加工食品无疑都是多种低饱足属性的结合体。大多数人都将饱足感作为停止进食的信号，因此，这些食物会导致我们的卡路里摄入量超过所需——但因为我们用餐完毕时的饱足感和平时无异，我们甚至察觉不到自己过食了。

在许多不同文化中，它们的传统饮食往往有着和上述加工食品相反的食物属性：卡路里密度较低、可口度较低、纤维含量较高（尽管不一定有较高的蛋白质含量）。不过，与现代垃圾食品形成最鲜明对比的还是原始人饮食法，它的灵感源自我们以狩猎采集为生的祖先。该饮食法以天然食物为主，结合了多种有饱足感的食物属性，包括高蛋白、高纤维、低卡路里密度和适中的可口度。与大多数人都十分熟悉的原始人漫画形象不同，原始人饮食并非全肉类饮食（很抱歉，狩猎采集者不吃培根），碳水化合物含量也不一定低，其中还有大量的天然的植物性食物。研究证实，这种饮食非常易产生饱足感，而且能自然而然地令你减少卡路里摄入量。[48] 在临床实验中，无论是用于减重，还是改善新陈代谢，原始人饮食法的效果往往都好于传统饮食，这也就解释了该饮食法为何如此受欢迎。[49]

霍尔特及其同事在他们论文的末尾为我们总结道："因此，这些结果表明，以高可口度、低纤维方便食品为主的'现代'西方饮食，其饱足感很可能远低于过去的饮食，或者欠发达国家的饮食。"幸好，霍尔特的研究结果也为我们提供了应对的思路。

不过，对现代食物环境的反应是因人而异的：有一些人根本不会过食，大多数人往往会过食和长胖，少数幸运儿即便暴饮暴食也不会长胖。这些差异要如何解释呢？

171 **饱足饮食**

如果你的目标是既不会饿，又能减少卡路里摄入量，那么高饱足感食物能帮到你。这些食物兼具低卡路里密度、适中的可口度、高蛋白质和（或）高纤维，比如豆荚、兵豆、新鲜水果、蔬菜、土豆、红薯、鲜肉、海鲜、燕麦粥、鳄梨、酸奶和蛋。第三章我们提到过"土豆饮食"，而土豆极高的饱足价值无疑是该饮食能有效减重的原因之一。不过，你若是给土豆淋上黄油、芝士等富含卡路里的调味品，或将其油炸成炸薯条，那土豆可就帮不了你了。

天生肥胖

1976 年，瑞典隆德大学研究员马茨·伯耶松（Mats Börjeson）发表了一篇震动研究界的论文，该论文的影响至今仍然挑战着许多我们对肥胖症深信不疑的看法。[50] 伯耶松想要弄清楚基因对决定谁会肥胖、谁不会肥胖的重要性，当时还没有人认真调查研究过该问题。为了回答这一问题，他很巧妙地利用了一个生物学现象：同卵双胞胎的遗传物质完全相同，异卵双胞胎只有一半相同。两种双胞胎都是在同一个卵巢内发育的，同时出生，在同一个家庭内长大，因此，同卵与异卵双胞胎唯一一个重大差异就是遗传物质的相关程度。

研究人员可以利用这一点来探究遗传物质对某一特质有多大影响。举个例子，如果同卵双胞胎比异卵双胞胎肤色更相近，这就意味着肤色会受基因影响。这很合理：两个人的关系越远，相似性往往就越小。一如常识，基因会对肤色产生重大影响。

伯耶松招募了 40 对同卵双胞胎和 61 对异卵双胞胎，测量了他们
的体重。他发现，同卵双胞胎的体重往往非常相近，异卵双胞胎的体 172
重差异则更为明显。“遗传因素，”他总结道，“看起来对肥胖的产生有决定性影响。”

在伯耶松的研究后，另有许多研究也证实了，基因对肥胖有着极其重大的影响。在美国等现代富裕国家，个体间的体重差异有 70% 源自遗传差异。[51] 基因也影响着我们进食行为的许多细节，比如一顿吃多少、对饱足感作何反应、食物奖赏对食物摄入量有多大影响。[52] 换言之，在当今世界，一个人是胖是瘦与意志力和暴饮暴食的关系并没

有那么大，它更多是与你在这场基因轮盘赌中的输赢相关。[①] 如果你想要瘦，最有效的策略就是选对父母。

如果你有这样的朋友，看似吃得很多，从不锻炼，但从来不胖，基因也能解释。路易斯安那州巴吞鲁日彭宁顿生物医药研究中心的遗传学研究员克劳德·布沙尔（Claude Bouchard）已经证明，一些人天生对长胖有抗性，即便过食，体重也不会增长，而该特质是受遗传影响的。布沙尔团队招募了 12 对同卵双胞胎，让他们过食，即每日卡路里摄入量比其实际所需多 1000 大卡，实验持续 100 天。[53] 换言之，在研究持续过程中，每个人的过食量和过食的食物都是完全相同的，受到严格控制。

如果过食对所有人的影响都一样，那么他们增加的体重也应该完全相同。不过，布沙尔观察到，他们的体重增长了 9 到 29 磅（约合 4.1 到 13.2 公斤）不等！同卵双胞胎的体重与脂肪增长量往往一致，但他们与其他人之间的差异十分显著。此外，这些同卵双胞胎不仅增长的脂肪量差不多，就连长胖的位置都一样。如果其中一人的新增脂肪长在了腹腔，那他的双胞胎兄弟通常也是一样（腹腔肥胖是各种肥胖类型中最有害健康的）。不仅有一些人比其他人更容易过食，还有一些人天生就不容易长胖，哪怕他们过食。

173 内分泌学家詹姆斯·莱文（James Levine）就职于亚利桑那州斯科茨代尔的梅奥诊所（Mayo Clinic）分院及亚利桑那州立大学，他的研究解释了这一令人困惑的现象。莱文的团队进行了严控的过食研究，证明，一些人会将多余的卡路里立即燃烧掉的主要原因是，他们会增强“非运动性生热作用”（nonexercise activity thermogenesis，简

① 意志力、放纵倾向等认知特质很可能也受遗传因素影响。

称 NEAT），这是一种卡路里燃烧方式。[54] 从本质上来说，NEAT 就是坐立不安的高级表达。有的人在过食时，他们的大脑会令其坐立不安，频繁变换姿势，整天小动作不断，以此增加卡路里的消耗量。这是个无意识的过程，莱文的数据显示，NEAT 每日可燃烧近 700 大卡的能量！在莱文的实验对象中，“最具天赋”者在连续 8 周，每日多摄入 1000 大卡能量的情况下，体脂增长不足 1 磅（约合 0.5 公斤）。受试者们的反应是千差万别的，“最无天赋”者的 NEAT 完全没有增强，所有多余卡路里都变成了脂肪组织，体脂增长超 9 磅（约合 4.1 公斤）。对莱文来说，该研究凸显了贯穿整天的轻体力活动的重要性，他由此获得灵感，发明了跑步机办公桌。①

这些研究共同确证了遗传是影响肥胖水平的核心因素，它们也令更多人知道了肥胖的主因是个体的获得性心理特征。不过，这些研究并没有告诉我们，哪些基因是个体进食行为与肥胖差异出现的原因。对此，研究者们需要用到不同的方法。

斯蒂芬·欧拉伊利和萨达夫·法鲁基并没有在发现瘦蛋白缺乏症患者后就无所事事；他们还发现了大量其他的会引发重度肥胖的单一基因突变。事实证明，这些突变影响的几乎都是瘦蛋白信号通路。这些基因要么破坏瘦蛋白本身，要么破坏瘦蛋白受体，要么破坏其下游信号，从而抑制大脑中瘦蛋白的活动。[55] 不仅如此，研究者们还对各种因单一基因突变而肥胖的啮齿动物进行了研究，找到了导致它们肥胖的基因，同时发现这些基因影响的也是瘦蛋白信号通路。多个相关研究领域的成果如此紧密地联系在一起，交汇于一处，这在科学领域

① 尽管跑步机办公桌听着和看上去都有点滑稽，但从健康和控制体重的角度看可能是个相当不错的点子。我期待能有更多人研究其在办公场所的应用。

174 并不常见。而在这个领域中，研究者们得出了统一的观点：大脑中的瘦蛋白信号是从生理层面控制肥胖水平的关键要素。

欧拉伊利和法鲁基重点关注患极端肥胖症的儿童。这些案例看上去就让人觉得是某种问题导致的，而比较容易得出的推测就是，他们体内出现了严重的基因受损。这些患者中，约 7% 出现了此类基因受损的迹象。最常见的基因突变破坏的是黑皮质素 4 型受体（melanocortin–4 receptor），该受体主要负责大脑中黑皮质素的食欲抑制作用（黑皮质素是由 POMC 神经元释放）。[56] 在这些患者身上，由血液循环中的瘦蛋白刺激释放的黑皮质素没能抑制他们的食欲，因此，他们的食量远远超过普通儿童。不过，根据法鲁基的说法，在一家肥胖症诊所收治的成年肥胖者中，只有约 1% 的病因是已知的基因突变。因此这些基因突变解释不了“肥胖大流行”的产生。不过，法鲁基补充道：“我们认为还有数量惊人的基因突变有待发现。”

大多数研究者都认为，在导致过食和肥胖的诸多原因中，破坏性的单一基因突变仅占了很小的比例。不过与此同时，我们知道，遗传可以解释进食行为的许多个体差异，以及肥胖者的大多数个体差异。我们还没找到的基因在哪儿呢？要回答这个问题，我们就必须将目光投向另一类遗传学研究，这类研究探究的是常见的基因变异，而非对整个信号通路有着强大破坏性的罕见基因突变。

许多基因所控制的性状会有多种不同的表现形式，这类基因叫*等位基因*（*alleles*），同一组等位基因中的不同基因是由略有不同的 DNA 序列编码而成。有的基因，其所有等位基因的功能完全一致，而有的基因，其等位基因的功能会有细微差异。比如说我们的眼睛颜色和血型，它们就是由同一组基因的不同等位基因决定的。这种常见的基因变异形式可以解释人类个体间的许多外观差异及行为差异。

研究者们已经找到方法，可以确定哪些会影响体重的基因有功能不同的等位基因，即会令体重出现个体差异。欧拉伊利和法鲁基重点研究的是极端肥胖案例，而这些方法不同，它们的目标是找到对一般人群肥胖有决定性作用的遗传因素。

令人惊讶的是，事实证明，影响人类肥胖水平的基因非常多，但
每种基因能产生的影响很小。到目前为止，研究者已经发现了近 100 175
种会影响肥胖水平的基因，但这些基因加在一起，也只能解释不足 3% 的人类个体间肥胖差异。[57] 显然，我们还需要做许多的研究。不过，仅根据现在已知的这些基因（它们会被发现恰恰是因为它们的影响力最大），我们就已经能够公正、深入地了解普通肥胖背后的生物过程了。① 现在的你应该猜得到这些基因往往是影响哪个器官了：大脑。尽管有一些基因是与脂肪代谢等其他过程相关，但大多数影响的还是大脑，这其中又有许多基因发挥作用是借助了已知的调控食物摄入量和肥胖水平的大脑回路（比如 POMC 神经元及其下游靶点）。这表明，大脑功能的遗传差异是一些人比另一些人胖的主因。

那么，我猜事实应是如此：如果你有肥胖基因，你就注定是个胖子。真是如此吗？在一个世纪前的美国，人们携带有与我们现在一样的基因，但很少有人肥胖。改变了的不是我们的基因，而是我们的环境——我们的食物、车和工作。由此，我们将得出一个与肥胖基因有关的关键结论：大多数情况下，它们其实不会令我们发胖，它们只是

---

①“公正”是因为，没有任何先验知识或先入为主的假设在指导这些肥胖相关基因的发现，在被发现前，它们的位置和功能都是未知的。

令我们易受致胖环境的影响而已。如果没有致胖环境，它们几乎不会引发肥胖。遗传学家弗朗西斯·柯林斯（Francis Collins）是美国国立卫生研究所负责人，正如他喜欢说的一句话，“遗传只是给枪上膛，扣动扳机的是环境”。除非你的枪有故障了（这种情况是很罕见的），否则，只要你不扣动扳机，枪就不会走火。

有少数幸运儿遗传了强大的肥胖抗性，无论在何种环境中都不太可能发胖。也有少数人遗传了非常易胖的特性，哪怕在非常健康的环境中也可能发胖。对其余人来说，所身处的环境才是影响体重的主因。

8

节 律

要想让大脑的运转达到最理想的状态，
睡眠中进行的恢复过程极其重要，
干扰这些恢复过程无疑会导致不计其数的大脑功能表现下降，甚至更糟。

玛丽－皮埃尔·圣翁奇（Marie-Pierre St-Onge）是哥伦比亚大 177
学组约肥胖研究中心（New York Obesity Research Center of Columbia University）的助理教授，她将自己的研究志愿者随机分为两组。[1] 连续 5 夜，第一组志愿者每晚可以在床上睡 9 个小时，第二组只能睡 4 个小时（不过在实验的第二阶段，两组的睡眠时长会对调①）。实验过程中，两组志愿者都在实验室吃和睡，以便研究人员密切监控他们。每天晚上，志愿者们身上都会戴上各种电极，连着错综复杂的导线，用来监测他们的脑电波及其他与睡眠相关的指标。②

这一深入研究的目的是了解限制睡眠会对食物摄入量及大脑活动产生何种影响。近些年来，这一主题已吸引了许多研究者的注意，这也许有助于解释生活在现代世界的人们为何会过食。

圣翁奇研究的第 5 天，研究人员放松了对志愿者们的限制，允许他们在这一天吃任何自己想吃的东西。唯一的要求是，他们所选
的每一种食物都必须让研究团队称重和记录。研究结束时，圣翁奇 178
及其同事经过数据分析得出了一个惊人的结论：志愿者们睡眠不足时的每日卡路里摄入量比睡眠充分时多了近 300 大卡。"就我们的经验来看，"圣翁奇解释道，"限制睡眠会令食物摄入量增加。事实就是这么简单。"

---

① 这叫交叉（*crossover*）设计。这是一种非常有效的研究方法，使每个受试者自己与自己进行比较，减少测量结果中的变量。

② 这叫多导睡眠监测（polysomnography）。

渴睡至死

要了解限制睡眠如何导致过食，以及我们可以如何应对，我们首先需要了解睡眠的生物学基础。这个故事得从1916年说起，当时，维也纳神经学家康斯坦丁·冯·埃科诺莫（Constantin von Economo）开始接诊一类未知大脑疾病患者。[2] 此类患者非常嗜睡，每日睡眠时间多达20个小时，几乎没有时间进行任何其他活动。冯·埃科诺莫给这种疾病取名*昏睡性脑炎*（*encephalitis lethargica*），在20世纪初，这种疾病在欧洲和北美迅速传播，折磨着多达100万人。该疾病引发的脑损伤导致大多数患者要么丧命，要么落下终生残疾。1928年时，这种疾病突然消失了，一如其突然的出现，自此之后，这种疾病就几乎绝迹了。许多人认为该病是由某种传染源所致，但直到今天，我们仍不清楚该病的准确病因。

发现了昏睡性脑炎后，冯·埃科诺莫自然是对其生物学基础产生了兴趣，因此对该病患者的大脑进行了一系列解剖研究。他的发现令人称奇：昏睡性脑炎患者都出现了一模一样的脑损伤，损伤位置在脑干上部与前脑下部的连接处，如图40所示。① 他根据这些研究结果提出了一个观点，受昏睡性脑炎影响的脑区内有一个*唤醒系统*（*arousal system*），正常情况下，该系统会令大脑其他区域保持清醒状态。

---

① 其中有少数患者其实深受严重失眠的折磨，他们的脑损伤位置在腹外侧视前区，与昏睡性脑炎的脑损伤位置相邻，但明显属于不同脑区。

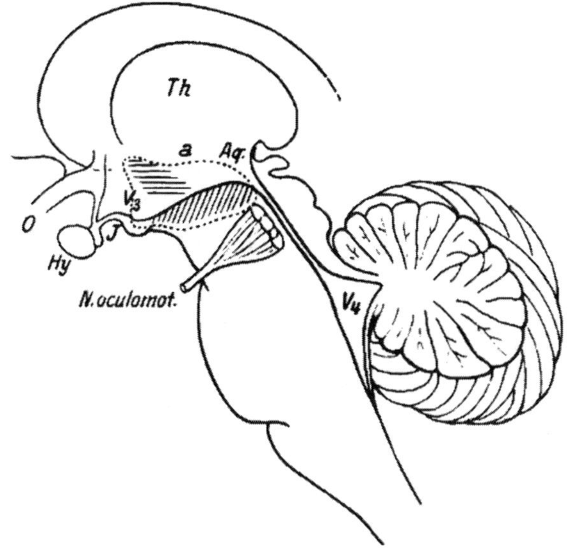

图 40：与昏睡性脑炎相关的脑损伤。图片源自冯 · 埃科诺莫 1926 年发表的论文。重印自特里亚豪（Triarhou）等，《脑研究通报》（*Brain Research Bulletin*）2006 年第 69 卷第 244 页。虚线框出的是目标脑区。虚线内，斜线阴影标出的是与嗜睡相关的脑损伤位置。

在之后的一个世纪中，我们大大增进了对睡眠的了解，不过，冯 · 埃科诺莫的研究结果经受住了时间的考验。大脑中确实有一个负责让人保持清醒和警觉的唤醒系统，该系统有些部分确实位于他所发现的区域。[①][3] 我们已知，该唤醒系统涉及多个脑区，大部分都位于脑干和下丘脑处（见图 41）。这些区域发出的纤维网络遍布大脑的许多区域，会释放令我们保持清醒和警觉的化学物质，比如多巴胺、血清素、去甲肾上腺素和乙酰胆碱。

① 昏睡性脑炎杀死的主要是产生多巴胺的细胞。我们业已知道，多巴胺会令我们的行动充满活力（与昏昏欲睡正相反）。

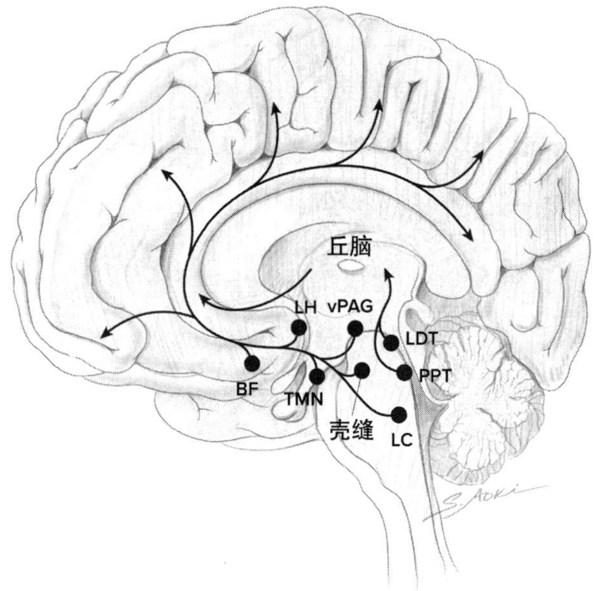

图 41：唤醒系统。脑干和下丘脑中的神经核会投射到许多脑区，增强其兴奋度。BF 指基底前脑（basal forebrain）；LH 指外侧下丘脑（lateral hypothalamus）；TMN 指结节乳头体核（tuberomammillary nucleus）；vPAG 指中脑导水管周围灰质腹侧部（ventral periaqueductal gray）；LDT 指背外侧大脑脚盖（laterodorsal tegmentum）；PPT 指脚桥被盖（pedunculopontine tegmentum）；LC 指蓝斑（locus coeruleus）。改动自萨佩等，《自然》2005 年第 437 卷第 1257 页。

大脑中还有一个与唤醒系统互补的*睡眠中枢*（*sleep center*），该中枢位于下丘脑中的*腹外侧视前区*（*ventrolateral preoptic area*，*简称 VLPO*）。到该睡觉时，VLPO 会向唤醒系统的多个区域发送信号，将其关闭，允许大脑与外界相脱离（见图 42）。[4]

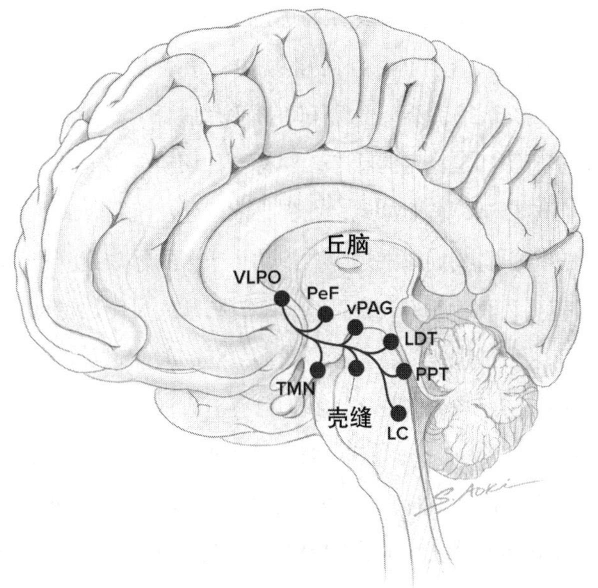

图 42：腹外侧视前核（ventrolateral preoptic nucleus），大脑的“睡眠中枢”。VLPO 会投射到唤醒系统的许多区域，将它们关闭，促使入睡。TMN 指结节乳头体核；PeF 指穹窿周围区（perifornical area）；vPAG 指中脑导水管周围灰质腹侧部；LDT 指背外侧大脑脚盖；PPT 指脚桥被盖；LC 指蓝斑。改动自萨佩等，《自然》2005 年第 437 卷第 1257 页。

哈佛大学神经科学家克里夫·萨佩（Cliff Saper）已经证明，睡眠中枢和唤醒系统就像阴阳两极，分别代表着沉睡和清醒。它们相互抑制，一方激活，另一方就会关闭。萨佩曾经的研究生托马斯·周（Thomas Chow）碰巧有麻省理工学院的电气工程学位，周告诉萨佩，工程师们称这样的设置为“触发开关”（flip-flop switch）。[5] 在电气工程领域，如果一个系统有两个功能（比如清醒和沉睡），你希望一次只触发其中之一，杜绝中间状态，你就会设计一个这样的电路。“这是出自《电气工程 101》(*Electrical Engineering 101*)的电子学基础知识。”萨佩解释道。在我们探讨的语境中，该触发开关意味着，我们要么清醒，要么沉睡，不会出现任何中间状态。

睡眠和清醒都是稳定的状态，要将一种切换成另一种，必须有足够强大的信号刺激，若非如此，我们将永远无法沉睡，或永远无法清醒。我们知道，当我们睡眠过少，或做了辛苦的体力或脑力劳动，或比往常熬夜更久时，我们会昏昏欲睡，打瞌睡的可能性也越大。这表明大脑中有某种催眠信号在积聚，我们清醒的时间越长，做的工作越辛苦，这种信号就积聚得越多。我们已有有力证据证明，该信号就是化学物质腺苷(*adenosine*)。[6]当我们清醒时，腺苷会在大脑中积聚；当我们竭尽全力做某事时，它的积聚速度还会加快。[7]在其积聚过程中，它会开始抑制唤醒系统，激活 VLPO。最终，当腺苷积聚到足够的量，就会启动这一触发开关，我们就会睡着。睡眠过程中，大脑会逐渐清除多余的腺苷，到早晨时，我们就会恢复清醒。咖啡因的提神作用也是靠阻止腺苷的活动来实现的。

常识认为，睡眠对大脑和身体都有着重要的恢复作用，现在也有
182 越来越多研究在支持这一观点。睡眠过程中，大脑会将白天因正常新陈代谢而积聚的废物清除，其中就包括了腺苷。大脑会一点点改造自己，强化重要的连接，清理掉不重要的连接。它还会清除掉 β-淀粉样蛋白(amyloid-β)，该蛋白质与阿尔茨海默病的形成有关，阿尔茨海默病无疑是衰老带来的最大悲剧之一。[8]

所有有神经系统的动物都会睡觉，或至少会进入类似睡眠的状态，这一事实凸显了睡眠的根本重要性。萨佩解释道：“我们业已观察过的每个物种，即便是海蛞蝓这样简单无脊椎动物，都有静息-活动周期。”他认为动物需要睡眠的原因是，神经元必须有休息时段才能确保与学

习相关的生物化学过程正常运转。

要想让大脑的运转达到最理想的状态，睡眠中进行的恢复过程极其重要，干扰这些恢复过程无疑会导致不计其数的大脑功能表现下降，甚至更糟。宾夕法尼亚大学睡眠研究员大卫・丁格斯（David Dinges）花费了大量时间研究限制睡眠对大脑功能的影响。他有一项极其能说明这一问题的研究。在该研究中，他的团队将志愿者们分为了 3 组，每组每晚分别可以上床睡 8 个小时、6 个小时和 4 个小时，实验持续 2 周。[9] 在清醒时间，志愿者们每 2 个小时就要完成一组测试，检查他们的各种认知表现，包括反应时间、注意力、工作记忆和基本算术能力。丁格斯团队得出结论："若连续 14 晚睡眠只有 4 或 6 个小时，累积的睡眠不足会加剧个体认知表现的下降，严重影响所有任务的执行。"这对那些认为睡觉是浪费时间的人来说应该是个警示。

换言之，各种测试结果表明，每晚只睡 4 或 6 个小时者的认知表现远远逊色于每晚睡 8 个小时者。更糟的是，这些认知缺陷会随着缺觉夜晚数量的增加而累积。值得注意的是，在缺觉的头几天里，志愿者会有更强烈的睡意，但之后，"受试者会不太能察觉到这些日益严重的认知缺陷"。这表明，睡眠缺失者甚至可能意识不到自己的表现有多么糟糕。

极端的睡眠缺失是可以致命的。致死性家族失眠症（familial fatal
insomnia）这一罕见的遗传病就是例证。[10] 这是一种神经退行性疾病，
会令患者逐渐丧失睡眠能力，并出现幻觉、精神错乱和痴呆的症状， 183
患者一般不出几个月就会死去。在神经退行引发的这么多症状中，研
究人员并不确定睡眠缺失在此类患者死因中到底占了多大比重，但这
些患者的状况确实是在出现失眠症状后开始迅速恶化的。过去的大鼠
研究也支持了这一假设：长期睡眠剥夺可致命。[11] 不过，即便在睡眠

缺失量不足以致命的情况下，睡眠不足或睡眠质量差依然会在不知不觉间降低大脑活性，阻碍新陈代谢过程，这些往往会导致体重的增加。

美梦

回到本章开头圣翁奇的实验。她的团队测了睡眠受限志愿者们的食物摄入量，但不仅如此，他们还用了 fMRI，以观察睡眠限制会如何影响大脑对食物信号的反应。这些大脑扫描结果显示，限制睡眠会增强大脑对食物的反应，尤其是对比萨饼、甜甜圈等高卡路里的垃圾食品。[12] 与睡眠充足者相比，睡眠受限志愿者大脑中与食物奖赏有关的区域，包括腹侧纹状体在内，都更为活跃，这或许足以解释他们为何吃得更多。

有趣的是，圣翁奇在其睡眠受限志愿者身上观察到的大脑活动模式与鲁迪·利贝尔在体重已减轻者身上观察到的大脑活动模式非常相似，也与我在饥饿状态下看到食物图片时的大脑活动模式非常相似。这表明，缺觉不仅会损害我们的认知功能，还可能损害感知身体能量状态和设置进食动机的恒脂系统。“大脑是在告诉你，你现在正处于进食不足的状态，但事实并非如此。”圣翁奇说，“它会让你做好过食准备，设法消除实际并不存在的负能量平衡状态。”从本质上说就是，当你睡眠不足时，你的恒脂系统会误以为你需要更多能量，从而激活你的食物奖赏系统，导致你不知不觉间就过食了。[13]

插一句：思维敏捷的读者或许会提出，当你睡眠减少时，你的卡路里消耗量也会增加，因为清醒状态下的新陈代谢率是高于睡眠状
184 态下的。圣翁奇及其团队已经证明，将每晚睡眠限制在 4 小时确实

会令卡路里消耗量增加，但每日只会增加约 100 大卡左右。[14] 而她的睡眠受限志愿者每日会多摄入约 300 大卡的能量，因此每日仍会有 200 大卡的能量累积在他们的肚子周围——长此以往便足以令易胖者超重了。

还有一个事实要注意：尽管许多研究都证明，限制睡眠会增强大脑对食物的反应，提高卡路里摄入量，有时会令体重增加，但这些研究的时长都不超过 2 周。要了解该影响是否会长期持续，是否会导致体重逐渐增加，我们必须依靠长期的观察性研究，这些研究会调查个体的习惯性睡眠时长，观察该睡眠时长与其长期体重变化之间的关系。研究人员做了许多这方面的研究，有力证明了，长期来看，成年人中每晚只睡 6 小时或不足 6 小时者往往会比每晚睡 7 到 9 小时者增加更多的体重。①[15] 还值得一提的是，睡眠不足和体重增长间的关联在儿童身上尤为显著。尽管仅凭这些研究还无法建立起睡眠时长与体重增长之间的因果关系，但再加上我们刚刚探讨过的对照研究，还是能有力佐证：我们过食和增重的部分原因就是睡眠不足。

该结论会令生活在现代富裕社会中的我们感到不安，因为我们中睡眠不足的人有很多。现在，有 29% 的美国成年人每晚睡眠时间为 6 小时甚至更少，与 1985 年的 22% 相比有所增加。[16] 研究人员发现青少年中也有类似趋势。[17] 睡眠不足者不仅比睡眠充足者更容易发胖，还更容易患上慢性疾病，比如心血管疾病和糖尿病，而且整体的死亡可能性也更高。[18] 与我们经常从媒体那里，甚至有时是科学文献中听

① 有趣的是，一些研究显示，长期来看，长时间睡眠者（9 小时以上）往往也会增长更多的体重。某些研究者甚至建议，无论你是否能够得到充分的休息，睡眠时长都应该保持在每晚 7 到 8 个小时。不过，包括我自己在内的许多人都对睡眠时间超过 9 小时会导致体重增加的观点表示怀疑。事实上，睡眠时间过长有可能是抑郁或服药导致的，而这两者都可能导致体重增加。

到的论调不同，美国人的平均睡眠时长并没有在过去 20 年中出现巨大变化，但确实减少了一点。[19] 据我推测，该小幅减少出现的原因是数字媒体的迅速崛起，比如电子游戏和互联网，它们都会产生心理刺激。此外还有夜晚明亮的电灯光，以及一天中任何时候都可以接触到的刺激性媒介。再看看我们的远古祖先，他们夜里唯一的光源就是篝火或蜡烛，晚间的娱乐只来自对方。

185 **你需要多少睡眠？**

充分休息所需的睡眠时长因人而异。有一种可能的情况是，有的人天生睡得少，比如，他们可能只需要睡 6 个小时就可以获得与长睡眠者睡 9 个小时一样的益处。当然，这一点还有待科学检验。不过，若其为真就表明，睡眠少不一定有害，真正有害的是睡眠时长少于个体所需。比如说，有人每晚睡 6 个小时就能获得充分的休息，对这样的人来说，试图多睡一会儿并不会令他们获益更多。而有的人若每晚只睡 6 个小时，醒来时的状态就会非常糟糕，对于这样的人来说，多睡一会儿是有益的。因此，目前的最佳建议可能是，你只需睡到自己觉得充分休息了即可，不一定要遵守死板的睡眠指南，这些指南往往是根据人口研究所得均值制定的。

尽管这些年来我们的平均睡眠时间可能并没有多大变化，但因为睡眠呼吸暂停（sleep apnea）等睡眠呼吸障碍的激增和流行，我们的优质睡眠时间大幅缩短。[20] 研究者将该问题归咎于我们在过去 40 年中不断增加的腰围，腰围增长会令气道周围的软组织体积增大，妨碍夜间呼吸。这也许会形成恶性循环：脂肪增多会引发睡眠呼吸障碍，而睡眠呼吸障碍会导致睡眠缺失，进一步加剧过食和肥胖。

不过，睡眠缺失不仅会影响恒脂系统，还会逐渐削弱我们控制恒 186
脂系统相关冲动的能力。

冲动的囚徒

睡眠缺失还会影响我们感知风险和奖赏的方式，进而加剧过食。2011 年，杜克[①]睡眠研究员迈克尔·奇（Michael Chee）发表了一篇论文，称睡眠缺失会对我们的经济决策行为产生深远影响。[21] 迈克尔·奇及其团队招募了 29 名年轻志愿者，让一些正常睡眠，另一些一夜不睡，然后要求他们躺进 fMRI 仪，完成一系列实验性的赌博活动。

迈克尔·奇的研究结果显示，通宵不睡会令人们对潜在损失的担忧减少，对潜在收益的兴趣增加，也就是说，他们更敢于冒险了。此外，该影响也会令大脑活动出现显著差异。通宵不睡者的奖赏相关脑区（比如腹侧纹状体）对赌博收益的反应更为活跃，对损失的反应减弱了。

“一般而言，睡眠缺失会改变你的经济偏好。”丹·帕尔迪（Dan Pardi）解释道。帕尔迪是斯坦福大学睡眠研究员杰米·蔡策尔（Jamie Zeitzer）实验室的研究生。研究者们称这一现象为*乐观偏见*（*optimism bias*），帕尔迪很好奇该偏见是否适用于进食行为。正如我们在第五章探讨过的，大脑在决定吃什么和吃多少时，会衡量进食的潜在成本和收益。再借用一下之前的例子，你的大脑现在要做个选择，是保留你

---

① 此处“杜克”应指杜克－新加坡国立大学医学研究院（Duke-NUS Graduate Medical School）。——译者注

钱包中的 3 美元，还是买一块油酥点心吃下肚。面对不健康的食物时，我们往往能通过吃下美食获取即时的奖赏，这是收益，但成本是对我们自身体重与健康的长期不利影响。因此，帕尔迪提出假设，如果他将睡眠不足加到这个例子中，令你产生乐观偏见，那么你的偏好可能会愈加偏向于进食的收益而非成本。如此一来，你可能就会更加倾向于选择不健康的食物。

187 为检验这一假设，帕尔迪团队以研究睡眠缺失对认知功能的影响为由招募了 50 名志愿者。他们被分为 7 组，每组在实验前一夜的睡眠时间不同。[22] 研究人员给他们指定的睡眠时长为每人通常睡眠时长的 60% 到 130% 不等。（帕尔迪研究的关键优势在于，其所设置的睡眠时长范围符合实际，与我们常见的状况一致，这一点与许多其他的睡眠限制研究不同，它们往往会让受试者的睡眠时间短至 4 小时，甚至通宵不睡。）在改变志愿者睡眠时长前 7 天，帕尔迪团队让他们做了一组测试，评估他们通常情况下的警觉程度和睡意。在改变睡眠时长后的第二天，他们又接受了相同的测试。

帕尔迪有一招锦囊妙计，将睡眠与进食巧妙地串联在了这个实验中。在测试间隙，他给志愿者们播放了两段与食物无关的影片，每段 40 分钟。在此期间，他准备了很多碗零食给他们，比如小熊软糖、花生太妃糖、油炸苹果圈和杏仁。帕尔迪团队偷偷称量了影片播放前后每一碗零食的重量，以此计算每个人的食物摄入量。研究最后，志愿者们填写了一份问卷，评价他们对每样食物的喜欢程度，以及他们认为的每样食物的健康程度。

与圣翁奇研究结果一致的是，观看影片期间，越困的志愿者吃掉的卡路里越多。不过，他们不仅仅是吃的欲望普遍增加了，而且是格外偏好那些他们认为美味但不健康的食物。正如迈克尔・奇的研究结果所预测的那样，被帕尔迪剥夺睡眠的志愿者似乎更偏好诱人食物能带来的即时奖赏，而忽视了其中的长期成本。“当你睡眠不足时，”帕尔迪解释道，“你就更有可能偏离自己的健康目标，不按时上床睡觉，不去健身房，你的进食行为也更有可能违背自己的长期健康目标。”帕尔迪的这番解释得到了 fMRI 研究的印证。该研究显示，通宵一夜会削弱负责规划、推理和长远目标的脑区对食物信号的反应，同时增强负责食物奖赏
脑区的反应。[23] 综上所述，当你睡眠不足时，你就会成为自身冲动的囚 188
徒，而在这些冲动的驱使下，大多数人都会过食不健康的食物。

不过，我们知道睡眠的效果是有差异的。为什么按自己习惯的作息习惯入睡恢复效果更佳呢？要回答这一问题，我们必须继续研究大脑，探索是否有这样一个系统，甚至无须提升我们的卡路里摄入量就能导致我们发胖。

越暗越好

我们已经探讨过一些负责调控睡眠与清醒的关键脑区，它们会间接影响我们的进食行为，不过，故事并未到此为止。为什么我们总是在夜晚产生睡意，而非白天？为什么在正常睡觉时间工作会令我们难受，而且表现糟糕？

1962 年，法国地质学家、洞穴探险家米歇尔·西弗尔（Michel Siffre）进行了一项非同寻常的实验，为回答这些问题铺平了道路。当时正是太空竞赛（Space Race）的高潮阶段，科学家们迫切想要了解人的身体和心理在无时间信号的环境中会作何反应，这正是太空旅行过程中非常可能出现的状况。

为了找到答案，西弗尔深入了斯卡拉松的深渊（Abyss of Scarasson），这是一个漆黑的洞穴，位于法国－意大利滨海阿尔卑斯山（Maritime Alps）的地下。[24]他的扎营地点在一块小的地下冰川上，位于地下 427 英尺[①]处，气温始终接近但低于冰点，相对湿度为 98%。他在那样严寒潮湿的环境中独居了 63 天。

西弗尔没有带表，也没有带任何可能帮他获知时间的工具。他每次睡觉、醒来、吃饭都会打电话告知在地面上的同事。

在西弗尔离开斯卡拉松的深渊，分析了自己的结果后，他发现了惊人的事实：在暂居洞穴的整整 2 个月时间里，他的醒－睡周期长度一直在 24 小时左右。不过，因为该周期略长于 24 小时，所以逐渐偏离了太阳的昼夜更迭周期。

这表明，人体确实有一个 24 小时的生物钟。在之后的半个世纪中，
189 其他研究也证实了这一点。不过，我们现在知道人体的生物钟不止一个，而是有 37 万亿个：几乎每一个细胞中都有一个微小的分子时钟。[25]这些时钟共同作用，让人体的许多功能与 24 小时的太阳周期保持同步，因此创造出了所谓的*昼夜节律*（*circadian rhythm*）。我们的醒－睡周期往往遵循着昼夜节律，我们的认知表现、进食行为、消化功能、代谢过程以及我们行为和生理的许多其他方面也是如此。如果你曾体验过时差造成的脑雾、无饥饿感和肠胃不适，你就能够理解昼夜节律对调控认知、进食行为和消化的重要性。

你体内有 37 万亿个细胞时钟，且几乎都与你体内的一个主时钟保持着同步，该主时钟位于下丘脑的视交叉上核（suprachiasmatic nucleus，简称 SCN）处。[26]如果我们将体内的细胞时钟想象成一个大

---

① 427 英尺约合 130 米。——译者注

型的管弦乐队，那么SCN就是指挥。[①]该主时钟也会接收到来自视网膜的信号，视网膜位于眼球后部，是由感光细胞组成，可以探测太阳的昼夜周期（见图43）。不过，因为视网膜细胞本身的信息传输特性，SCN只会对蓝光做出反应，而蓝光碰巧在正午时最多。[27]

SCN主时钟利用自身与其他脑区的联系来设置人体内的其他所有时钟。其中之一就是与松果体（pineal gland）的联系。松果体会分泌一种睡眠激素——褪黑激素（melatonin）。褪黑激素的水平会在夜晚升高，这是一个十分重要的信号，可以告知体内时钟太阳已经落山，从而令它们保持同步。SCN与其他脑区的联系会影响睡眠的昼夜节律、身体活动、新陈代谢和进食行为，这些脑区包括唤醒系统和VLPO睡眠中枢。[②][28]这些联系解释了我们为什么倾向于夜里睡觉而非白天。

190

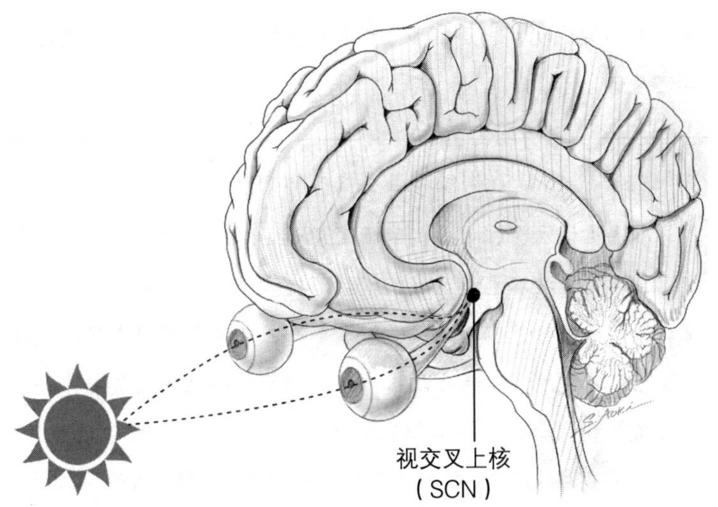

图43：视交叉上核及来自视网膜的信号输入。

① 管弦乐队的比喻来自迪安娜·阿布尔。

② 其中下室旁区（subparaventricular zone）和下丘脑背内侧核（dorsomedial hypothalamus）格外重要。

蓝光可以控制褪黑激素的分泌，因此，夜间褪黑激素的水平是高度感光的。夜里，你家里的灯泡、电脑、平板电脑、电视、手机等发出的人造蓝光会抑制原本应该升高的褪黑激素水平。[29] 在你熄灭光源前，你体内的 37 万亿个细胞无法收到已经入夜的信息，而你熄灭光源的时间往往是在日落的数个小时后。这会将你的醒 – 睡生物周期调后几个小时，令其与太阳的昼夜周期不再同步。也就是说，在该入睡时，你的身体没准备好入睡；在该起床时，它也没准备好起床。这会影响你的睡眠质量，以及第二天早上醒来的精神状态。该系统进化了数十亿年才得以令身体的日常节律与太阳周期同步，但现代技术能够很轻松地骗过它。

不过昼夜节律紊乱（circadian disruption）不仅仅会干扰睡眠。越来越多的研究表明，它是许多人长胖和患病的原因之一，而且我们对其知之甚少。

191 **令睡眠与昼夜节律同步**

灯泡等技术会损害我们的睡眠质量，对我们的健康可能也有伤害，不过，技术也能为我们提供解决方案。要使身体保持与昼夜节律的同步性，有两点很关键。第一，夜间要减弱光强度，减少蓝光。要做到这一点方法很多。一种简单的做法就是关掉卧室中的夜间照明灯，以及其他夜间光源，确保你睡觉时室内全黑。另一种简单的做法是，拆掉你家中所有的“全光谱”灯泡、“日光”灯泡和“冷白光”灯泡，替换为“暖白光”灯泡，这种灯泡释放的蓝光更少（或仅在白天使用“全光谱”灯泡）。注意包装盒上的色温标识，选择色温小于等于 3000K 的灯泡。调光器也能有所帮助，你可以用它来调节光强度，使之与当前时间匹配。你还可以在日落后调低电视、平板电脑、手机等发光设备的亮度。你可以在自己的电脑上下载安装一款操作简便的应用程序——浮勒克斯（f.lux），该程序会在日落后自动将显示器色谱改为更温暖的色调。手机和平板电脑上也有可用的类似应用程序，比如薄暮微光（Twilight）。最后还有一招，你可以买专门防蓝光的眼镜，这种眼镜不会过滤掉其他波长的光。在网上你可以买到各种各样的防蓝光眼镜，其中优维斯（Uvex）的 SCT- 橙色（SCT-Orange）防蓝光安全眼镜很畅销，而且物美价廉。研究业已证明，防蓝光眼镜可以完全消除人造光对褪黑激素水平的影响，这表明它们能帮助 SCN 主时钟了解现在是夜晚。[30] 防蓝光眼镜能减少灯泡和电子设备对你昼夜节律的影响，让你如往常一样地使用它们。这些方法都不喜欢的话，那你就得戴太阳镜过夜了。

第二个关键点是，早晨要让自己暴露在明亮的蓝光中，让
SCN 清楚收到现在是白天的信息。再加上夜晚减少蓝光的做法， 192
就能帮助你将昼夜节律调整到与太阳同步。获得明亮蓝光光照的最佳做法就是像我们的祖先一样：外出。即便是阴天，太阳光的亮度也高于室内光线，而且它所含的蓝光往往多于大多数灯泡所含的蓝光。如果你无法外出，明亮的全光谱室内照明是个不错的替代光源。

不和谐的昼夜节律

许多研究者开始对同一个主题有了兴趣，因为该主题与他们个人有关，密歇根大学博士后研究员迪安娜·阿布尔（Deanna Arble）也不例外。“上中学时，”她回忆道，“我一天可以睡 12 个小时，而且每天如此，但仍然会打瞌睡。这令我成了一个异类。”本科在弗吉尼亚大学学神经科学时，她对睡眠研究产生了兴趣，因为关于睡眠我们还有太多的未知。她联系上了资深的昼夜节律研究员迈克尔·梅纳克（Michael Menaker），并面试了梅纳克实验室的一个职位。面试中，梅纳克提到，他的研究经常需要在黑暗中用到小鼠。当阿布尔问到他在黑暗中如何做研究时，他解释说，他们会用到夜视镜。阿布尔对此很感兴趣。“我进入昼夜节律研究领域是为了得到夜视镜，”她开玩笑道，“但我留下来是为了科学。”后来，阿布尔进入美国西北大学读博，她在导师弗雷德·图雷克（Fred Turek）指导下的研究有力证明了一点：打乱昼夜节律很可能会导致我们的腰围增长。

要理解阿布尔研究成果的重要性，我们得先看一看别的研究，它们研究的是轮班制工作对人体健康的影响。从事轮班制工作的人工作时间不稳定，有时候还要上夜班，通常无法保持规律的作息。他们身体的昼夜节律与其活动和暴露在太阳光中的周期始终无法同步，因此，
193 他们的睡眠、进食和体力劳动往往发生在其身体主时钟“预料”之外的时间里。

如果昼夜节律真的会对肥胖水平和健康产生重大影响，那么轮班制工人应该会比一直上日班的工人更重，也更不健康。许多研究业已证明，

事实就是如此。令人惊恐的是，轮班制工作与一系列健康问题息息相关，其中包括肥胖、2 型糖尿病、癌症和心血管疾病。[31] 一个人从事轮班制工作的时间越长，体重增长和患病的可能性就越大。这是为什么呢?

现在我们就要回到迪安娜·阿布尔及其导师弗雷德·图雷克的研究中来了。关于轮班制工作的研究越来越多，他们对这些研究非常熟悉，知道消化和代谢功能遵循着昼夜节律的模式。不过，他们还知道一个额外的关键细节：不仅仅是主时钟可以与昼夜更迭周期不同步，不同器官的时钟之间也可以变得不同步。比如，SCN 主时钟就可以变得与调控消化和新陈代谢的器官的时钟不同步，这些器官包括肠、肝和胰腺。这是因为这些器官的时钟会受用餐时间左右，而据阿布尔和图雷克所知，用餐信号的影响力是大于 SCN 信号的。这一点一般不会成为问题，因为只要我们白天就餐，用餐信号和 SCN 信号的发出时间就差不多是一致的。只要指挥掌控着全局，这个管弦乐队就能同步演奏出和谐的乐曲。不过，一旦我们深夜进食、去有很大时差的地方旅行或从事轮班制工作，我们的昼夜节律就会被打乱，一些器官的时钟就会变得与另一些的不同步。通常十分和谐的演奏也就会陷入混乱，发出不和谐的乐声。研究人员称其为*昼夜节律不同步*（*circadian desynchrony*），并假设它会引起代谢问题和体重增长。

为了检验该假设，阿布尔研究了两组小鼠。它们吃着一样的致胖食物。[32] 不过，其中一组只能在它们通常清醒和活跃的那 12 个小时内进食，另一组则只能在它们通常会入睡的那 12 个小时内进食。①

---

① 啮齿动物的昼夜节律周期与人类相反，它们是天黑后活跃，天亮后入睡。啮齿动物的 SCN 也对光敏感，这一点与我们一样，但其 SCN 对下游其他生物钟的影响与我们的截然相反。

194 在不受限的正常条件下，小鼠每日约有 2/3 的食物是在清醒时段内吃的，另有 1/3 是在睡眠时段内吃的。不过，在阿布尔的实验中，它们只能在其中一个时段内进食，因此出现了两种昼夜节律状况：一种是消化时钟、代谢时钟与大脑内的主时钟同步，另一种是不同步。

出乎意料的是，两组小鼠进食量一致。不过两周后开始出现一个显著的趋势：同步小鼠的体重几乎没有增加，但不同步小鼠的体重增长迅速。在为期 6 周的实验结束时，不同步小鼠的体重增长量几乎是同步小鼠增长量的 2.5 倍，体脂往往也更多。它们的卡路里摄入量一致，但卡路里代谢率不同。①

在此之后，其他研究团队也用啮齿动物进行了研究，它们普遍证实并拓展了阿布尔和图雷克的研究成果。[33] 根据所有这些研究，我们可以得出两个令人惊讶的结论。第一，若给啮齿动物喂食致胖的食物，昼夜节律不同步会加速它们的体重增长。第二个结论更加出人意料：致胖食物若只在一天中的适当时间供应，那么它们就没有多少致胖效果了！这表明，在这些实验中，真正致胖的不是致胖食物，而是致胖食物与昼夜节律不同步这一组合。

好吧，这些听上去很有趣，但与人类有什么关系呢？大多数人并不会半夜醒来吃东西。当然，有一些人确实会半夜进食。最极端的例子是*夜食症*（*night eating syndrome*），夜食症患者的大多数卡路里都是晚上吃进去的，包括睡到中途起来吃东西的情况。这些人的体重往往高于平均水平。[34] 不过，你若要体验昼夜节律紊乱的不良影响，并非只有半夜进食一途。事实上，大多数生活在富裕国家的人都已经出现

---

① 该结果意味着，不同步小鼠的卡路里消耗量可能减少了。

了昼夜节律改变、不同步或紊乱的情况。究其原因，有夜间的人造光、 195
睡眠时间卧室不够昏暗、缺乏朝阳光照、时差和（或）轮班制工作。如果我们能更好地照顾自己的昼夜节律，也许就能更加轻松地让自己更瘦、更健康。

9 快车道的生活

心理学和神经科学的研究表明，
与我们认为可控的应激源相比，
不可控应激源对威胁反应系统的影响更大，
对我们健康和精神状态的危害也要大得多。

珍（Jen）甩上车门，冲向办公楼，看表时还差点被人行道上的 197
缝隙绊倒。她路上被堵了 45 分钟，现在就快要赶不上和老板开会了。她一边大步奔向办公室，一边回顾会议上要说的要点。珍很喜欢自己的老板和工作，但今天她要参加的是年度绩效评估，因此非常紧张。她踩点赶上了会议，会议过程一如她所预料的。整体的反馈是不错的，但她也因最近面对客户时犯的一个粗心错误而受到了批评。她的工作目前是保住了。应激有时能激发出珍最好的一面，但有时也会令她表现欠佳，生活质量降低，以及过食不健康的食物。

现代社会中，心理应激几乎无处不在。我们的生活中有许许多多的应激源，比如职业、财务状况、置业、为人父母、慢性健康问题和社会孤立，它们同时朝我们扑来，就如一杯浓烈的苦酒。美国心理学会（American Psychological Association）自 2007 年开始开展全国性调研，追踪调查诸多应激问题，调查结果汇总成每年一版的《美国人应激报告》（*Stress in America*）。这些报告显示，有 3/4 的美国人经常因
应激而出现不良的身体或心理反应，比如头痛、疲劳、胃部不适、失 198
眠和易怒。[1]

我们的祖先过着比我们现在更为安宁的生活，这是否是我们不适应当前应激水平的原因？与我们远古祖先生活的环境相比，现代文化中的慢性应激更多，这一说法虽然听起来合情合理，但很难找到有力证据来佐证。在我看来，生活在现有非工业文化中的人们似乎也有许多要忧心的事，比如高婴儿死亡率、致命传染病、事故、谋杀、饥饿

和巫术，有时甚至还要操心捕食。[①][2]我们也许已经丧失了传统的应激应对策略，比如紧密的社区纽带和日常的身体锻炼。不管怎样，无论我们是否生活得比我们的祖先更加紧张焦虑，应激都是令许多现代社会人痛苦的强大压力。

鉴于应激对许多大脑系统都有巨大影响，它会影响进食行为也就在意料之中了。真正令人意外的是，食欲不振、食物摄入量减少和体重减轻其实才是我们的典型应激反应。[3]它们在许多不同类型的应激情况下都会出现，尤其是流感等引发的身体应激，以及车祸等引发的强烈的急性心理应激。不过，应激其实远没有这么简单。2007 年的《美国人应激报告》就体现了这一复杂性，该报告涉及美国人生活中各种各样的应激反应方式和应对方式。[4]根据调查，美国人身上最常见的应激影响之一就是进食行为的改变——占到了受访者的 79%。不过，改变的趋势是两极化的，有 43% 的人因应激而过食，也有 36% 的人因应激而少吃了一顿，其他研究也在不断证实着这一调查结果的正确性。[5]由此看来，应激似乎会产生两种截然不同的影响，一种是过食，一种是少食，你会受到何种影响要取决于你是谁，以及你在经历着何种应激。

在我看来，这一奇妙的发现正呼唤着我们深挖下去。如果我们的应激反应都是过食，只是过食程度不同，那还算合理，但不同的人会
199 出现截然相反的反应，这就十分古怪了。要解决这一谜题，我们就必须从神经科学和心理学角度深入了解应激。

---

① 一般情况下，我所列各项非工业社会的人均风险是远高于美国等现代富裕国家的人均风险的。巫术及其他超自然威胁或许不算理性恐惧，但在传统文化中确实能令人产生不轻的焦虑感。

无所畏惧的猴子

应激是什么？总的来说，应激就是大脑为应对压力环境而产生的一组彼此协调的心理与行为反应。① 这些反应能减弱具有危险的环境的不良后果，让我们能在高风险中有最佳的表现。对许多动物来说，应激是一种生活方式。在自然环境中，快速做出有效应激反应的能力对生存和繁衍至关重要，这些反应包括逃避捕食者、寻找稀缺食物和为交配而竞争。正因如此，应激反应深深植根在我们的许多大脑系统中。

不过，应激并非只有一种。举个例子，你遇到车祸，正在快速失血，与你同老板开会，因表现不佳可能被解雇，这两种场景中产生的应激反应是不一样的。在第一个场景中，应激来源于身体损伤，第二个场景中的应激源是抽象的。令你紧张焦虑的是可能失去工作的不确定性，以及失去工作可能对你未来生活产生的种种影响，比如还不起房贷或付不起房租，比如不得不向伴侣解释失业这一处境，比如不得不经历漫长的求职过程。这些都是心理应激，也是富裕国家中影响最大的应激类型。某些类型的心理应激还有着引发过食的独特本领。

归根结底，虽然不同应激类型会引发不同的大脑反应，但这些应激类型都与一组部分重叠的大脑回路有关。我称之为*威胁反应系统*（*threat response system*）。[6] 威胁反应系统会激活许多过程，这些过程共同作用，保护你免受危险伤害，帮助你充分利用挑战。

---

① 也有一些应激形式不受大脑控制，比如好几类的细胞应激，不过它们不在本书的探讨范围之内。

1939年，德裔美国心理学家海因里希·克吕弗（Heinrich Klüver）和美国神经外科医生保罗·布西（Paul Bucy）做了一项非同寻常的实验，率先尝试揭开威胁反应系统核心大脑回路的神秘面纱。为了
200 调查致幻剂麦司卡林（mescaline）的影响，克吕弗找来了一组恒河猴，让布西用手术手段去掉它们大脑中的某些特定区域，包括皮质颞叶（temporal lobe of the cortex）、海马体（hippocampus）和杏仁核（amygdala）。他称这些手术改造动物为“双侧颞叶猴”（bilateral temporal monkey）。手术并没有过多影响到它们对麦司卡林的反应能力，但确实令它们出现了显著的行为变化。其中与我们最为相关的一个变化是，该手术令这些猴子变得无所畏惧了。克吕弗和布西写道：

> 在室内将“野生”猴突然放开，它的典型反应包括尽快从实验者身边逃开。它会设法在天花板附近找个安全处，或躲到一处人很难接近的角落，把自己藏起来。如果被发现，它要么会一声不吭、一动不动地蜷缩起来，要么会猛然冲向另一个看上去更为安全的藏身之处。这些行为还常常伴随着其他代表强烈兴奋情绪的信号。一般来说，这些反应在双侧颞叶猴身上是见不到的。它们不会逃跑，而是会逐一碰触和研究眼前的各种事物，或同一事物的不同部位，包括碰触和研究眼前的实验者、陌生人或其他动物……通常，它们会连续数月缺乏情绪表达，比如不会发出声音，不会“吱吱叫”，不会出现不同的面部表情。在有些案例中，它们会彻底丧失恐惧和愤怒的情绪。

这些猴子也无法在危险的社会情境中做出正常的恐惧反应，因此会与体型更大的、更占优势的猴子发生肢体冲突，结果往往是它们自己遭受重创。[7] 这些异常行为被称为*克吕弗–布西综合征*（*Klüver-Bucy syndrome*）。后来的研究发现，破坏杏仁核及其毗连脑组织就可以很大程度复制出克吕弗–布西综合征的无畏表现。[8]

在克吕弗与布西得出这一重大研究成果后的 75 年中，研究者们逐步发现了一个复杂的网络，该网络由多个影响威胁反应系统的大脑结构组成。这些结构既包括了最为古老的一些脑干区域，又包括了最为年轻的一些额叶皮质（frontal cortex）区域，凸显了威胁反应系统在我们大脑中有多么根深蒂固，以及它对我们祖先的生存是多么至关重要。

201

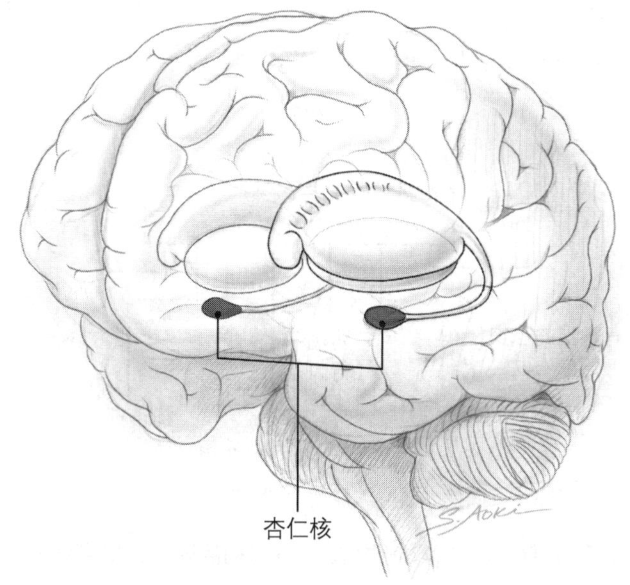

图 44：杏仁核。

该大脑结构网络的核心是杏仁核，它的大小和形状与杏仁差不多

（见图 44）。[①]［杏仁核及其密切相连的脑区常常被统称为“泛杏仁核”（extended amygdala）。除非另有说明，本书中的“杏仁核”都代表整个泛杏仁核区域。］

数十年对人和动物的研究表明，杏仁核是威胁反应系统的中心节点，它会对外界和心理的威胁做出反应，[9] 这些威胁包括我们通常称之为“压力”的日常心理应激源。[10] 它的工作方式大致如下：

杏仁核与许多不同的有意识及无意识脑区合作，探测威胁信号。[11] 这些脑区中，有的负责处理具体的感官信息，比如有物体正快速朝你靠近，前方有类似蜘蛛的东西，或听到了巨大声响；有的则负责处理抽象概念，比如被解雇了，负债了，或与爱人吵架了。当杏仁核探测到威胁时，它会与其他脑区互通信息，激活一组彼此协调的威胁反应，将当前状况的潜在危害降至最低。[12] 该过程如图 45 所示。

202

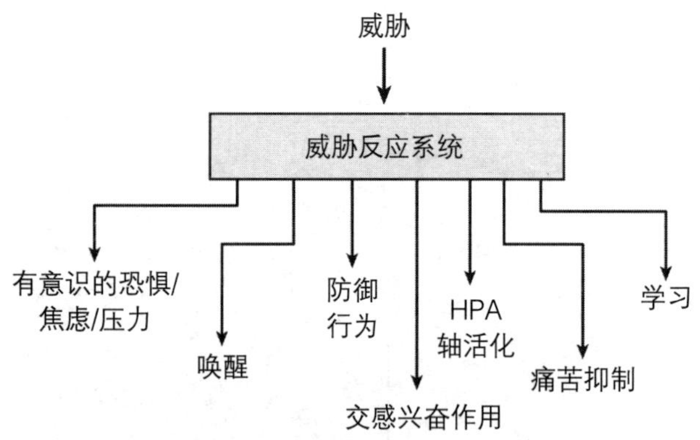

图 45：威胁反应系统的功能。

杏仁核会激活许多参与调控睡-醒周期的脑区，提高你的唤醒水平（见图 41）。这会使得多巴胺、血清素、去甲肾上腺素等化学物质

---

① 它的名字源于古希腊语中的“杏仁”一词。

充满你大脑的许多区域，让你专注于当前的问题，并激励你采取行动解决这一问题。[13] 这就是我们在紧张焦虑时会难以入睡的原因。

杏仁核会根据具体的威胁，给脑干发送不同的信号，激活不同的快速防御反射，比如震惊、僵立、护住头部或闭眼。[14] 这些信号也会让我们本能地生成恐惧或焦虑的面部表情——这是所有人类文化所共有的。

与此同时，杏仁核会发送信号，激活你的交感神经系统。[15] 交感神经系统是个神经纤维网络，遍布身体各处，会参与战或逃反应（见图 46）。

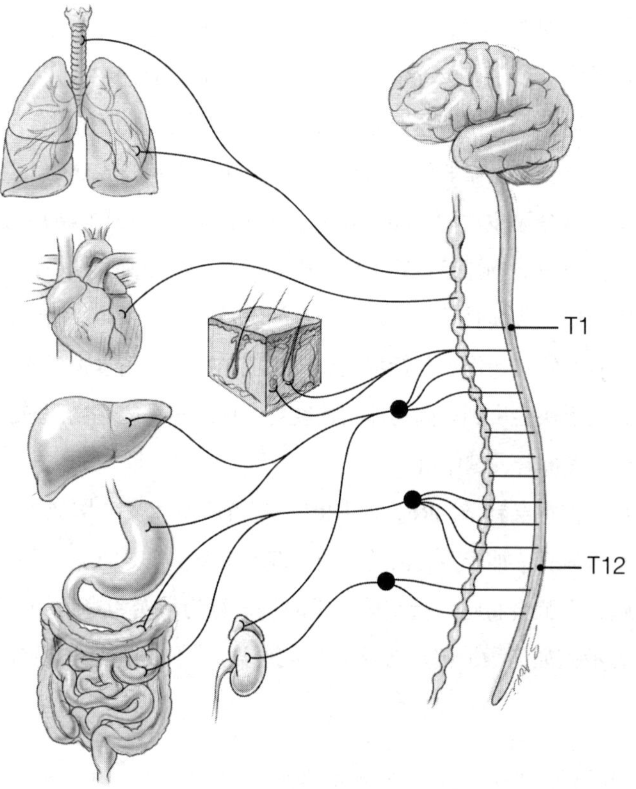

图 46：交感神经系统简化图。该图突出了交感神经系统的威胁反应通路。

你的脉搏和呼吸会加快，血压会升高，手心会开始冒汗，消化速度减慢；极端情况下你可能会大小便失禁。流向肌肉的血液增多。血糖和血脂水平开始攀升，为肌肉提供更多能量，以便战斗或逃跑。该过程让你的身体做好了剧烈运动的准备，不过，在应对不涉及身体挑战的心理威胁时，也会出现该过程。即便真正的威胁只是个复杂的电子表格，你的身体也会做好要击退灰熊的准备。

与此同时，杏仁核还会激活威胁反应系统的一个核心区域——*下丘脑－脑垂体－肾上腺轴*（*hypothalamic-pituitary-adrenal axis*，*简称 HPA 轴*）。[16] 要激活该区域，杏仁核要给下丘脑发送信号，令其释放促皮质素释放因子（corticotropin–releasing factor，简称 CRF）。① 事实证明，CRF 以及少数相关分子都在威胁反应中发挥着关键作用。②

HPA 轴会如瀑布般释放出大量信号，第一步是释放 CRF，最后一步是肾上腺分泌皮质醇（cortisol）这一应激激素（见图 47）。皮质醇的一些作用与交感神经系统类似，比如提高血糖和血脂水平，只是作用速度更慢，持续时间更长，能长时间满足应对应激源所需的代谢需求。皮质醇的其他作用包括抑制免疫功能，以及提高食物摄入量，这一点我们很快会讲到。因为作用速度慢，皮质醇在应对慢性应激的长期反应中发挥着关键作用。

杏仁核也会释放 CRF，该 CRF 在提升唤醒水平、增加焦虑相关行为和增强交感神经系统活动方面发挥着重要作用。CRF 会刺激到整个大脑，大脑会将吃、社交等正常的日常行为转变为逃跑、（可能还有）思考该如何缴清账单等威胁反应行为。[18] 回到基底神经节上来，

---

① 具体来说，是给下丘脑室旁核（paraventricular hypothalamic nucleus）发送信号。

② 这些相关分子包括了尿皮素（urocortin）。

204

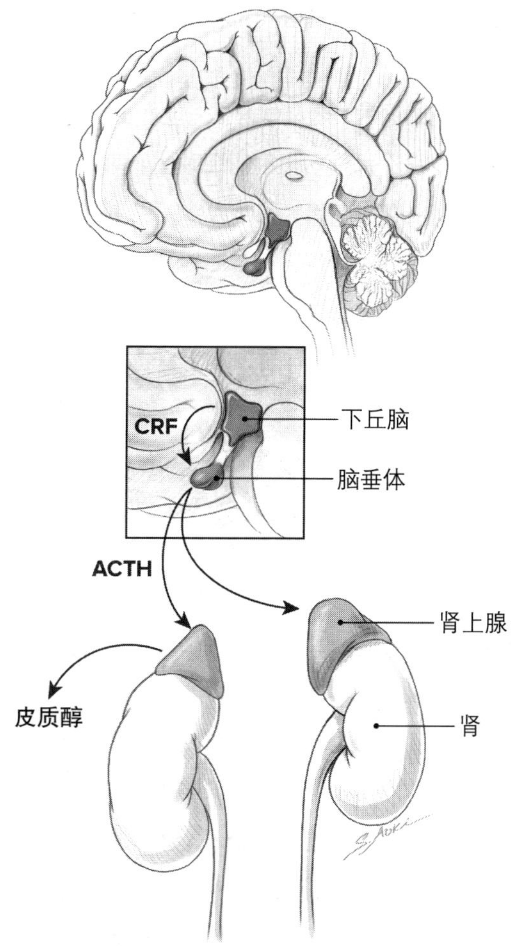

图 47：下丘脑 – 脑垂体 – 肾上腺轴。下丘脑会分泌促皮质素释放因子（CRF），该因子会刺激脑垂体分泌促肾上腺皮质激素（ACTH），ACTH 又会刺激肾上腺分泌应激激素皮质醇。[17]

CRF 似乎能增强威胁相关选项生成器的出价信号强度，削弱其他无关 205
选项生成器的出价信号强度。由此可知，CRF 是个非常强大的应激介质，也正因如此，多家制药公司正在大笔投入，试图阻断人体中的CRF。①

大脑威胁反应的最后一步是学习。一旦你成功挺过某个危险状况，你的杏仁核就能学会今后面对类似情况时该如何更加有效地识别及应对威胁。[19]经过反复练习，大脑就能为你提供更好的保护。威胁反应系统是人体进化来保护自身安全的，它通常都很尽责，不过，有时也会帮倒忙，比如导致过食。

恒河猴的艰难日常……

在位于佐治亚州亚特兰大的耶基斯国家灵长类研究中心（Yerkes National Primate Research Center）内，神经科学研究员马克·威尔逊（Mark Wilson）将五只深棕灰色的雌性恒河猴关在围栏中。围栏一边，两只恒河猴平静地坐着，一只在为另一只梳理皮毛。另一边，一只恒河猴突然拍了另一只的脑袋，然后还将其追赶到了角落。受害者蜷缩在角落，直到攻击者平静下来。第五只旁观了这个场面，然后闲庭漫步般走向了喂食点，喂食点摆着一台看上去很复杂的机器，机器中心
206 有根管子，它将手伸进管中，取出一份饲料，吃了起来。这只猴子并不知道的是，它手腕处植入了一块微型电子标签，它每次将手伸进管中取食，喂食机器都会读取到它的信息。该机器还会精确称量每次取食的重量，从而精确记录每只猴子的食物摄入量。这些数据将帮助威

① 现在已有一些可阻断CRF1型受体（CRF-1 receptor）的化合物，比如安他拉明（antalarmin）。

尔逊及其团队理解应激导致过食的方式和时间。

如何通过恒河猴了解我们自己的应激进食问题？与许多动物一样，恒河猴也有社会等级之分，占支配地位的猴子会欺凌下位者，偶尔还会击打或啃咬它们。也就是说，猴子们给自己制造了应激，完全无须威尔逊的团队来干预。“主要的应激源，”威尔逊解释道，“就是日以继夜的欺凌。”在稳固的社会等级制度中，大多数欺凌都是威尔逊所称的*非接触式攻击*（*noncontact aggression*）——一只猴子威胁和追赶其他的猴子，但没有身体接触。这与大多数人经历的慢性心理应激差别不大。通常来说，慢性心理应激的应激源都是可能导致伤害的潜在威胁（比如对被解雇的恐惧）而非真正的伤害本身（比如被解雇的事实）。即便没人会真的受伤，这种应激还是会令人不快，而且它是不可控的。

在所有的人类心理应激中，最有害的就是无法控制的那一类。在现代社会中，我们常常陷入压力重重且无法轻易掌控的局面，比如交通、欺凌、持续的指责、疾病、截止日期和债务。① 心理学和神经科学的研究表明，与我们认为可控的应激源相比，不可控应激源对威胁反应系统的影响更大，对我们健康和精神状态的危害也要大得多。[20]

这些不可控且往往与社交有关的应激源是如何影响食物摄入量的呢？答案出人意料，这完全取决于可得的食物本身。当威尔逊团队给猴子们喂食非精制、高纤维的健康食物时，倍感压力的下位猴吃得更少，体重减轻，而那些支配者的体重稳定不变。[21] 不过，当研究者同时提供标准食物和奖赏价值非常高的高脂、高糖食物给它们选择时，

---

① 这些应激源是否真的不可控尚有争论空间，但真正重要的是，我们的大脑是否认为它们是不可控的。同样一件事，某人可能觉得可控，但另一个人可能觉得不可控。

207 猴子们的进食行为发生了巨大改变。[22] 首先，支配者和下位者都更偏好后者，纷纷放弃了健康饮食，这一点不出所料。不过，支配者的进食量与之前一样。相比之下，倍感压力的下位者每日卡路里摄入量翻了一番。因此，在只有健康饮食的环境中，应激会令猴子少食；当有健康食物和垃圾食品可选时，它们会过食，而且过食量惊人。

基于该发现，威尔逊团队继续深入，阻断了猴脑中的 CRF 作用，也就是破坏了威胁反应系统的一个关键组件，这也成功阻止了下位猴的过食。[23] 这证明过食是应激激活猴脑中威胁反应系统的直接后果，我们或许也是如此。①

威尔逊的研究揭示出了会导致过食的神奇配方：慢性不可控应激加可供选择的高奖赏食物。② 这也许有助于解释为什么一些人会在压力下过食，而另一些人不会了。每个人所面对的应激源类型与所处食物环境的组合不同，只有某些组合才符合上述神奇配方的要求。

这或许也能部分解释为什么传统社会中的人似乎与我们中的许多人不一样，不会在慢性应激下过食和增重。尽管传统社会中的忧心事很多，但食物往往更简单，精制程度和奖赏价值都更低。生活在这些社会中的人更像吃健康食物的下位猴，他们没有过食只是因为周遭只有健康的非精制食物。我们则更像是有高奖赏食物可选的下位猴，我们之所以过食是因为被不计其数的美食包围着。

慢性不可控应激为什么会导致过食？为什么这种现象似乎只出现在我们周围有高奖赏食物时？要回答这些问题，我们就必须了解不可

---

① 该发现令问题更为复杂了，因为传统观点认为 CRF 是会减少食物摄入量的。这似乎说明，对于威胁反应系统的工作方式，我们还有许多需要学习和了解的。

② 尤其是当猴子们可以在健康与不健康食物之间做选择时。

控应激会对内分泌系统造成何种影响。

激素性饥饿

1910年，神经外科医生哈维·库欣（Harvey Cushing）接诊了一 208
位23岁的病人明妮·G（Minnie G），她患上了一种折磨人的怪病，症状有停经、头发过度生长和腹型肥胖——最后这一点对我们来说最为重要。[24] 她颅内液压升高（脑积水），库欣推测她的病因是脑垂体内有肿瘤，扰乱了她体内的激素水平。在接诊了更多类似疾病患者后，库欣确定，这些患者的病因确实多为脑垂体肿瘤。这些肿瘤令脑垂体内分泌促肾上腺皮质激素（adrenocorticotropic hormone，简称ACTH）的部位体积增大，而这恰恰是HPA轴中可部分减轻人体应激反应的关键部位（见图47）。过多的ACTH会令肾上腺分泌出过多的应激激素皮质醇，从而导致这种疾病，该病最终得名库欣病（Cushing's disease）。更普遍的情况是，当某人出现皮质醇过多的迹象和症状，但我们又不知道其确切病因时，会称其患上了库欣综合征。库欣无法解剖明妮·G的大脑，因此我们永远无法知道她是否真的有脑垂体肿瘤，但我们知道，如今大多数自发性皮质醇水平过高的人都确实患有此类肿瘤。[25]

不过库欣综合征还有另一个病因，该病因能帮我们更清楚地了解皮质醇与过食之间的关联：该病因其实来自医学治疗。医生常常给病人开类似皮质醇的药物［比如泼尼松（prednisone）］，因为此类药物有强大的免疫系统抑制作用，对有严重免疫介导性疾病的患者来说十分有效，此类疾病包括类风湿性关节炎和器官移植排斥反应。不过，若大剂量服用此类药物，患者就会出现库欣综合征的典型症状之一——腹型肥胖。

1987 年，埃里克·拉维森及其研究团队开始着手研究出现该现象的原因。他们招募了 20 名健康的年轻男子，分为两组，一组服用甲强龙（methylprednisolone，一种类皮质醇药物）药片，另一组服用安慰剂。他们仔细监控了每一组的食物摄入量。[26] 在 4 天时间里，拉维森团队发现，甲强龙组每日的卡路里摄入量比安慰剂组多了 1687 大
209 卡，十分惊人。这清楚表明，异常介入威胁反应系统的关键环节会导致过食。拉维森的团队总结道：

> **我们的数据表明，治疗剂量的【类皮质醇药物】会引起肥胖，主因是它会增加服药者的能量摄入，而这可能与【类皮质醇药物】会直接或间接影响到【大脑】的食欲调控有关。**

为了了解皮质醇为何会对食物摄入量和肥胖水平产生如此大的影响，我们必须重回大脑中负责调控肥胖水平和食欲的那个系统——恒脂系统。我们之前探讨过，瘦蛋白会将身体的现有体脂量传达给下丘脑，下丘脑会利用该信号来调控食物摄入量和能量消耗。当下丘脑产生瘦蛋白信号耐受性后，肥胖水平会上升。

记住这一点就能很好理解为什么过食和肥胖会是库欣综合征的关键特征了：皮质醇及其相关化合物会令下丘脑产生瘦蛋白耐受性。1997 年，凯特琳娜·扎克热夫斯卡（Katerina Zakrzewska）带领的瑞士研究团队发现，若将大鼠血液循环中的皮质醇清除，它们就会对瘦蛋白极其敏感，并且变瘦［准确来说，这些研究操控的是啮齿动物体

内的皮质酮（corticosterone），相当于人体内的皮质醇］。[27] 逐渐升高大鼠体内的皮质醇水平会令它们的瘦蛋白敏感度逐渐下降，身材也越来越胖。其他团队的研究显示，类皮质醇化合物会削弱瘦蛋白激活下丘脑细胞中瘦蛋白信号通路的能力，会令饥饿促进物质 NPY 的水平升高。[①][28] 综上所述，该研究证明，威胁反应系统的关键组件可妨碍恒脂系统关键组件的正常运行，促使调控肥胖水平和食欲的无意识脑区产生过食和增脂的偏好。

尽管这听着很有意思，但我们还没能充分证明：一，在极端情况
下，皮质醇可以导致瘦蛋白耐受性、过食和腹部脂肪堆积；二，对每 210
天都生活在重重压力下的人来说，皮质醇确实可以导致瘦蛋白耐受性、过食和腹部脂肪堆积。第二点比第一点难证明得多，现在还没有任何确凿的证据，间接证据倒是已有很多。

多个大型研究已证明，长期来看，应激水平越高的人往往体脂增长越多，而且他们的腹部尤其容易堆积脂肪，这就有点类似库欣综合征的腹型肥胖了，只是程度更轻微（他们还会出现与库欣综合征症状类似的代谢变化）。[29] 加州大学旧金山分校的精神病学教授埃莉萨·埃佩尔（Elissa Epel）认为，该现象可能比我们以为的更为普遍。“它真的是悄然发生的，也真的很常见，只是我们不太常观察得到。”埃佩尔解释道，因为人们即便有腹部脂肪堆积，整体身材依然可以显得相当苗条。腹型肥胖者面临很大的健康风险，因为他们的脂肪堆积在腹腔内（就是你消化器官所在的位置），这里的脂肪比皮下脂肪的危害性大，但又很难发现，因为医生诊断肥胖的常用工具是身体质量指数，

---

① 具体来说，类皮质醇化合物［糖皮质激素（glucocorticoid）］会抑制瘦蛋白受体将 STAT3 磷酸化，这对削弱瘦蛋白对下丘脑中能量平衡的影响至关重要。

而该指数通常测不出此类肥胖。无论你的整体肥胖水平如何，慢性应激似乎都会令你的体脂分布向体腔转移，而体腔内脂肪过多会破坏新陈代谢。

埃佩尔的团队发现，在实验室条件下，面对同样的应激源，一些人会分泌大量的皮质醇，另一些人的分泌量则非常少。[30] 皮质醇分泌多者在压力下往往吃得也多，而分泌少者就不会出现这种状况。上述发现具有高度一致性，表明皮质醇有可能是日常应激导致过食和上腹部周围脂肪堆积的关键原因，同时也有助于解释为什么只有一些人的应激反应是过食。

事实证明，不可控应激（比如整天遭受 4 只恒河猴或你老板的欺负），能特别有效地提升皮质醇水平。[31] 相比之下，当你面临挑战，但又有机会决定自己的命运时，该挑战对你的威胁性就会降低，你的皮质醇反应也会相应减弱。这也许能部分解释为什么不可控应激最能够引起过食和肥胖。

让我们再次回到本章开头所讲的珍的故事。在工作开始前与工作进行中，珍的杏仁核都处于高度活跃状态，激活它的脑区有能理解堵
211 车、上班迟到、业绩评估这三个抽象概念的，也有能理解这三者所有可能后果的。她的杏仁核会刺激她的交感神经系统和 HPA 轴，导致心率加快，血糖和血脂水平升高，手心开始冒汗，精神更为警觉。珍在感到紧张时，尤其是在觉得该应激源不可控时，往往会分泌大量的皮质醇，这一点她自己并不知道。在去上班的路上，她遇到了令人恼火的堵车，除了等待之外别无他法。在走进老板办公室时，她并不知道老板将说些什么，但又做不了什么能改变会议结果的事。最终，她没有迟到，评估也算顺利，而她此时此刻的皮质醇水平正在飙升。这些皮质醇会进入她的大脑，令下丘脑对瘦蛋白食欲抑制作用的敏

感性降低。因此，在这一天，她发现自己一日三餐的胃口都格外好。这种情况每出现一次，珍的体重就会增加一点，而且上腹部周围尤其容易长胖。

不过，关于为什么有些人会应激性过食，还有另一个更符合常识的原因：垃圾食品能改善我们的情绪。现有越来越多的研究表明，这可能真的是一个重要原因。

安慰食品

“在我刚刚开始研究 HPA 轴时，”加州大学旧金山分校生理学荣休教授玛丽·多尔曼（Mary Dallman）回忆道，“人们并不知道该研究到底是干什么的。”多尔曼自 1960 年代开始涉足生理学，当时我们对 HPA 轴生物学的了解还非常浅薄，而且该领域实际上是禁止女性进入的。她是从哈佛大学的技术员做起，最终成为加州大学旧金山分校的首位女性研究教员。她后续的研究工作对揭秘 HPA 轴受调控方式，尤其是它如何自我停止，发挥了至关重要的作用。[①]

不过，近些年里，多尔曼的研究对象已经从基础的 HPA 轴生物学拓展到了与人类健康更为直接相关的一些主题。多尔曼解释道：“我
所有的研究几乎都源自偶然的观察发现。”这种情况在研究领域十分 212
常见。她的其中一个研究主题就来自她的丈夫彼得·多尔曼（Peter Dallman）。彼得恰巧是一名儿科血液学家，也是一名专治儿童血液疾病的医生。他常常使用类皮质醇药物地塞米松（dexamethasone）来

① 另一个负反馈的例子。皮质醇会在大脑中发挥作用，降低 HPA 轴的活性。

治疗特定的血液疾病，即可以通过抑制免疫系统而得到改善的血液疾病。“他说，在开出地塞米松后，你首先会发现，”玛丽·多尔曼回忆道，“患儿开始疯狂进食，这时你就知道这一治疗手段是会有效的。”这促使她开始研究皮质醇及其相关化合物对啮齿动物卡路里摄入量的影响。

尽管这是一个富有成效的研究思路，但多尔曼知道关于皮质醇的故事远不止如此。对人的研究正一点点证明，应激不仅仅会改变我们的进食量，还会显著改变我们所吃食物的类型。[32] 你的应激反应是令卡路里摄入量增加还是减少，取决于你的遗传因素，不过，这一点并不会影响一个事实：大多数人都会被高卡路里的“安慰食品”吸引，比如巧克力、冰激凌、芝士通心粉、薯片和比萨饼。多尔曼推测，人类或许真是在用食物来自我缓解应激，抑制自身的威胁反应系统活动。

为了检验该假设，多尔曼的团队选用了一个实践证明可靠的啮齿动物应激模型——*束缚应激*（*restraint stress*）。根据该模型，研究人员将啮齿动物短暂地关在狭小空间内，这会激活它们的威胁反应系统。然后研究人员可通过观察它们交感神经系统与 HPA 轴活性的增强，以及僵立、躲藏等防御行为的出现，来评估其威胁反应系统的活化程度。

为了研究美食是否可以抑制应激反应，多尔曼团队为一组大鼠无限量提供糖水，另一组只提供纯净水，为期 10 天。[33]10 天后，研究人员为两组大鼠施加束缚应激，测出应激引发的 HPA 轴活化程度。一如多尔曼关于安慰食品提出的假设，糖水组的应激反应小于纯净水组。糖水似乎能让它们在应激下更好受些。① 不过，不仅仅是糖：后来，多尔曼及其他研究者又发现，为大鼠提供高脂食物也能实现一样的效果。[34]

---

① 此处的“更好受些”是个笼统的描述，我们很难了解一只大鼠的真实感受。

安慰食品究竟为何能抑制应激反应呢？究竟是身体对糖、脂肪和卡路里的代谢反应在发挥作用，还是食物的奖赏价值本身在发挥作用？辛辛那提大学神经科学研究员伊冯娜·乌里希－赖（Yvonne Ulrich–Lai）开始着手解答这些问题。她的团队将大鼠分为三组，分别间歇性地提供少量糖水、少量添加了无卡路里甜味剂糖精的水和少量纯净水，然后测量它们在束缚应激后的 HPA 轴活化程度。[35] 她假设，糖的应激缓解作用源自它对身体代谢的影响，而非它对大脑奖赏区域的影响。若该假设为真，糖精就不会见效。“结果，”乌里希－赖解释道，“与我的假设截然相反。糖精和糖的效果是一样的。”后续实验证实，有应激反应抑制作用的是甜味本身。[36] 213

2010 年，乌里希－赖的团队开始深入研究除吃以外的奖赏行为是否也会抑制应激反应。为此，他们设置的是唯一能与美食相媲美的自然奖赏：性。[37] 她的团队将雄性大鼠分为两组，一组每天都有可以交配的雌性，另一组看到雌性，闻到其气味，但不能接触。接着，他们测试了这些大鼠对束缚应激的反应，发现性也有效。据乌里希－赖所说，性其实比糖还要更有效一点。

深入观察大鼠大脑后，她的团队还发现，自然奖赏减轻应激反应的方式可能是改变杏仁核处理应激相关信息的方式。[38] 乌里希－赖上述所有研究结果共同表明，奖赏行为会直接阻碍大脑中威胁反应系统的活化。尽管该结论仍需要人类实验的证实，但对于我们为何会在紧张焦虑时寻求高奖赏价值的垃圾食品（和酒精等易上瘾物）这一问题：它提供了一个令人信服的解释：奖赏价值本身可以抑制威胁反应系统的活化，让我们更好受些。它或许还能解释另一个问题：为什么只有当身边有高奖赏食物时，应激才会引发过食？因为当我们想要自我缓解应激反应时，寡淡食物是帮不上忙的。

再次回到珍的故事中。与其他人一样，珍也不喜欢紧张和焦虑的感觉，会想办法控制这种感觉。她知道当她紧张时，吃美食能改善心情。在下班回家途中，她在食品杂货店买了接下来几天的食物。除了（非常健康的）食物外，她还在购物车中放了一盒有巧克力碎的曲奇饼干。在更为强烈的饥饿感和对安慰食品的渴望共同作用下，她最终吃掉了 1/3 盒饼干，卡路里摄入量远超她实际所需。她决心下次再遇到这种情况，要用散步或洗个泡泡浴的方法来代替进食。

214 **有益的安慰**

乌里希 - 赖的研究结果有非常重要的实用暗示：大脑自带应激缓解通路，我们可以通过各种各样的日常行为来对其加以利用。“如果我们可以了解【大脑内置的】应激缓解通路，”乌里希 - 赖说，“我们就有可能找到其他利用它的方法，可能是行为上的，或者是借助药物的。”明明有了安慰食品这一方法，我们为什么还想找出别的方法呢？因为高卡路里安慰食品吃得太过频繁会令我们的体重增加、健康水平下降。如果还有别的奖赏行为可以产生同样的应激缓解作用，那我们为什么不从中选择一个更为有益的呢？比如给朋友打电话、慢跑、做园艺或者谈恋爱。

10

人体电脑

每个人的大脑中都有一幅独一无二的基因蓝图，
因为它，
我们与食物的互动方式不同，
我们所固持的肥胖水平也不同。

人脑是个 3 磅（约合 1.4 公斤）重的粉色凝胶状组织。它与你电 215
脑中坚硬的金属组件和塑料组件几乎毫无相似之处。不过它们的基本功能是一样的：信息处理。尽管人脑和电脑有许多具体运行方式的不同，但它们都能收集、处理输入信息，并利用这些信息产生有用的输出。我认为这是了解大脑工作方式不错的出发点。

大脑所接收的输入有两个来源：体内和体外。体外，大脑收到的是来自外部感觉器官的信息，比如视觉、听觉、嗅觉、味觉和触觉信息。[①] 体内，大脑会收到来自许多不同感受器的信息，这些信息关乎：四肢的位置、脑袋如何转动、核心体温、肠胃内容物的数量和质量、排尿和排便感、血液中的离子浓度和血糖浓度、体脂量、消化不良、传染病、组织损伤及不计其数的其他变量。

正如电脑一样，人脑会处理这些信息，并利用其产生有用输出。
这些输出也会影响两件事：体内过程和体外过程。我们称第一个为生 216
理机能，第二个为行为。因此，你的大脑会收集来自体内和体外的信息，利用它们妥善调控你的身体及周围发生的事情，让你获益。举个例子，你若看到一个篮球飞速朝你的脑袋飞来，便会尽可能避开。在这种情况下，你的大脑会收集到来自视觉系统的信息，然后利用它指挥你的身体，做出避球动作。

下一个例子的直觉成分没有那么大，而且与我们所关心的主题更为相关。当体重减轻时，大脑会探测到瘦蛋白水平的下降，从而刺激

① 触觉其实相当复杂，因为它可以探测到许多不同的环境特征，比如压力、震动和冷热。

你的食欲增强。这时，大脑是用内部输入来调控行为输出，主要是个无意识过程。下面要点来了：你大脑的输出，包括你的食欲和进食行为，都取决于它收到的输入信号。[①] 这些信号中有一些是由有意识回路处理的，我们非常清楚它们对我们有何影响。但还有许多信号是由无意识回路处理的，我们几乎意识不到它们对我们生理和行为的影响，自然也无法直接控制这些过程，不过，这并不影响它们对我们的生活产生重大影响。

我之前说过，这些无意识回路就是我们不想过食却还是会过食的原因。正如丹尼尔・卡尼曼在其著作《思考，快与慢》中所述，大脑的思维过程可大致分为两个系统。系统 1 是快速的、不费力的、直觉的、无意识的，系统 2 是慢的、费力的、理性的、有意识的。系统 2 明白我们的选择会带来怎样的长期后果，代表的是理性目标：它想要你吃适量的有营养的食物，多锻炼，充足睡眠，到老也能保持着苗条、健美和健康。

糟糕的是，系统 1 就没有那么理性了。它有自己的既定日程，这都是由数百万年自然选择设定好的。它会用根深蒂固的本能来指导我们的行为和生理，我们的远古祖先曾在这些本能的帮助下生存和繁荣。
217 但它并不适应这个充满信用卡、色情片和毒品的世界，无法为生存在这个世界中的我们提供指导。它也并不适应这个高卡路里、高可口度食物唾手可得的世界。它常常与系统 2 发生矛盾，而又总是占据上风。系统 1 是我们明知过食会变胖，过食会有损健康和幸福感，却还会过食的原因。

卡尼曼并没有在书中探讨系统 1 和系统 2 所涉及的大脑结构，但

① 当然还有你大脑的当前状态（该状态取决于遗传因素和随机因素）。

我们知道系统 1 代表的不止一个回路。事实上，它就像道大杂烩，涵盖了许多不同的回路，这些回路承担着各种各样的信息处理任务。我已在本书中介绍了不少能无视现代人理性良好意图，驱使其过食的系统。

首先，我们讲了以基底神经节为核心的奖赏系统，它告诉我们应如何获取大脑本能认为有价值的食物属性，比如脂肪、糖、淀粉和盐。奖赏系统负责收集来自外部感觉器官与内部消化道的食物相关信号，通过帮助我们学习和刺激我们行动的方式，最终引导我们取得有价值的食物。具体来说就是，我们会对某些食物产生更为强烈的渴望和偏好，然后我们会养成以这些食物为中心的根深蒂固的饮食习惯。糟糕的是，该系统是在远古世界中进化而成，当时，卡路里难寻觅、难取得，因此需要有强大的动机驱动。而在现代富裕世界中，高卡路里、高奖赏的食物无处不在，而我们天生固有的进食动机依然强大，足以驱使我们过食。

接下来，我们探讨了以大脑眶额皮质和腹内侧前额叶皮质为核心的经济决策系统，该系统会整合所有可能动作的成本与收益，选出最划算的“交易”。该系统会同时涉及有意识与无意识过程，整合与当前决策有关的所有脑区的成本与收益信息。其中一些成本和收益与系统 2 的过程相关，比如预测吃油酥点心对你未来腰围的影响，或者计算你是否买得起那个油酥点心。不过，它还涉及许多无意识过程，比如偏好哪种食物属性，而在许多动物身上，该系统似乎天生偏好卡路里胜过其他一切，人也不例外。而且这些卡路里越是易得，我们就吃得越多。换言之，一提到食物，我们主要考虑的信号是卡路里和便利性。当高卡路里食物的购买、制备、食用都前所未有的便利时，我们 218
的这一本能就成了劣势。

第三个是恒脂系统，它主要位于下丘脑中，是通过影响食欲，影响我们对诱人食物信号的反应，以及影响我们的新陈代谢率来调控肥胖水平的，这也是个无意识过程。恒脂系统对食物奖赏、蛋白质摄入量、身体活动、应激，可能还有睡眠（以及一些不在本书探讨范围内的其他因素）都会做出反应，但其接收的主要信号来自脂肪组织分泌的瘦蛋白。恒脂系统的职责是：防止你的肥胖水平下降。这也是它所擅长的，因为在我们祖先生活的世界中，体重减轻意味着后代减少。正是恒脂系统在阻碍我们减重，阻碍我们长久维持减重成果，它或许也是我们体重有逐年缓慢上升趋势的原因之一。它也能部分解释为什么胖子往往比瘦子吃得多，只有多吃才能维持住更高的肥胖水平。当我们想要适度进食、保持苗条的良好愿望与恒脂系统发生矛盾时，赢到最后的往往都是恒脂系统。

接下来是与恒脂系统同时工作的饱足系统，该系统负责调控餐到餐的食物摄入量，在我们吃了足量食物后，它会通过让我们产生饱足感的方式来减少我们继续进食的动机。该系统主要位于脑干，接收的信号来自消化道，这些信号携带着我们所吃食物的体积信息，以及食物中的蛋白质和纤维含量信息。饱足系统还会收到来自奖赏系统的信号，当我们吃比萨饼、炸薯条、冰激凌等高奖赏食物时，奖赏系统往往会发送关闭饱足感的信号。最后，它还会收到来自恒脂系统的重要信号，通过增强或减少饱足感的方式来帮助维持体脂稳定。现代食物格外致胖的原因之一就是，它不会提供帮助饱足系统妥善调控我们卡路里摄入量的信号。我们往往会将饱足感当作吃够了的直觉信号，而每卡路里高热量、低纤维、低蛋白质、高可口度食物带来的饱足感低，吃这些食物时，我们不仅会大量过食，甚至很可能意识不到自己正在过食。

我们也从遗传学角度了解了个体恒脂系统与饱足系统的构建方

式，这有助于解答为什么现代人有的肥胖、有的苗条。每个人的大脑
中都有一幅独一无二的基因蓝图，因为它，我们与食物的互动方式不 219
同，我们所固持的肥胖水平也不同。有些人天生就有过食抗性，即便在非常致胖的环境中也不容易过食，但大多数人还是很容易被这样的环境影响。有些幸运儿即便过食也不会增重，他们的恒脂系统会将多余的卡路里燃烧掉。我们天生体质不同，有的易胖，有的不易胖，因此很难根据体重来评判一个人。同时，对大多数人来说，基因构成只是决定了倾向，并非决定了命运。我们与自己四代以前的祖辈携带着一样的基因，但他们鲜少有患肥胖症的，他们因为所处的环境与我们的不同，因此大脑和身体收到的信号也与我们的千差万别。

下一个是睡眠和昼夜节律系统，它分布于下丘脑、脑干和其他脑区中，主要依靠与奖赏系统、恒脂系统、经济决策系统的互动来影响进食行为和肥胖水平，这也是一个无意识过程。我们的恢复性睡眠量、睡眠的时机、看到的蓝光量和用餐的时机都是调控这些系统的关键信号。当我们睡眠不足，或睡眠质量不高时，奖赏系统对食物信号的反应就会增强，最终的结果就是，我们往往会摄入更多的卡路里。它也会影响我们的经济决策系统，催生“乐观偏见”，让我们更重视吃油酥点心的即时收益，而忽视未来成本。它会令我们偏离理性的、有益的日常目标，比如吃健康食物。当我们的睡眠及进食行为与太阳的昼夜周期不同步时，或与我们自己体内的生物钟不同步时，也会导致体重增加，并会损害我们的代谢健康。现代的富裕社会有旷日持久的职责、居高不下的睡眠障碍患病率、夜间过于充足的人工光线，以及令人兴奋的媒体、轮班制的工作和跨时区的旅行，它们发送给睡眠和昼夜节律系统的信号往往会令我们的进食行为和体重朝着错误的方向发展。

最后一个是威胁反应系统，它深植于许多脑区中，主要靠杏仁核

来协调，它以无意识过程为主，通过改变我们的行为和生理机能来帮助我们应对挑战。该系统的信号来自各种各样的感官输入，比如视觉和听觉，以此来传递与潜在威胁相关的信息。不过，它也会接收抽象信息，
220 比如被解雇的可能性。现代社会中的大多数威胁都是心理层面的，但许多时候，我们的反应方式仍像是要去击退野兽。我们并不清楚自己和祖先谁承受的压力更大，但我们的应激反应方式可能已不如他们那时有效了。心理应激会令某些人体内的皮质醇水平急剧上升，这可能降低恒脂系统对瘦蛋白的敏感度，从而令食物摄入量和体脂堆积量增加。当面对我们自认为不可控的应激状况时尤其如此。应激也会改变我们的进食偏好，让我们对安慰食品更感兴趣，因为这类食物往往兼具高卡路里和高可口度，能有助于抑制应激反应系统的活化，改善我们的心情。

大脑是个复杂的器官，除了本书中业已探讨到的以外，还有许多其他可影响进食行为的回路，而且我确信还有更多有待发现。不过，本书业已探讨的这些是决定我们卡路里摄入量和肥胖水平的关键要素。这些回路会对收到的信号做出反应，而在现代富裕社会的食物环境中，能刺激过食的信号密集得犹如狂风骤雨一般。之前提过基塔瓦岛上最胖的男人尤塔拉，他在定居巴布亚新几内亚小城阿洛陶后，习惯了现代的生活方式，我认为正是这些回路导致他在改变生活方式后出现了与其他传统岛民不一样的体型。我还认为，当我们与祖先的生活方式大相径庭时，正是这些回路将我们从苗条推向了肥胖。

开始下一步

接下来的研究又将去向何方？希望我的观点已经传达给你：我认

为神经科学是个生机勃勃的领域，它正在快速拓展我们对人脑的认识。不过作为已知宇宙中最复杂的东西，人脑还有许多秘密有待揭开。在进食行为与肥胖研究这个课题下，许多科学家都在持续探索驱使我们过食和长胖的无意识回路。此类研究工作多是围绕以下几点展开：找出能引发这些回路反应的输入信号，从分子层面详细了解这些回路本 221
身，找到操纵每一个回路的方法以预防和扭转肥胖。

下面是一个绝佳的例子，探究的是为什么某些减重手术对治疗肥胖症格外有效。一些肥胖者辛辛苦苦地改变饮食，改变生活方式，希望以此减脂，但往往收效不大，而另一些人借助特定的外科手术，比如 Roux–en–Y 胃旁路术和袖状胃减容术，不仅更为轻松地减掉了大量脂肪，而且能令减脂成果持久不反弹。[1]

起初，外科医生认为这些手术有效的原因显而易见：它们缩小了胃容量，降低了消化效率，因此做过手术的人吃不了太多，吃下的很多卡路里也来不及吸收，会被直接排出体外，顺着马桶冲走。不过，在进一步研究时，研究人员发现这个故事远比那些医生以为的要有意思得多。术后，这些人依然能够摄入和消化维持肥胖所需的卡路里量，他们的卡路里吸收能力也并不逊色于术前。[2] 他们只是丧失了吃油腻食物的欲望。术前，他们可能对大份的汉堡包、炸薯条和汽水有着强烈欲望；术后，他们更偏好份量较少、清淡的食物，比如蔬菜和水果。[3] 一般来说，体重大量减轻会伴随着强烈的饥饿反应，但他们从未在体重减轻的过程中表现出任何饥饿反应的迹象，这意味着，减重手术调低了恒脂系统的设定值。以免你认为食物偏好的改变是他们有意识控制的结果，我再补充一个关键细节：研究人员在做了相同手术的肥胖大鼠和小鼠身上也观察到了类似的食欲及食物偏好变化。[4]

显然，减重手术以某种方式改变了大脑调控食物摄入量和肥胖水平的无意识过程。而这些作用源自大脑惯常使用的各种连接与化学物质的改变。那么，到底是什么样的变化令某些减重手术有了惊人的疗效呢？没人知道确切答案，但一些研究者正在逐渐接近谜底，他们中包括密歇根大学的兰迪·西利和彭宁顿生物医药研究中心的汉斯-鲁迪·贝尔图（Hans-Rudi Berthoud）。一旦找到这个答案，我们便有可能用比手术风险更低、更易于调整的手段来操控这些回路，比如药物手段，或者更为理想的饮食和生活方式手段。关于大脑，还有许多未
222 知有待发现，这些未知之中又潜藏着新的强大工具，有望帮我们预防和治疗肥胖。

现在，我们已深入了解了大脑的工作方式，以及哪些信号会影响到驱使过食和长胖的无意识过程。下一章，我将总结前文内容，分析我们可以从中获得怎样的实用价值。我们的目标是给无意识大脑提供正确的信号，令其与我们想要苗条和健康的有意识目标相一致。

11

比饥饿的大脑更聪明

只要有正确的信息，
我们就能创造有利于瘦身的食品环境和生活方式，
这样的环境和生活方式可以为无意识大脑发送利于瘦身的信号，
令体重管理更加轻松。

纵观本书，我们业已看到无意识大脑对我们饮食习惯的强大影响。223
这些古老的回路令我们的祖先得以在物质匮乏的环境中生存和繁衍，但也让今天的我们陷入了困境，它们遵循的法则只适用于早已不存在的那场生存游戏。曾经帮人类走向繁荣的那些反应如今给我们带来的是过食、长胖和疾病，威胁着我们的生命，耗损着我们的精力。正如安东尼·斯克拉法尼和埃里克·拉维森的自助餐饮食法研究所示，即便我们不愿意，致胖的食物环境还是会刺激我们大量过食，而且甚至会让我们意识不到自己正在过食。今天的世界就像是一场自助餐的盛宴，对我们十分不利。

不过，我们也知道，如果改变周围环境，就可以改变发送给无意识大脑的信号，让它的动机与我们想变得苗条、健康的有意识目标相一致。如果大脑收到的信号支持过食，那么无论你愿不愿意，你都会有很高的过食可能性；反之，过食可能性就会很低。如果冲动的无意识大脑真的有如此巨大的影响力，如果它确实是根据收到的信号行事，那么显而易见，有效管理体重的方法就是给它正确的信号。要怎么做呢？方法可分为两类：整个国家可以做的和我们个人可以做的。

应对“肥胖大流行”

我们有各种各样的公共卫生举措，可为整个国家提供一个更健康、224
更适度的进食行为方向。不过，如果我们真的想要影响整个国家国民的腰围水平，就必须比现在更为严肃地对待这一问题。凯文·霍尔的研究显示，美国人若要回到 1978 年的体重水平，人均每日卡路里摄入量必须至少减少 218 大卡，相当于约减少总摄入量的 10%。[1] 另一种方法是，我们必须通过锻炼将这多余的 218 大卡燃烧掉，相当于每天慢跑半小时左右，另外还得寄希望于锻炼不会增进我们的食欲。现实的状况其实更具挑战性，因为并非所有人都在过食。如果我们是人均多了 218 大卡，那么事实是，一些人从来不过食，而另一些人每日的过食量为 400 大卡甚至更多。后者是公共卫生举措必须瞄准的对象。粗略的数据表明，三心二意的努力是行不通的。

那我们究竟有什么可用的方法呢？第一个策略很简单：告诉人们如何吃才健康。遗憾的是，事实证明，仅凭这一方法几乎完全影响不了我们的卡路里摄入量。要做出好的决策确实需要有用的信息，但只有信息是不够的，它无法影响到控制卡路里摄入量的主大脑回路，因此无法彻底改变我们的一些行为。

营养标签就是例证。要求贴标签这一举措确实取得了一些成功，比如迫使制造商减少加工食品中的反式脂肪含量[①]，不过仅仅是告知消费者该食物含有多少卡路里似乎并不会真的影响到他们现实生活中的总卡路里摄入量。[2] 我认为这是找错了应瞄准的大脑回路之故。

公共卫生专家已经有了大量瞄准冲动大脑的武器（这是事实，无论他们是否称之为“武器”）。比如*反营销*（*countermarketing*），该策略可以改变我们的消费模式。说穿了就是投放消极广告，将广告与某
225 些糟糕的感觉、令人不快的图片或令人不安的信息联系起来（这是负

① 政府一规定食品行业必须在营养标签上公开反式脂肪含量，美国食品中的该物质含量就立刻骤减。

强化作用的例子)。它的效果与通常的广告截然相反。禁烟的反营销举措包括在香烟包装盒上添加严肃的警告标签，以及在电视和广告牌上投放消极广告，此类广告中往往带有十分恐怖的图片——熏黑的肺和切开的气管。得益于反营销举措，再加上巨额的烟草税和越来越多的政府与民间的吸烟禁令，美国现在的人均香烟消耗量比 1963 年时减少了 70%。[3]

吸烟量减少确实是公共卫生领域的一次巨大成功，它防止了大量疾病与痛苦的产生，① 不过，该成功效果的出现源自多种因素的特定组合，而该组合并不存在于我们与致胖食物的战争中。首先，香烟并非生活必需品，而食物是。也就是说，我们的反营销只能针对致胖食物，不能伤及“无辜”。而反对某种上瘾性药物整体，远比只反对其中的有害部分要简单得多。其次，数百亿美元的烟草反营销经费一直是法定提供的，得益于 1990 年代的反烟草诉讼。但目前食物反营销领域还不具备此类资金来源。

另外一种正确引导进食行为的方法是，削弱致胖食物对指导着我们经济决策的脑区的诱惑力。金钱成本是该方法成功的关键之一，因此引起了公共卫生专家的大量关注。简言之，食物价格越高，我们购买它的可能性就越低，反之亦然。通过提高致胖食物的价格和降低易瘦食物的价格，我们可以让成本 – 收益平衡向更适度的卡路里摄入量方向倾斜。

数个国家已经开始对不健康食品征税，比如丹麦对富含饱和脂肪的食物征了税，墨西哥对含糖饮料征了税。不过，迫于食品行业和公众的强烈反对，丹麦的这一税项只实施了一年多一点的时间就取消了。

① 这可能是现在肺癌与心脏病患病率大幅下降的主因。

墨西哥是全球肥胖率最高的国家之一，它的汽水税确实有效减少了含糖饮料的摄入量，只是可能幅度不大。[4] 在我写作本书时，该征税措施才实施了两年，但墨西哥已经出台新的立法对其进行制约。[5] 不出
226 意料，自该征税措施实施后，汽水行业一直在想方设法削弱执法力度，鉴于墨西哥政府与大型汽水企业的关系密切［比如 2000 年至 2006 年间担任墨西哥总统的比森特·福克斯（Vicente Fox）就曾是可口可乐墨西哥公司的总裁］，该行业真是有太多破坏手段可用了。[6]

另外还可以用财政手段来将我们的饮食推到正确的方向上去，就是改变政府给玉米、大豆、小麦等经济作物的补贴。在美国，这三种作物得到的政府补贴是最多的，每年三种补贴加起来超过 100 亿美元。[7] 它们碰巧还是许多最致胖食品配料的生产原料，比如高果糖的玉米糖浆、精白面、大豆油（美国最常用的添加脂肪）、玉米油和玉米淀粉。食品行业会用这些人造的便宜原料来合成极其诱人且成本低到难以置信的食物——大脑是很难放过这样划算的“交易”的。归根结底，纳税人一直在为那些导致自己发胖和患病的食物提供补贴。符合常识的观点是，我们应该将给致胖食物的补贴划拨给不致胖的食物，这样就有可能大幅改变美国的食物系统，最终大幅缩小我们的腰围。至于改变补贴制度会带来何种复杂后果，我就留给经济学家和农民们去考虑了，不过，在我看来，我们应该能够在不损害整体国民健康的情况下保障农民们的生活与食品的安全。

便利性也是公共卫生手段之一，它会通过影响经济决策大脑回路来改变我们的进食行为。以底特律为例，它有一项分区法规定快餐店与学校之间至少得相隔 500 英尺（约合 152.4 米，略少于两个足球场的长度）。[8] 不过，美国只有极少数社区通过了此类条例，而且大都是为了保护历史地段的原有特色，而非为促进健康。

另一种干预方式是利用食品援助计划，比如补充营养援助计划［Supplemental Nutrition Assistance Program，简称 SNAP；前身为食品券计划（Food Stamp Program）］，该计划是为经济弱势群体设计，帮助低收入的美国人及家庭，这些人患肥胖症与慢性病的可能性更高。目前，受 SNAP 帮助的美国人有 4500 万，它也成为改善饮食和降低肥胖风险的强大杠杆支点。政府确实限制了领取 SNAP 救济者的救济金使用范围：只能购买种植食物的种子，以及在食品百货店购买食物， 227
不能用于餐厅消费。尽管在百货店也很容易买到致胖的饮食，但不允许在餐厅就餐是正确的。似乎在谈到食品援助计划时，我们会比较容易接受政府干预食品选择，毕竟领救济者花的都不是自己的钱。这可能为我们提供了一次宝贵的良机，或许我们可以通过金钱这一激励手段将饮食导向正确的方向，促使人们更多购买健康食物而非不健康食物。

食品行业很久以前就知道，让消费者购买某种食物的最有效方式之一就是展示令人垂涎的食物图片。如果消费者以前吃过该食物或类似的食物，相关视觉信号就会刺激他的多巴胺释放，让其产生吃该食物的动机（强烈的食欲）。人脑的这一根本属性是食品行业愿意每年花数百亿美元打广告的主因之一。此处可用的公共卫生干预手段显而易见：监管食品广告。不过，美国政府并没有给食品广告施加多少限制。康涅狄格大学路德食品政策与肥胖研究中心（Rudd Center for Food Policy and Obesity）的研究显示，美国儿童及成人每天都淹没在食品广告的洪流中，大多数广告宣传的都是不健康的高卡路里食物。[9]美国人深知，食品广告对自己的食物偏好和饮食习惯有着潜移默化的影响，不过大家都不愿政府介入其中。[10]

理论上说食品行业是可以自我监管的，并且对该行业和公众来说，这种方式比政府监管要受欢迎得多。通常情况下，食品行业高管也不会愿意自己的产品加剧“肥胖大流行”，而且在政府与私营组织的压力下，许多食品企业已经采取了相关行动。其中之一就是儿童食品和饮料广告倡议（Children’s Food and Beverage Advertising Initiative，简称 CFBAI），这是该行业于 2006 年主动提出的一项计划，用于监管面向 12 岁以下美国儿童的食品广告。大多数最大型的食品公司都签署了该协议，包括卡夫、可口可乐和通用磨坊（General Mills）。[11]CFBAI 参与者同意对在儿童电视节目中投放的不健康食品广告加以限制，即广告中的食品必须符合特定的卡路里、饱和脂肪、反式脂肪和盐的含量标准。CFBAI 的标准并没有要求食物必须特别健康或特别有助于瘦身，但确实约束了那些最糟糕的违规者，似乎整个食品行业都很好地遵守了该标准。[12]

228 不过并非所有人都对 CFBAI 持乐观态度。路德研究中心指出，儿童常常能接触到以 12 到 18 岁青少年为目标群体的媒体，这些媒体上的广告并不受限。[13] 因此，即便这些公司确实限制了直接针对儿童的食品广告，但当它们向其他年龄段群体投放不健康食品广告时，也会给儿童造成大量的附带伤害。路德研究中心还报告称，CFBAI 所用的营养标准并没有联邦跨部门工作组（Interagency Working Group）等独立机构推荐的标准那么严格。尽管存在这些问题，你还是很难否认 CFBAI 这一举措的方向是正确的。

遗憾的是，CFBAI 已经算是美国食品行业为公共卫生利益而进行自我监管的最大努力了。[14] 根本问题在于，食品行业身处竞争激烈的自由市场经济中，受该经济模式的激励支配，而这些激励有时是与人类健康相冲突的。[15] 尽管并非所有经济利益与人类健康相矛盾的例子都产生恶劣的影响，但竞争确实会引发“逐底竞争”。在这样的竞争中，企业会不择手段、竭尽所能地生产出最为诱人的食品，并以最显眼、最吸引人的广告来营销。要想胜出，这些企业就得刺激负责决定我们天生营养与经济偏好的大脑回路，而这些回路恰恰又能引发过食。最终的结果是，它们或许并非故意，但确实精心制造了一个会导致过食的食物系统。

去除食物中的致胖特性，往往会削弱其对普通消费者的吸引力，然后消费者会用自己的钱包表现出自己的食物偏好，转而购买别的更诱人的食物。举个例子，麦当劳做过数次尝试，试图提升其食物的健康形象，比如逐步淘汰“超大”这一份量选择，又比如在菜单中增加新鲜水果和沙拉。不过，在做出这些改变后，麦当劳在美国的销量下滑了。其他公司迅速趁虚而入，正如哈迪斯（Hardee's）首席执行官安德鲁·普兹代尔（Andrew Puzder）在谈到1400大卡“怪兽厚堡”（Monster Thickburger）时说的一段话：

> **这款汉堡是为饥饿的年轻人设计的，他们想要的就是美味多汁、可以尽情放纵食欲的巨型汉堡。我希望我们的竞争对手可以一直推销那些健康产品，而我们会一直坚持推销美味多汁的巨型汉堡。**[16] 229

在推出这款巨型汉堡后，哈迪斯的销量出现强劲增长。[17]

许多诱惑我们购买食品的属性也正是诱惑我们过食的属性，个别主动削减自家产品致胖因素的公司其实无异于自缚一只手登上拳台的选手。① 食品公司的高管和股东们都明白，自缚一只手往往会使面部遭受重击。这就是利益与公共卫生的根本冲突之所在，而大多数情况

① 也有一些小众市场是例外，这些市场的消费者偏好真正健康的食物，但其在整个食品市场上的占比毕竟很小。

下，占据上风的都是利益。在我看来，要切实摆脱这一持续恶化的过程只有一个方法：全国性监管，一边鼓励更利于瘦身的食品环境，一边为食品公司维持公平的经济竞争环境。这可以通过行业自我监管和（或）政府监管来实现，不过，食品行业是否会竭尽全力自我监管以助我们摆脱过食问题，对此，我表示非常怀疑。

如果我们认真对待，公共卫生立法无疑也是有效的反肥胖工具，不过，真正对此感兴趣的美国人极少，至于食品行业的高管就更少了。我们通常都很反对政府干预，尤其是涉及食品时。这一点我能理解，毕竟大家都不喜欢自己的生活被别人指手画脚。不过，我们已经在错误的道路上走了太远，已有数百万美国儿童在成长过程中患上了肥胖相关的身体疾病和代谢障碍，这是环境导致的必然结果，他们别无选择。① 不健康、不营养的饮食导致这些儿童的慢性病患病风险大增，预期寿命减少，
230 生活质量下降。[18] 这一惨况在很大程度上是可预防的，但我们三心二意的尝试失败了。现在是时候问自己一个严肃的问题了：我们更在意什么，是美国儿童的健康，还是我们迎接廉价致胖食品狂轰乱炸的自由？

六大策略打造易瘦生活方式

对于那些迫切想要改变过食现状的人来说，其实无须等待反过食

---

① 如今，有 2% 的美国儿童“极端肥胖”，这是该病症在过去几代中剧增的结果。这些儿童享受跑、爬等普通童年乐趣的能力大幅削弱，成年后还有极高的进一步患病风险，比如过早患上关节炎和糖尿病。另外还有 15% 的儿童患有程度相对较轻的极端肥胖，他们的预后（prognosis）或许会稍微好点，但亦相去不远。我认为我们应该尊重而非指责这些儿童及其家庭，这一点很重要，但我们也必须意识到问题的严重性，必须通力合作找出解决之道。

立法。只要有正确的信息，我们就能创造有利于瘦身的食品环境和生活方式，这样的环境和生活方式可以为无意识大脑发送利于瘦身的信号，令体重管理更加轻松。这样做的目的是创造出能让有意识大脑与无意识大脑动机一致的环境，让它们都能支持你维持最佳卡路里摄入量的目标。我在本书中详细探讨了很多研究，现将其总结为以下六大策略。它们都很实用，可应用于你的日常生活中。

1. 改善周遭的食物环境

你周遭的诱人食物信号会影响你控制动机和经济决策的脑区，因此极容易导致过食。不过，幸运的是，我们最有效的应对方法之一恰恰也是最为简单的方法之一：减少与食物信号的接触。下面是三种具体措施。

第一，不要让任何可轻易取得并吃到的高卡路里诱人食物出现在你的生活和工作环境中，尤其不要摆在桌面这种一眼就能看到的地方。这些食物既包括炸薯条、曲奇饼干，也包括一些相对健康的食物，比如咸味坚果。冰箱里不要放冰激凌。不要储备这些食品，然后你会发现，一旦没得选择，你对它们的渴望也会降低。

第二，减少与一切食物信号的接触。健康食品也有可能引发过食，因此不要让自己陷入太多的诱惑之中。减少自己生活和工作环境中可见的食物数量，尤其是取和吃都很方便的小吃零食。尽可能避开电视及其他地方的食品广告。

第三，增加进食障碍。障碍不一定要大才有效。比如橙子，要吃 231
就必须剥皮，因此，你很可能会等到真饿了才吃。同样的道理也适用于带壳的坚果。而最有效的障碍可能是，厨房内仅储备必须烹饪或重新加热才能吃的食物。如果某种食物必须烹饪后食用，那你就不太可能用它来加餐，很可能会在不得不吃时再行动。

综上所述，健康的食物环境能让你的进食行为轻而易举地走向正确的方向。这样的环境是指，没有高卡路里的诱人食物，也没有能让你想起这些食物的广告；能一眼看到的食物少之又少；目力可及的健康食物吃起来都不太方便。想象一下，厨房里唯一可见的食物只有带皮的水果和带壳的坚果，其他所有食物都在冰箱，必须加热才能食用。再想象一下，你工作场所中的所有食物都在冰箱，桌面、工作台上看不到任何食物。这就是你所需要营造的目标环境。

2. 管理自己的食欲

如果大脑认为你饿了，那么无论你的决心多么坚定，最终都会败下阵来。对此，你要做的就是给它信号，让它意识到你并不饿。

最简单直接的方式就是选对食物，选择那些能给脑干发送强烈饱足信号，但卡路里含量又适中的食物。这类食物的卡路里密度更低、蛋白质和（或）纤维含量更高、可口度适中，通常包括更接近天然状态的简单食物，比如新鲜水果、蔬菜、土豆、鲜肉、海鲜、蛋、酸奶、全麦食品、豆荚和兵豆。面包的卡路里密度高得惊人，哪怕是全麦制作的，因此很容易引起过食。从土豆、红薯、豆荚、燕麦粥等富含水分的食物中获取淀粉或许比从面包、饼干等面粉做的食物中获取淀粉更可取。尤其不能碰精白面做的食物，这类食物一般都是高卡路里、低纤维的。

长远来看，你还需要让恒脂系统适应你的目标体重。至于如何才能让恒脂系统满意，我们所知尚少，还需更多研究，但已有证据暗示，
232 多吃蛋白质、少吃高奖赏食物会有所帮助。经常锻炼、保证恢复性睡眠和进行应激管理可能也有助于下调肥胖设定值，便于减重和维持减重成果。

3. 警惕食物奖赏

大脑偏好含有脂肪、糖、淀粉、蛋白质、盐及其他成分的高卡路里食物，它会根据食物的具体成分决定我们吃该食物的动机。该动机与饥饿之间有一定独立性，如果你正吃着自己最爱的食物，比如冰激凌、布朗尼蛋糕、炸薯条、巧克力和培根，饱足信号就很容易被你无视掉。这些食物的奖赏价值远远高于我们远古祖先吃过的任何食物，它们有着强大的食欲和过食刺激作用，最终令我们形成根深蒂固的不健康饮食习惯。

卡路里密度较低、更接近天然状态的简单食物也能给人美妙的进食体验，同时又不具备会引发过食的强大奖赏优势。这类食物包括水果、蔬菜、土豆、豆荚、燕麦粥、蛋、原味酸奶、鲜肉和海鲜。坚果或许不是理想的减肥食物，但它们的卡路里密度也许并没有看上去那么大，因为它们所含卡路里并不会被消化道全部吸收。[19] 选择未腌制过的坚果可以有效减少坚果的奖赏价值。这些简单食物能协助饱足系统和恒脂系统控制我们的进食行为，令我们的卡路里摄入量符合自身的真实需求。

同一种食物在不同人眼里可能有不同的奖赏价值，但大多数人都很清楚自己的问题食物有哪些，也就是哪些食物对自己来说具有很高的奖赏价值。常见例子有巧克力、比萨饼、薯片、墨西哥玉米片、炸薯条、曲奇饼干、蛋糕和冰激凌。不要让这些食物出现在你周围。不过偶尔吃一次还是可以的。

如果你嗜吃甜点，难以自制，可以试试在用餐中途吃块水果。这能增进你的感官特定饱足，降低你餐后吃甜食的欲望。

警惕上瘾性物质，比如酒精、咖啡因和可可碱（巧克力成分之

233 一）。这些物质天生奖赏价值高，可刺激我们摄入过量的卡路里。啤酒、奶油、糖、巧克力、汽水等中都含有此类物质。一瓶酒精饮料的热量为 90 到 180 卡路里，一罐汽水的热量约为 140 卡路里，而咖啡饮品的热量可高达 500 卡路里，知道这些，就不难理解它们有多么易致胖了，而且我们喝这些饮料还并非出于饥饿。最好是喝含咖啡因但不含卡路里的饮料，比如绿茶和黑咖啡；不要喝汽水；如果你喝酒精饮料，最好选择卡路里较低的，比如葡萄酒或烈酒，而且要限制每日的摄入量。

4. 睡眠优先

希望我已为你辟除“睡觉是浪费时间”这一谬见。恢复性睡眠是传递给无意识大脑的重要信号，会对我们的表现和进食行为产生重大影响——即便我们无法直接感知到。

要拥有恢复性睡眠，第一步就是睡够时长。对许多人来说，这样已足够他们充分休息了。但对那些有睡眠问题的人来说，要有助睡眠，还要确保夜间卧室全黑，有条件的要确保室内凉爽，还要确保床是只用来睡觉和做爱的地方。

你的昼夜节律会影响到你的睡眠质量和进食行为，而该作用主要通过无意识过程实现。你可以尝试每天同一时间上床和起床，这能给你的昼夜节律提供正确信号。确保早上或正午有充分的明亮蓝光光照，最好是到户外接受光照。晚上则要将全光谱灯泡换成暖白光灯泡，调暗光线，在电子设备上使用浮勒克斯等应用程序和（或）戴上防蓝光眼镜，以此避免明亮的蓝光光照。

如果你有更为严重的睡眠呼吸暂停等睡眠障碍，大大降低了你的睡眠质量，那么你需要寻求专业的治疗帮助。大多数睡眠呼吸暂停都不难治，接受治疗可大大改善你的健康，提升你的表现，提高你的生活质量。

5. 让身体动起来

经常锻炼至少能从两个方面帮助我们管理食欲和体重。第一，它 234
能增加你的卡路里消耗量，降低你过食的可能性。研究显示，如果超重者经常锻炼，他们的卡路里摄入量往往会上升，但新增的摄入量会少于新增的燃烧量（尽管这一点确实因人而异）。[20] 第二，身体活动或许也有助于令大脑中的恒脂系统稳定在更低的水平上，长此以往，肥胖水平会自然而然地降低。

对于我们的远古祖先来说，锻炼就等同于日常生活。运动一直都是人类日常活动的关键组成部分，我们的身体功能必须通过运动来正常运转。运动是拥有良好的身体与认知表现、健康的情绪以及能够健康老去的根本保证。因此，无论你想不想管理体重，健康的生活方式都离不开运动。

关于运动，要记得的最重要的一点就是付诸行动，有可能的话要每天运动。无论是散步、做园艺、打网球、骑自行车还是力量训练，都算运动。不过，正如美国 HHS 的建议，最理想的运动方式是多种运动方式相结合。HHS 推荐的组合方式是，健步走等中等强度运动加跑步等高强度心血管运动，再加上举重等力量训练。[21]

运动的选择很重要，要选择能纳入你日常安排且自己喜欢的运动，否则可能会难以坚持。我认为步行或骑自行车通勤是很棒的方式，可以以省时的方式将运动与你的日常生活结合起来。这种方式可能不具普适性，但适用人数应该比我们以为的要多，很多人只是没有意识到自己可以罢了。如果你的通勤距离太远，无法骑自行车直达，可以尝试将车停在距离工作地点几英里远的地方，剩下的路程就步行、慢跑或骑自行车。尝试一下，你或许就会喜欢上这种方式。篮球、网球等体育运动则更富趣味性，有益社交。很多地方的市政联盟和公共网球场为开展这些运动提供了便利，降低了成本。

6. 管理应激

235 威胁反应系统的进化是为了保护我们，但到了现代，它有时会降低我们的生活质量，妨碍我们实现想要吃适量食物这一良好意图。我会概括五个步骤，帮助你找到自己的问题，并通过给予威胁反应系统正确的信号来管理应激进食行为。第一步，你要确定自己是不是应激型进食者。如果你是，你可能已经知道了。第二步，找到应激源——尤其是你觉得自己无力控制的慢性应激源。这些应激源常常包括工作应激、金钱、健康问题、长期看护、人际冲突和（或）社会支持的缺乏。

第三步，设法减轻应激源的影响。方法很多。你可以消除它或避开它吗？如若不能，你有办法将看似不可控的应激源变成可控应激源吗？举个例子，假设你的应激源是钱，那你是否可以制订出具体的增收计划？再假设你的应激源是健康问题，那你是否可以制订出具体方案，尽可能有效地管理自己的身体状况？制订计划很可能有助于减轻应激源对你的影响，即便没能减轻，也能让你有一种控制感，这种控制感或许能减少应激进食的冲动。

另一种缓解应激的方式是练习正念冥想（mindfulness meditation）。正念是对当下有意识但无判断的状态，冥想是培养该状态的有效方式。大多数应激都与当下发生的事无关，通常关乎未来可能发生的事。我可能赶不上任务的截止期限了。我可能会得糖尿病。我的伴侣可能会离开我。我可能还不上信用卡了。这些忧虑有时是理性的，是值得注意的，但它们常会令我们的思绪和情绪陷入无益的混乱中。通过训练自己专注当下，我们可以将自己的思维导向更为有益的方向。

冥想的方式有很多，下面有一个简单的技巧分享给你：

找个舒适的座位，让脊柱保持直立和放松。双目睁开，凝视前方，
目光略微向下。专注于呼吸时腹部的起伏。你很可能因周围环境而分 236
神，一旦开始走神，要轻轻将思绪拉回来，继续专注于呼吸。刚练习时坚持 5 分钟，努力练到能持续 15 分钟。冥想就像锻炼；当你身材走样时，锻炼很辛苦，但练得越多，就越轻松。尽管对正念冥想的研究仍有很长的路要走，但现在已有大量证据表明，正念冥想能缓解应激，提升生活质量，另外也有一些证据表明，它能改善健康状况。[22]

第四步，将应激进食换成其他更为有益的应激反应方式。备受压力时，你是否可以用其他令人愉悦的事物来取代安慰食品？换成给朋友打电话、做爱、读一本好书、慢跑、冲个热水澡或做园艺怎么样？

第五步，不要让高卡路里的安慰食品出现在你的生活和工作环境中，这听着可能有唠叨重复之嫌。若身边没有高奖赏食物，你想用它们来缓解应激的动机也会减少。

我上述概括的几大策略应该能有助于你管理体重，它们可以发送正确信号给无意识大脑，让无意识大脑与你想要苗条和健康的有意识目标保持一致。如果你的目标就是控制体重，我建议你认真考虑上述六大策略，看如何能尽可能高效且可持续地运用它们。那么，哪些策略能让你获益最多，哪些又获益最少呢？

以我自己为例，若我周遭伸手可及的范围内有高奖赏食物，我会非常敏感。如果我可以轻易拿到炸薯条、曲奇饼干、薯片或其他诱人美食，我往往会过食，尤其是在饮酒后。如果我吃的是每卡路里饱足

价值低的食物，我也会过食。对我来说合理的做法是，营造并维持一个有助于避免过食的食物环境，并吃更低卡路里密度、更高饱足价值的简单食物。这些方法是我试过最为事半功倍的。另外，我在倍感压力时不会过食，一直以来都睡得很好，还经常锻炼，因此，后几个策略不是我的优先项。你也要先确定自己的优先项，然后据此制订出适合你自己的体重及健康管理方案，这一点十分重要。

237 我希望，在借助科学研究了解了过食的原因，制订了更为高效的个人与公共卫生策略，并拥有了运用这些的勇气后，我们可以控制住自己饥饿的大脑。

致 谢

虽然这本书是我一个字一个字敲出来的，但它凝结了许多杰出人士的研究成果。我首先要感谢不计其数的研究者们，没有他们为理解自然界所做的奉献，就不会有这本书。其中，我尤为感激那些拨冗为我解释其研究成果的研究者们，包括安东尼·斯克拉法尼、布莱恩·伍德、布鲁斯·温特哈尔德、卡米洛·派多亚–夏欧帕、克里夫·萨佩、丹·帕尔迪、迪安娜·阿布尔、埃莉萨·埃佩尔、艾伦·舒尔、埃里克·拉维森、哈维·格里尔、赫尔曼·庞策、乔希·塔勒、肯特·贝里奇、凯文·格尼、凯文·霍尔、金·希尔、利恩·伯奇、伦纳德·爱泼斯坦、莱斯莉·利伯曼（Leslie Lieberman）、马库斯·斯蒂芬森–琼斯、玛丽–皮埃尔·圣翁奇、马克·威尔逊、玛丽·多尔曼、迈克·施瓦茨、迈克·沙德伦（Mike Shadlen）、彼得·雷德格雷夫、理查德·帕米特、罗斯·麦克德维特、罗伊·怀斯、鲁迪·利贝尔、露丝·哈里斯、萨达夫·法鲁基、斯戴芬·林德伯格和伊冯娜·乌里希–赖。希望我没有辜负他们的研究。此外，布莱恩·伍德、卡米洛·派多亚–夏欧帕、丹·帕尔迪、艾伦·舒尔、凯文·霍尔、伦纳德·爱泼斯坦、马库斯·斯蒂芬森–琼斯、马克·威尔逊、迈克·施 239

瓦茨、彼得·雷德格雷夫和斯戴芬·林德伯格就我的章节初稿提供了宝贵的科学反馈。凯文·霍尔还慷慨提供了图3所用的原始数据。彼得·雷德格雷夫就基底神经节在行为选择中所扮演的角色提出了假设，该假设对我来说很难理解，而他十分耐心地解答了我在理解过程中的诸多疑问。杰里米·兰登协助我调查了美国甜味剂摄入量的历史数据。阿什莉·梅森（Ashley Mason）说服我增加了有关应激的章节。罗斯·麦克德维特提供了一幅奇妙的图片，展示了摄入可卡因后兴奋小鼠的运动路径。布莱恩·伍德提供了哈扎人收集和制备食物的生动
240 照片。艾伦·舒尔、苏珊·梅尔霍恩、玛丽·K. 阿斯克伦和华盛顿大学影像诊断科学中心慷慨同意帮我扫描我看着垃圾食品图片时的大脑反应。尤其是苏珊，她为准备我的 fMRI 图像，以及让这些图像适应灰度打印（grayscale print）而做了大量艰难的工作。

我还要感谢我的代理人霍华德·允（Howard Yoon）和我的责编——熨斗出版社（Flatiron Books）的惠特尼·弗里克（Whitney Frick），感谢他们敢于冒险，成就了我的第一次图书写作。克里斯廷·梅休斯－罗（Kristin Mehus-Roe）为我的写作计划提供了有建设性的编辑反馈意见，并帮我与霍华德建立了联系。雅尼娜·贾格尔（Janine Jagger）、贝斯·索斯科（Beth Sosik）和泽恩·沃尔方（Zen Wolfang）就个别章节提供了有用的意见。蕾切尔·霍尔茨曼（Rachel Holtzman）协助我对整本书的初稿进行了全面润色，确保这本书能尽可能的引人入胜、通俗易懂。青木静香（Shizuka Aoki）提供了好看的插图，为我的图表和图解做了非常必要的修改。

最后，我要衷心感谢迈克·施瓦茨，以及我在华盛顿大学与施瓦茨共事期间遇到的所有美好善良的人。若没有在此期间获得的宝贵启发与付出的辛勤汗水，就不会有这本书的存在。

注 释

前 言

1 "Nutrition and Your Health," *Dietary Guidelines for Americans*, US Department of Agriculture and US Department of Health and Human Services (1980).

2 C. D. Fryar, M. D. Carroll, and C. L. Ogden, "Prevalence of Overweight, Obesity, and Extreme Obesity Among Adults: United States, Trends 1960-1962 through 2007-2008," National Center for Health Statistics (2012), 1-6.

3 G. Taubes, *Good Calories, Bad Calories: Fats, Carbs, and the Controversial Science of Diet and Health*, reprint edition (New York: Anchor, 2008), 640; N. Teicholz, *The Big Fat Surprise: Why Butter, Meat & Cheese Belong in a Healthy Diet* (New York: Simon & Schuster, 2015), 496.

4 X. Guo, B. A. Warden, S. Paeratakul, and G. A. Bray, "Healthy Eating Index and Obesity," *European Journal of Clinical Nutrition* 58, no. 12 (December 2004): 1580-86; P. A. Quatromoni, M. Pencina, M. R. Cobain, P. F. Jacques, and R. B. D'Agostino, "Dietary Quality Predicts Adult Weight Gain: Findings from the Framingham Offspring Study," *Obesity* 14, no. 8 (August 2006): 1383-91.

5 G. L. Austin, L. G. Ogden, and J. O. Hill, "Trends in Carbohydrate, Fat, and Protein Intakes and Association with Energy Intake in Normal-Weight, Overweight, and Obese Individuals: 1971-2006," *American Journal of Clinical Nutrition* 93, no. 4 (April 2011): 836-43; USDA, "USDA Economic Research Service—Food Availability (Per Capita) Data System," 2013, cited October 31, 2013,http://www.ers.

usda.gov/data-products/food-availability-(per-capita)-data-system.aspx.

6 W. O. Atwater, "Foods: Nutritive Value and Cost," USDA, *Farmers Bulletin,* no. 23 (1894).

7 M. Kratz, T. Baars, and S. Guyenet, "The Relationship Between High-Fat Dairy Consumption and Obesity, Cardio-vascular, and Metabolic Disease," *European Journal of Nutrition* 52, no. 1 (February 2013): 1-24.

8 USDA, "USDA Economic Research Service—Food Availability (Per Capita)."

9 Fryar, Carroll, and Ogden, "Prevalence of Overweight, Obesity."

10 D. Lieberman, *The Story of the Human Body: Evolution, Health, and Disease* (New York: Pantheon Books, 2013); S. Lindeberg, *Food and Western Disease: Health and Nutrition from an Evolutionary Perspective,* 1st ed. (Hoboken, NJ: Wiley-Blackwell, 2010), 368.

1. 岛上最胖的人

1 Lindeberg, *Food and Western Disease*; S. Lindeberg and B. Lundh, "Apparent Absence of Stroke and Ischaemic Heart Disease in a Traditional Melanesian Island: A Clinical Study in Kitava," *Journal of Internal Medicine* 233, no. 3 (March 1993): 269-75; S. Lindeberg, E. Berntorp, P. Nilsson-Ehle, A. Terént, and B. Vessby, "Age Relations of Cardiovascular Risk Factors in a Traditional Melanesian Society: The Kitava Study," *American Journal of Clinical Nutrition* 66, no. 4 (October 1997): 845-52.

2 同上。

3 Lindeberg, *Food and Western Disease;* P. F. Sinnett and H. M. Whyte, "Epidemiological Studies in a Total Highland Population, Tukisenta, New Guinea: Cardiovascular Disease and Relevant Clinical, Electro-cardiographic, Radiological, and Biochemical Findings," *Journal of Chronic Diseases* 26, no. 5 (May 1973): 265-90; K. T. Lee, R. Nail, L. A. Sherman, M. Milano, C. Deden, H. Imai, et al., "Geographic Pathology of Myocardial Infarction," *American Journal of Cardiology* 13 (January 1964): 30-40; H. C. Trowell and D. P. Burkitt, *Western Diseases: Their Emergence and Prevention* (Cambridge, MA: Harvard University Press, 1981), 474; F. W. Marlowe and J. C. Berbesque, "Tubers as Fallback Foods and Their Impact on

Hadza Hunter-Gatherers," *American Journal of Physical Anthropology* 140, no. 4 (December 2009): 751-58; T. Teuscher, J. B. Rosman, P. Baillod, and A. Teuscher, "Absence of Diabetes in a Rural West African Population with a High Carbohydrate/Cassava Diet," *Lancet* 329, no. 8536 (April 1987): 765-68; R. B. Lee, *The !Kung San: Men, Women, and Work in a Foraging Society* (Cambridge, UK: Cambridge University Press, 1979).

4 Lindeberg, *Food and Western Disease.*

5 Trowell and Burkitt, *Western Diseases: Their Emergence.*

6 National Bureau of Economic Research Economic History Association, *Output, Employment, and Productivity in the United States After 1800* (National Bureau of Economic Research, 1966), 684.

7 L. A. Helmchen and R. M. Henderson, "Changes in the Distribution of Body Mass Index of White US Men, 1890-2000," *Annals of Human Biology* 31, no. 2 (April 2004): 174-81.

8 J. N. Wilford, "Tooth May Have Solved Mummy Mystery," *New York Times,* June 27, 2007, cited March 11, 2016, http://www.nytimes.com/2007/06/27/world/middleeast/27mummy.html.

9 Fryar, Carroll, and Ogden, "Prevalence of Overweight, Obesity."

10 同上。

11 C. L. Ogden and M. D. Carroll, "Prevalence of Obesity Among Children and Adolescents: United States, Trends 1963-1965 through 2007-2008," 2013, cited October 31, 2013, http://www.cdc.gov/nchs/data/hestat/obesity_adult_09_10/obesity_adult_09_10.htm.

12 A. Stokes, "Using Maximum Weight to Redefine Body Mass Index Categories in Studies of the Mortality Risks of Obesity," *Population Health Metrics* 12, no. 1 (2014): 6; A. Stokes and S. H. Preston, "Revealing the Burden of Obesity Using Weight Histories," *Proceedings of the National Academy of Sciences of the United States of America* 113, no. 3 (January 2016): 572-77.

13 J. Ponce, "New Procedure Estimates for Bariatric Surgery: What the Numbers Reveal," Connect, May 2014, cited March 11, 2016, http:// connect.asmbs.org/may-2014-bariatric-surgery-growth.html.

14 J. L. Hargrove, "History of the Calorie in Nutrition," *Journal of Nutrition* 136, no. 12 (December 2006): 2957-61.

15 W. O. Atwater, "The Potential Energy of Food: The Chemistry and Economy of Food, III," *Century* 34 (1887): 397-405.

16 同上。

17 W. O. Atwater, *Experiments on the Metabolism of Matter and Energy in the Human Body, 1898-1900* (US Government Printing Office, 1902), 166.

18 同上。

19 O. Lammert, N. Grunnet, P. Faber, K. S. Bjørnsbo, J. Dich, L. O. Larsen, et al., "Effects of Isoenergetic Overfeeding of Either Carbohydrate or Fat in Young Men," *British Journal of Nutrition* 84, no. 2 (2000): 233-45; T. J. Horton, H. Drougas, A. Brachey, G. W. Reed, J. C. Peters, and J. O. Hill, "Fat and Carbohydrate Overfeeding in Humans: Different Effects on Energy Storage," *American Journal of Clinical Nutrition* 62, no. 1 (July 1995): 19-29; R. L. Leibel, J. Hirsch, B. E. Appel, and G. C. Checani, "Energy Intake Required to Maintain Body Weight Is Not Affected by Wide Variation in Diet Composition," *American Journal of Clinical Nutrition* 55, no. 2 (February 1992): 350-55; N. Grey and D. M. Kipnis, "Effect of Diet Composition on the Hyperinsulinemia of Obesity," *New England Journal of Medicine* 285, no. 15 (October 7, 1971): 827-31; C. Bogardus, B. M. LaGrange, E. S. Horton, and E. A. Sims, "Comparison of Carbohydrate-Containing and Carbohydrate-Restricted Hypocaloric Diets in the Treatment of Obesity: Endurance and Metabolic Fuel Homeostasis During Strenuous Exercise," *Journal of Clinical Investigation* 68, no. 2 (August 1981): 399-404; P. M. Piatti, F. Monti, I. Fermo, L. Baruffaldi, R. Nasser, G. Santambrogio, et al., "Hypocaloric High-Protein Diet Improves Glucose Oxidation and Spares Lean Body Mass: Comparison to Hypocaloric High-Carbohydrate Diet," *Metabolism* 43, no. 12 (December 1994): 1481-87; A. Golay, A. F. Allaz, Y. Morel, N. de Tonnac, S. Tankova, and G. Reaven, "Similar Weight Loss with Low-or High-Carbohydrate Diets," *American Journal of Clinical Nutrition* 63, no. 2 (February 1996): 174-78.

20 C. B. Ebbeling, J. F. Swain, H. A. Feldman, W. W. Wong, D. L. Hachey, E. Garcia-Lago, et al., "Effects of Dictary Composition on Energy Expenditure During Weight-

Loss Maintenance," *Journal of the American Medical Association* 307, no. 24 (June 27, 2012): 2627-34; K. D. Hall, T. Bemis, R. Brychta, K. Y. Chen, A. Courville, E. J. Crayner, et al., "Calorie for Calorie, Dietary Fat Restriction Results in More Body Fat Loss than Carbohy-drate Restriction in People with Obesity," *Cell Metabolism* 22, no. 3 (September 2015): 427-36.

21 USDA, "USDA Economic Research Service—Food Availability (Per Capita)."

22 E. S. Ford and W. H. Dietz, "Trends in Energy Intake Among Adults in the United States: Findings from NHANES," *American Journal of Clinical Nutrition* 97, no. 4 (April 2013): 848-53.

23 K. D. Hall, J. Guo, M. Dore, C. C. Chow, "The Progressive Increase of Food Waste in America and Its Environmental Impact," *PLOS ONE* 4, no. 11 (November 2009): e7940.

24 B. Swinburn, G. Sacks, and E. Ravussin, "Increased Food Energy Supply Is More Than Sufficient to Explain the US Epidemic of Obesity," *American Journal of Clinical Nutrition* 90, no. 6 (December 2009): 1453-56.

25 K. D. Hall, G. Sacks, D. Chandramohan, C. C. Chow, Y. C. Wang, S. L. Gortmaker, et al., "Quantification of the Effect of Energy Imbalance on Bodyweight," *Lancet* 378, no. 9793 (August 27, 2011): 826-37.

26 同上。

27 同上。

28 Hall, Guo, Dore, and Chow, "The Progressive Increase of Food Waste."

29 S. C. Davis and S. W. Diegel, *Transportation Energy Data Book: Edition 32* (US Department of Energy, 2013).

30 A. Sclafani and D. Springer, "Dietary Obesity in Adult Rats: Similarities to Hypothalamic and Human Obesity Syndromes," *Physiology and Behavior* 17, no. 3 (September 1976): 461-71.

31 B. P. Sampey, A. M. Vanhoose, H. M. Winfield, A. J. Freemerman, M. J. Muehlbauer, P. T. Fueger, et al., "Cafeteria Diet Is a Robust Model of Human Metabolic Syndrome with Liver and Adipose Inflammation: Comparison to High-Fat Diet," *Obesity* (Silver Spring, MD) 19, no. 6 (June 2011): 1109-17.

32 D. M. Dreon, B. Frey-Hewitt, N. Ellsworth, P. T. Williams, R. B. Terry, and P.

D. Wood, "Dietary Fat: Carbohydrate Ratio and Obesity in Middle-Aged Men," *American Journal of Clinical Nutrition* 47, no. 6 (June 1, 1988): 995-1000; D. Kromhout, "Energy and Macronutrient Intake in Lean and Obese Middle-Aged Men (The Zutphen Study)," *American Journal of Clinical Nutrition* 37, no. 2 (February 1983): 295-99; W. C. Miller, M. G. Nieder-pruem, J. P. Wallace, and A. K. Lindeman, "Dietary Fat, Sugar, and Fiber Predict Body Fat Content," *Journal of the American Dietetic Association* 94, no. 6 (June 1994): 612-15.

33 S. W. Lichtman, K. Pisarska, E. R. Berman, M. Pestone, H. Dowling, E. Offenbacher, et al., "Discrepancy Between Self-Reported and Actual Caloric Intake and Exercise in Obese Subjects," *New England Journal of Medicine* 327, no. 27 (December 31, 1992): 1893-98; E. Ravussin, S. Lillioja, T. E. Anderson, L. Christin, and C. Bogardus, "Determinants of 24-Hour Energy Expenditure in Man: Methods and Results Using a Respiratory Chamber," *Journal of Clinical Investigation* 78, no. 6 (December 1986): 1568-78; L. G. Ban-dini, D. A. Schoeller, H. N. Cyr, and W. H. Dietz, "Validity of Reported Energy Intake in Obese and Nonobese Adolescents," *American Journal of Clinical Nutrition* 52, no. 3 (September 1, 1990): 421-5; E. Ravussin, B. Burnand, Y. Schutz, and E. Jéquier, "Twenty-Four-Hour Energy Expenditure and Resting Metabolic Rate in Obese, Moderately Obese, and Control Subjects," *American Journal of Clinical Nutrition* 35, no. 3 (March 1, 1982): 566-73.

34 Lichtman, Pisarska, Berman, Pestone, Dowling, Offenbacher, et al., "Discrepancy Between Self-Reported and Actual"; Bandini, Schoeller, Cyr, and Dietz, "Validity of Reported Energy Intake"; J. O. Fisher, R. K. Johnson, C. Lindquist, L. L. Birch, and M. I. Goran, "Influence of Body Composition on the Accuracy of Reported Energy Intake in Children," *Obesity Research* 8, no. 8 (November 1, 2000): 597-603.

35 R. Rising, S. Alger, V. Boyce, H. Seagle,R. Ferraro, A. M. Fontvieille, et al., "Food Intake Measured by an Automated Food-Selection System: Relationship to Energy Expenditure," *American Journal of Clinical Nutrition* 55, no. 2 (February 1, 1992): 343-49.

36 D. E. Larson, P. A. Tataranni, R. T. Ferraro, and E. Ravussin, "Ad Libitum Food Intake on a 'Cafeteria Diet' in Native American Women: Relations with Body Composition and 24-H Energy Expenditure," *American Journal of Clinical Nutrition*

62, no. 5 (November 1, 1995): 911-17; D. Larson, R. Rising, R. Ferraro, and E. Ravussin, "Spontaneous Overfeeding with a 'Cafeteria Diet' in Men: Effects on 24-Hour Energy Expenditure and Substrate Oxidation," *International Journal of Obesity and Related Metabolic Disorders* 19, no. 5 (May 1995): 331-37.

2. 选择难题

1 S. Kumar and S. B. Hedges, "A Molecular Timescale for Vertebrate Evolution," *Nature* 392, no. 6679 (April 30, 1998): 917-20.

2 M. Stephenson-Jones, E. Samuelsson, J. Ericsson, B. Robertson, and S. Grillner, "Evolutionary Conservation of the Basal Ganglia as a Common Vertebrate Mechanism for Action Selection," *Current Biology* 21, no. 13 (July 12, 2011): 1081-91.

3 N. J. Strausfeld and F. Hirth, "Deep Homology of Arthropod Central Complex and Vertebrate Basal Ganglia," *Science* 340, no. 6129 (April 12, 2013): 157-61; V. G. Fiore, R. J. Dolan, N. J. Strausfeld, and F. Hirth, "Evolutionarily Conserved Mechanisms for the Selection and Maintenance of Behavioural Activity," *Philosophical Transactions of the Royal Society of London, Series B: Biological Sciences* 370, no. 1684 (December 2015).

4 P. Redgrave, T. J. Prescott, and K. Gurney, "The Basal Ganglia: A Vertebrate Solution to the Selection Problem?" *Neuroscience* 89, no. 4 (1999): 1009-23.

5 同上。

6 Stephenson-Jones, Samuelsson, Ericsson, Robertson, and Grillner, "Evolutionary Conservation of the Basal Ganglia"; Fiore, Dolan, Strausfeld, and Hirth, "Evolutionarily Conserved Mechanisms."

7 S. Grillner, J. Hellgren, A. Ménard, K. Saitoh, and M. A. Wikström, "Mechanisms for Selection of Basic Motor Programs—Roles for the Striatum and Pallidum," *Trends in Neurosciences* 28, no. 7 (July 2005): 364-70; Ménard and S. Grillner, "Diencephalic Locomotor Region in the Lamprey— Afferents and Efferent Control," *Journal of Neurophysiology* 100, no. 3 (September 2008): 1343-53.

8 Fiore, Dolan, Strausfeld, and Hirth, "Evolutionarily Conserved Mechanisms"; F. M. Ocaña, S. M. Suryanarayana, K. Saitoh, A. A. Kardamakis, L. Capantini, B.

Robertson, et al., "The Lamprey Pallium Provides a Blueprint of the Mammalian Motor Projections from Cortex," *Current Biology* 25, no. 4 (February 16, 2015): 413-23.

9 同上。

10 Fiore, Dolan, Strausfeld, and Hirth, "Evolutionarily Conserved Mechanisms."

11 Ocaña, Suryanarayana, Saitoh, Kardamakis, Capantini, Robertson, et al., "The Lamprey Pallium"; J. G. McHaffie, T. R. Stanford, B. E. Stein, V. Coizet, and P. Redgrave, "Subcortical Loops Through the Basal Ganglia," *Trends in Neurosciences* 28, no. 8 (August 2005): 401-407.

12 R. Bogacz and K. Gurney, "The Basal Ganglia and Cortex Implement Optimal Decision Making Between Alternative Actions," *Neural Computation* 19, no. 2 (January 5, 2007): 442-77.

13 K. N. Frayn, *Metabolic Regulation: A Human Perspective* (Chichester, UK: Wiley-Blackwell, 2010).

14 Stephenson-Jones, Samuelsson, Ericsson, Robertson, and Grillner, "Evolutionary Conservation of the Basal Ganglia."

15 同上。

16 S. Grillner, B. Robertson, and M. Stephenson-Jones, "The Evolutionary Origin of the Vertebrate Basal Ganglia and Its Role in Action Selection," *Journal of Physiology* 591, no. 22 (November 15, 2013): 5425-31.

17 Stephenson-Jones, Samuelsson, Ericsson, Robertson, and Grillner, "Evolutionary Conservation of the Basal Ganglia."

18 I. Q. Whishaw and B. Kolb, "The Mating Movements of Male Decorticate Rats: Evidence for Subcortically Generated Movements by the Male but Regulation of Approaches by the Female," *Behavioural Brain Research* 17, no. 3 (October 1985): 171-91; D. A. Oakley, "Performance of Decorticated Rats in a Two-Choice Visual Discrimination Apparatus," *Behavioural Brain Research* 3, no. 1 (July 1981): 55-69.

19 McHaffie, Stanford, Stein, Coizet, and Redgrave, "Subcortical Loops"; Middleton and Strick, "Basal Ganglia and Cerebellar Loops"; P. Romanelli, V. Esposito, D. W. Schaal, and G. Heit, "Somatotopy in the Basal Ganglia: Experimental and Clinical Evidence for Segregated Sensorimotor Channels," *Brain Research Reviews* 48, no. 1 (February 2005): 112-28.

20 Fiore, Dolan, Strausfeld, and Hirth, "Evolu-tionarily Conserved Mechanisms"; A. E. Kelley, "Ventral Striatal Control of Appetitive Motivation: Role in Ingestive Behavior and Reward-Related Learning," *Neuroscience and Biobehaviorial Reviews* 27, no. 8 (January 2004): 765-76; E. Kelley, "Neural Integrative Activities of Nucleus Accumbens Subregions in Relation to Learning and Motivation," *Psychobiology* 27, no. 2 (June 1, 1999): 198-213.

21 D. Joel and I. Weiner, "The Organization of the Basal Ganglia-Thalamocortical Circuits: Open Interconnected Rather than Closed Segregated," *Neuroscience* 63, no. 2 (November 1994): 363-79.

22 Redgrave, Prescott, and Gurney, "The Basal Ganglia"; Joel and Weiner, "The Organization of the Basal Ganglia-Thalamocortical Circuits."

23 J. M. Fearnley and A. J. Lees, "Ageing and Parkinson's Disease: Substantia Nigra Regional Selectivity," *Brain* 114, no. 5 (October 1, 1991): 2283-301.

24 J. M. Delfs, L. Schreiber, and A. E. Kelley, "Microinjection of Cocaine into the Nucleus Accumbens Elicits Locomotor Activation in the Rat," *Journal of Neuroscience* 10, no. 1 (January 1, 1990): 303-10.

25 Fearnley and Lees, "Ageing and Parkinson's Disease"; P. Redgrave, M. Rodriguez, Y. Smith, M. C. Rodriguez-Oroz, S. Lehericy, H. Bergman, et al., "Goal-Directed and Habitual Control in the Basal Ganglia: Implications for Parkinson's Disease," *Nature Reviews Neuroscience* 11, no. 11 (November 2010): 760-72.

26 R. B. Godwin-Austen, C. C. Frears, E. B. Tomlinson, and H. W. L. Kok, "Effects of L-Dopa in Parkinson's Disease," *Lancet* 294, no. 7613 (July 26, 1969): 165-68.

27 V. Voon, P.-O. Fernagut, J. Wickens, C. Baunez, M. Rodriguez, N. Pavon, et al., "Chronic Dopaminergic Stimulation in Parkinson's Disease: From Dyskinesias to Impulse Control Disorders," *Lancet Neurology* 8, no. 12 (December 2009): 1140-49.

28 K. Barrett, "Treating Organic Abulia with Bromocriptine and Lisuride: Four Case Studies," *Journal of Neurology, Neurosurgery, and Psychiatry* 54, no. 8 (August 1, 1991): 718-21.

29 Barrett, "Treating Organic Abulia"; D. Laplane, M. Baulac, D. Widlöcher, and B. Dubois, "Pure Psychic Akinesia with Bilateral Lesions of Basal Ganglia," *Journal of Neurology, Neurosurgery, and Psychiatry* 47, no. 4 (1984): 377-85; S. E. Starkstein,

M. L. Berthier, and R. Leiguarda, "Psychic Akinesia Following Bilateral Pallidal Lesions," *Interna-tional Journal of Psychiatry in Medicine* 19, no. 2 (1989): 155-64; A. Lugaresi, P. Montagna, A. Morreale, and R. Gallassi, " 'Psychic Akinesia' Following Carbon Monoxide Poisoning," *European Neurology* 30, no. 3 (1990): 167-69.

3. 诱惑的化学反应

1 R. A. Wise, "Dopamine, Learning, and Motivation," *Nature Reviews Neuroscience* 5, no. 6 (June 2004): 483-94.

2 E. L. Thorndike, *The Elements of Psychology* (New York: A. G. Seiler, 1905), 394.

3 I. L. Bernstein and M. M. Webster, "Learned Taste Aversions in Humans," *Physiology and Behavior* 25, no. 3 (September 1980): 363-66.

4 I. B. Witten, E. E. Steinberg, S. Y. Lee, T. J. Davidson, K. A. Zalocusky, M. Brodsky, et al., "Recombinase-Driver Rat Lines: Tools, Techniques, and Optogenetic Application to Dopamine-Mediated Reinforcement," *Neuron* 72, no. 5 (December 8, 2011): 721-33.

5 J. N. Reynolds, B. I. Hyland, and J. R. Wickens, "A Cellular Mechanism of Reward-Related Learning," *Nature* 413, no. 6851 (September 6, 2001): 67-70.

6 Wise, "Dopamine, Learning and Motivation."

7 I. P. Pavlov and G. V. Anrep, *Conditioned Reflexes* (Mineola, NY: Dover Publications, 2012), 448.

8 同上。

9 S. Peciña, K. S. Smith, and K. C. Berridge, "Hedonic Hot Spots in the Brain," *Neuroscientist: A Review Journal Bringing Neurobiology, Neurology, and Psychiatry* 12, no. 6 (December 2006): 500-11; K. C. Berridge, " 'Liking' and 'Wanting' Food Rewards: Brain Substrates and Roles in Eating Disorders," *Physiology and Behavior* 97, no. 5 (July 14, 2009): 537-50.

10 A. Sclafani and J. W. Nissenbaum, "Robust Conditioned Flavor Preference Produced by Intragastric Starch Infusion in Rats," *American Journal of Physiology Regulatory, Integrative and Comparative Physiology* 255, no. 4 (October 1988): R672-R675.

11 G. Elizalde and A. Sclafani, "Starch-Based Condi-tioned Flavor Preferences in Rats: Influence of Taste, Calories, and CS-US Delay," *Appetite* 11, no. 3 (December):

179-200; A. Sclafani and K. Ackroff, "Glucose-and Fructose-Conditioned Flavor Preferences in Rats: Taste versus Postingestive Conditioning," *Physiology and Behavior* 56, no. 2 (August 1994): 399-405.

12 K. Ackroff, Y.-M. Yiin, A. Sclafani, "Post-Oral Infusion Sites That Support Glucose-Conditioned Flavor Preferences in Rats," *Physiology and Behavior* 99, no. 3 (March 3, 2010): 402-11.

13 A. Sclafani, K. Ackroff, and G. J. Schwartz, "Selective Effects of Vagal Deafferentation and Celiac-Superior Mesenteric Ganglionectomy on the Reinforcing and Satiating Action of Intestinal Nutrients," *Physiology and Behavior* 78, no. 2 (February 2003): 285-94.

14 I. E. de Araujo, J. G. Ferreira, L. A. Tellez, X. Ren, and C. W. Yeckel, "The Gut-Brain Dopamine Axis: A Regulatory System for Caloric Intake," *Physiology and Behavior* 106, no. 3 (June 6, 2012): 394-99.

15 A. V. Azzara, R. J. Bodnar, A. R. Delamater, and Sclafani, "D1 but Not D2 Dopamine Receptor Antagonism Blocks the Acquisition of a Flavor Preference Conditioned by Intragastric Carbohydrate Infusions," *Pharmacology Biochemistry and Behavior* 68, no. 4 (April 2001): 709-20.

16 C. Pérez, F. Lucas, and A. Sclafani, "Carbohydrate, Fat, and Protein Condition Similar Flavor Preferences in Rats Using an Oral-Delay Procedure," *Physiology and Behavior* 57, no. 3 (March 1995): 549-54.

17 A. Ackroff and A. Sclatani, "Energy Density and Macronutrient Composition Determine Flavor Preference Conditioned by Intragastric Infusions of Mixed Diets," *Physiology and Behavior* 89, no. 2 (September 2006): 250-60.

18 Sclafani and Ackroff, "Glucose-and Fructose-Conditioned Flavor."

19 K. Ackroff and A. Sclafani, "Flavor Preferences Conditioned by Post-Oral Infusion of Monosodium Glutamate in Rats," *Physiology and Behavior* 104, no. 3 (September 1, 2011): 488-94.

20 Berridge, " 'Liking' and 'Wanting' Food Rewards"; Sclafani, A. V. Azzara, K. Touzani, P. S. Grigson, and R. Norgren, "Parabra-chial Nucleus Lesions Block Taste and Attenuate Flavor Preference and Aversion Conditioning in Rats," *Behavioral Neuroscience* 115, no. 4 (August 2001): 920-33; A. Dewan, R. Pacifico, R. Zhan,

D. Rinberg, and T. Bozza, "Non-Redundant Coding of Aversive Odours in the Main Olfactory Pathway," *Nature* 498 (April 28, 2013): 486-89.

21 Berridge, " 'Liking' and 'Wanting' Food Rewards."

22 Bernstein and Webster, "Learned Taste Aver-sions"; M. R. Yeomans, N. J. Gould, S. Mobini, J. Prescott, "Acquired Flavor Acceptance and Intake Facilitated by Monosodium Glutamate in Humans," *Physiology and Behavior* 94, nos. 4,5 (March 18, 2008): 958-66.

23 R. R. Sakai, W. B. Fine, A. N. Epstein, and S. P. Frankmann, "Salt Appetite Is Enhanced by One Prior Episode of Sodium Depletion in the Rat," *Behavioral Neuroscience* 101, no. 5 (1987): 724-31.

24 S. L. Johnson, L. McPhee, and L. L. Birch, "Conditioned Preferences: Young Children Prefer Flavors Associated with High Dietary Fat," *Physiology and Behavior* 50, no. 6 (December 1991): 1245-51; D. L. Kern, L. McPhee, J. Fisher, S. Johnson, and L. L. Birch, "The Postingestive Conse-quences of Fat Condition Preferences for Flavors Associated with High Dietary Fat," *Physiology and Behavior* 54, no. 1 (July 1993): 71-76; D. A. Booth, P. Mather, and J. Fuller, "Starch Content of Ordinary Foods Associatively Conditions Human Appetite and Satiation, Indexed by Intake and Eating Pleasantness of Starch-Paired Flavours," *Appetite* 3, no. 2 (June 1982): 163-84.

25 Lee, *The !Kung San;* A. M. Hurtado and K. Hill, *Ache Life History: The Ecology and Demography of a Foraging People* (New York: Aldine Transaction, 1996), 561.

26 S. Ferré, K. Fuxe, B. Fredholm, M. Morelli, and P. Popoli, "Adenosine-Dopamine Receptor-Receptor Interactions as an Integrative Mechanism in the Basal Ganglia," *Trends in Neurosciences* 20, no. 10 (October 1, 1997): 482-87.

27 A. N. Gearhardt, W. R. Corbin, and K. D. Brownell, "Preliminary Validation of the Yale Food Addiction Scale," *Appetite* 52, no. 2 (April 2009): 430-36.

28 同上。

29 A. Meule, "How Prevalent Is 'Food Addiction'?" *Frontiers in Psychiatry* 2 (November 2011): 61.

30 Gearhardt, Corbin, and Brownell, "Yale Food Addiction Scale."

31 H. J. Smit and R. J. Blackburn, "Reinforcing Effects of Caffeine and Theobromine

as Found in Chocolate," *Psychopharmacology* (Berlin) 181, no. 1 (August 1, 2005): 101-106.

32 A. J. Hill and L. Heaton-Brown, "The Experience of Food Craving: A Prospective Investigation in Healthy Women," *Journal of Psychosomatic Research* 38, no. 8 (November 1994): 801-14.

33 M. R. Yeomans, "Palatability and the Micro-structure of Feeding in Humans: The Appetizer Effect," *Appetite* 27, no. 2 (October 1996): 119-33; C. de Graaf, L. S. de Jong, and A. C. Lambers, "Palatability Affects Satiation but Not Satiety," *Physiology and Behavior* 66, no. 4 (June 1999): 681-88; M. O. Monneuse, F. Bellisle, J. Louis-Sylvestre, "Responses to an Intense Sweetener in Humans: Immediate Preferences and Delayed Effects on Intake," *Physiology and Behavior* 49, no. 2 (February 1991): 325-30; E. M. Bobroff and H. R. Kissileff, "Effects of Changes in Palatability on Food Intake and the Cumulative Food Intake Curve of Man," *Appetite* 7, no. 1 (March 1986): 85-96.

34 J. M. de Castro, "Eating Behavior: Lessons from the Real World of Humans," *Nutrition* (Los Angeles) 16, no. 10 (October 2000): 800-13.

35 S. A. Hashim, T. B. van Itallie, "Studies in Normal and Obese Subjects with a Monitored Food Dispensing Device," *Annals of the New York Academy of Sciences* 131, no. 1 (1965): 654-61.

36 Ibid.; R. G. Campbell, S. A. Hashim, and T. B. van Itallie, "Studies of Food-Intake Regulation in Man," *New England Journal of Medicine* 285, no. 25 (1971): 1402-407; M. Cabanac and E. F. Rabe, "Influence of a Monotonous Food on Body Weight Regulation in Humans," *Physiology and Behavior* 17, no. 4 (October 1976): 675-78.

37 S. K. Kon and A. Klein, "The Value of Whole Potato in Human Nutrition," *Biochemical Journal* 22, no. 1 (1928): 258-60; M. S. Rose and L. F. Cooper, "The Biological Efficiency of Potato Nitrogen," *Journal of Biological Chemistry* 30 (1917): 201-204.

38 C. Voigt, "20 Potatoes a Day," http://www.20potatoesaday.com/.

39 "EAT MOAR TATERS!" 2012, http://www.marksdailyapple.com/forum/thread67137.html.

40 M. C. Johnson and K. L. Wuensch, "An Investigation of Habituation in the Jellyfish

Aurelia aurita," *Behavioral and Neural Biology* 61, no. 1 (1994): 54-59.

41 H. S. Bashinski, J. S. Werner, and J. W. Rudy, "Determinants of Infant Visual Fixation: Evidence for a Two-Process Theory," *Journal of Experimental Child Psychology* 39, no. 3 (June 1985): 580-98.

42 B. J. Rolls, E. T. Rolls, E. A. Rowe, and K. Sweeney, "Sensory Specific Satiety in Man," *Physiology and Behavior* 27, no. 1 (July 1981): 137-42.

43 B. J. Rolls, P. M. van Duijvenvoorde, and E. A. Rowe, "Variety in the Diet Enhances Intake in a Meal and Contributes to the Development of Obesity in the Rat," *Physiology and Behavior* 31, no. 1 (July 1983): 21-27; H. A. Raynor and L. H. Epstein, "Dietary Variety, Energy Regulation, and Obesity," *Psychological Bulletin* 127, no. 3 (May 2001): 325-41; R. J. Stubbs, A. M. Johnstone, N. Mazlan, S. E. Mbaiwa, and S. Ferris, "Effect of Altering the Variety of Sensorially Distinct Foods, of the Same Macronutrient Content, on Food Intake and Body Weight in Men," *European Journal of Clinical Nutrition* 55, no. 1 (January 2001): 19-28; B. J. Rolls, E. A. Rowe, E. T. Rolls, B. Kingston, A. Megson, and R. Gunary, "Variety in a Meal Enhances Food Intake in Man," *Physiology and Behavior* 26, no. 2 (February 1981): 215-21.

44 R. W. Foltin, M. W. Fischman, and M. F. Byrne, "Effects of Smoked Marijuana on Food Intake and Body Weight of Humans Living in a Residential Laboratory," *Appetite* 11, no. 1 (August 1988): 1-14.

45 G. Jager and R. F. Witkamp, "The Endocannabinoid System and Appetite: Relevance for Food Reward," *Nutrition Research Reviews* (June 16, 2014): 1-14.

46 R. W. Foltin, J. V. Brady, and M. W. Fischman, "Behavioral Analysis of Marijuana Effects on Food Intake in Humans," *Pharmacology Biochemistry and Behavior* 25, no. 3 (September 1986): 577-82; E. L. Abel, "Effects of Marihuana on the Solution of Anagrams, Memory and Appetite," *Nature* 231, no. 5100 (May 1971): 260-61; E. G. Williams and C. K. Himmelsbach, "Studies on Marihuana and Pyrahexyl Compound," *Public Health Reports* 61 (July 19, 1946): 1059-83.

47 R. Christensen, P. K. Kristensen, E. M. Bartels, H. Bliddal, and A. Astrup, "Efficacy and Safety of the Weight-Loss Drug Rimonabant: A Meta-Analysis of Randomised Trials," *Lancet* 370, no. 9600 (November 17, 2007): 1706-13; L.

van Gaal, X. Pi-Sunyer, J.-P. Després, C. McCarthy, and A. Scheen, "Efficacy and Safety of Rimonabant for Improvement of Multiple Cardiometabolic Risk Factors in Overweight/Obese Patients: Pooled 1-Year Data from the Rimonabant in Obesity (RIO) Program," *Diabetes Care* 31, suppl. 2 (February 2008): S229-40; L. F. van Gaal, A. M. Rissanen, A. J. Scheen, O. Ziegler, and S. Rössner, "Effects of the Cannabinoid-1 Receptor Blocker Rimonabant on Weight Reduction and Cardiovascular Risk Factors in Overweight Patients: 1-Year Experi-ence from the RIO-Europe Study," *Lancet* 365, no. 9468 (April 22, 2005): 1389-97.

48 Van Gaal, Pi-Sunyer, Després, McCarthy, and Scheen, "Efficacy and Safety of Rimonabant."

49 B. E. Saelens and L. H. Epstein, "Reinforcing Value of Food in Obese and Non-Obese Women," *Appetite* 27, no. 1 (August 1996): 41-50.

50 J. L. Temple, C. M. Legierski, A. M. Giacomelli, S.-J. Salvy, and L. H. Epstein, "Overweight Children Find Food More Reinforcing and Consume More Energy Than Do Nonoverweight Children," *American Journal of Clinical Nutrition* 87, no. 5 (May 1, 2008): 1121-27.

51 同上; L. H. Epstein, K. A. Carr, H. Lin, K. D. Fletcher, and N. Roemmich, "Usual Energy Intake Mediates the Relationship Between Food Reinforcement and BMI," *Obesity* 20, no. 9 (September 1, 2012): 1815-19; L. H. Epstein, J. L. Temple, B. J. Neaderhiser, R. J. Salis, R. W. Erbe, and J. J. Leddy, "Food Reinforcement, the Dopamine D2 Receptor Genotype, and Energy Intake in Obese and Nonobese Humans," *Behavioral Neuroscience* 121, no. 5 (October 2007): 877-86.

52 C. Hill, J. Saxton, L. Webber, J. Blundell, and J. Wardle, "The Relative Reinforcing Value of Food Predicts Weight Gain in a Longitudinal Study of 7-10-Y-Old Children," *American Journal of Clinical Nutrition* 90, no. 2 (August 1, 2009): 276-81; K. A. Carr, H. Lin, K. D. Fletcher, and L. H. Epstein, "Food Reinforcement, Dietary Disinhibition and Weight Gain in Nonobese Adults," *Obesity* 22, no. 1 (January 1, 2014): 254-59.

53 Carr, Lin, Fletcher, and Epstein, "Food Reinforcement, Dietary Disinhibition."

54 B. Y. Rollins, K. K. Dearing, and L. H. Epstein, "Delay Discounting Moderates the Effect of Food Reinforcement on Energy Intake among Non-Obese Women,"

Appetite 55, no. 3 (December 2010): 420-25; B. M. Appelhans, K. Woolf, S. L. Pagoto, K. L. Schneider, M. C. Whited, and R. Liebman, "Inhibiting Food Reward: Delay Discounting, Food Reward Sensitivity, and Palatable Food Intake in Overweight and Obese Women," *Obesity* (Silver Spring, MD) 19, no. 11 (November 2011): 2175-82.

55 Carr, Lin, Fletcher, and Epstein, "Food Reinforcement, Dietary Disinhibition"; C. Nederkoorn, K. Houben, W. Hofmann, A. Roefs, and A. Jansen, "Control Yourself or Just Eat What You Like? Weight Gain over a Year Is Predicted by an Interactive Effect of Response Inhibition and Implicit Preference for Snack Foods," *Health Psychology: Official Journal of the Division of Health Psychology of the American Psychological Association* 29, no. 4 (July 2010): 389-93.

4. 充满食物奖赏的环境

1 Lieberman, *The Story of the Human Body*; Lindeberg, *Food and Western Disease.*

2 Lee, *The !Kung San.*

3 同上。

4 同上。

5 同上。

6 同上。

7 同上。

8 同上。

9 同上。

10 N. A. Chagnon and E. O. Wilson, *Yanomamö: The Last Days of Eden: The Celebrated Anthropologist's Pioneer Work among a Now-Imperiled Amazon Tribe* (San Diego: Jovanovich, 1992).

11 同上。

12 J. J. Mancilha-Carvalho, R. de Oliveira, R. J. Esposito, "Blood Pressure and Electrolyte Excretion in the Yanomamo Indians, an Isolated Population," *Journal of Human Hypertension* 3, no. 5 (October 1989): 309-14.

13 同上。

14 Lee, *The !Kung San.*

15 S. Williams, *Food in the United States, 1820s-1890*, 1st ed. (Santa Barbara, CA: Greenwood, 2006), 264; M. J. Elias, *Food in the United States, 1890-1945* (Santa Barbara, CA: Greenwood Press/ABC-CLIO, 2009).

16 同上；Chagnon and Wilson, *Yanomamö*.

17 Food Marketing Institute, "Supermarket Facts," 2013, http://www.fmi.org/research-resources/supermarket-facts.

18 USDA, "Major Trends in U.S. Food Supply, 1909-99," *FoodReview* 21, no. 1 (2000): 8-15; USDA, "USDA Economic Research Service—Food Availability."

19 USDA, "USDA Economic Research Service—Food Availability."

20 Elias, *Food in the United States*.

21 同上。

22 USDA, "USDA Economic Research Service—Food Availability"; *Statistical Abstract of the United States* (US Government Printing Office, 1907), 763; *Statistical Abstract of the United States* (US Government Printing Office, 1920), 892.

23 R. S. Geha, A. Beiser, C. Ren, R. Patterson, P. A. Greenberger, L. C. Grammer, et al., "Review of Alleged Reaction to Monosodium Glutamate and Outcome of a Multicenter Double-Blind Placebo-Controlled Study," *Journal of Nutrition* 130, no. 4 (April 1, 2000): 1058S-1062S.

24 R. Walker and J. R. Lupien, "The Safety Evaluation of Monosodium Glutamate," *Journal of Nutrition* 130, 4S suppl. (April 2000): 1049S-52S.

25 R. I. Curtis, "Umami and the Foods of Classical Antiquity," *American Journal of Clinical Nutrition* 90, no. 3 (September 2009): 712S-718S.

26 K. Kurihara, "Glutamate: From Discovery as a Food Flavor to Role as a Basic Taste (Umami)," *American Journal of Clinical Nutrition* 90, no. 3 (September 2009): 719S-722S.

27 Schlosser, *Fast Food Nation*; D. A. Kessler, *The End of Overeating: Taking Control of the Insatiable American Appetite* (Emmaus, PA: Rodale, 2009).

28 P. J. Rogers, N. J. Richardson, and N. A. Elliman, "Overnight Caffeine Abstinence and Negative Reinforcement of Preference for Caffeine-Containing Drinks," *Psychopharmacology* (Berlin) 120, no. 4 (August 1, 1995): 457-62; C. L. Cunningham and J. S. Niehus, "Flavor Preference Conditioning by Oral Self-

Administration of Ethanol," *Psychopharmacology* (Berlin) 134, no. 3 (December 1, 1997): 293-302.

29 E. Schlosser, *Fast Food Nation: The Dark Side of the All-American Meal* (Boston: Mariner Books / Houghton Mifflin Harcourt, 2012); M. Moss, *Salt, Sugar, Fat: How the Food Giants Hooked Us* (New York: Random House, 2013).

30 O. Koehler and A. Zagarus, "Beiträge zum Brutverhalten des Halsbandregepfeifers (Charadrius h. hiaticula L.)," *Beitr Zur Fortpflanzungs-biologie Vögel* 13 (1937): 1-9.

31 N. Tinbergen, *The Study of Instinct* (Oxford, UK: Oxford University Press, 1991), 256.

32 同上。

33 W. Wickler, *Mimicry in Plants and Animals* (New York: McGraw-Hill, 1968), 260.

34 US Department of Agriculture and US Department of Health and Human Services, *Dietary Guidelines for Americans, 2010* (US Government Printing Office, 2010).

35 Centers for Disease Control and Prevention, "Vital Signs: Food Categories Contributing the Most to Sodium Consumption—United States, 2007-2008," cited June 24, 2014, http://www.cdc.gov/mmwr/preview/mmwrhtml/ mm6105a3.htm?s_cid=mm6105a3_w.

36 D. Bailin, G. Goldman, and P. Phartiyal, *Sugar-Coating Science: How the Food Industry Misleads Consumers on Sugar* (Cambridge, MA: Union of Concerned Scientists, 2014).

37 Nationals Institutes of Health, "NIH Categorical Spending—NIH Research Portfolio Online Reporting Tools (RePORT)," cited March 11, 2016, https://report.nih.gov/categorical_spending.aspx.

38 National Research Council, *Food Marketing to Children and Youth.*

39 C. R. Dembek, J. L. Harris, and M. B. Schwartz, *Where Children and Adolescents View Food and Beverage Ads on TV: Exposure by Channel and Program* (New Haven, CT: Yale Rudd Center for Food Policy and Obesity, 2013).

40 National Research Council, *Food Marketing to Children and Youth: Threat or Opportunity?* (Washington, D.C.: National Academies Press, 2006).

41 Bailin, Goldman, and Phartiyal, *Sugar-Coating Science;* Dembek, Harris, and Schwartz, "Where Children and Adolescents View Food"; National Research

Council, *Food Marketing to Children and Youth.*

5. 进食经济学

1 R. G. Klein, *The Human Career: Human Biological and Cultural Origins,* 3rd ed. (Chicago: University of Chicago Press, 2009), 1024.

2 F. Marlowe, *The Hadza: Hunter-Gatherers of Tanzania* (Berkeley: University of California Press, 2010), 336.

3 同上。

4 同上；B. Winterhalder and E. A. Smith, "Analyzing Adaptive Strategies: Human Behavioral Ecology at Twenty-Five," *Evolutionary Anthropology: Issues, News, and Reviews* 9, no. 2 (January 1, 2000): 51-72; K. Hill, H. Kaplan, K. Hawkes, and A. M. Hurtado, "Foraging Decisions Among Aché Hunter-Gatherers: New Data and Implications for Optimal Foraging Models," *Ethology and Social Biology* 8, no. 1 (1987): 1-36; E. A. Smith, R. L. Bettinger, C. A. Bishop, V. Blundell, E. Cashdan, M. J. Casimir, et al., "Anthropological Applications of Optimal Foraging Theory: A Critical Review," *Current Anthropology* 24, no. 5 (December 1, 1983): 625-51.

5 Winterhalder and Smith, "Analyzing Adaptive Strategies"; Hill, Kaplan, Hawkes, and Hurtado, "Foraging Decisions"; Smith, Bettinger, Bishop, Blundell, Cashdan, Casimir, et al., "Anthropological Applications."

6 Winterhalder and Smith, "Analyzing Adaptive Strategies"; Hill, Kaplan, Hawkes, and Hurtado, "Foraging Decisions"; Smith, Bettinger, Bishop, Blundell, Cashdan, Casimir, et al., "Anthropological Applications."

7 Hurtado and Hill, *Ache Life History;* Marlowe, *The Hadza*; Winterhalder and Smith "Analyzing Adaptive Strategies"; Hill, Kaplan, Hawkes, and Hurtado, "Foraging Decisions"; K. Hawkes, K. Hill, and J. F. O'Connell, "Why Hunters Gather: Optimal Foraging and the Aché of Eastern Paraguay," *American Ethnologist* 9, no. 2 (May 1, 1982): 379-98; B. M. Wood and F. W. Marlowe, "Toward a Reality-Based Understanding of Hadza Men's Work: A Response to Hawkes et al.," *Human Nature* (Hawthorne, NY) 25, no. 4 (December 2014): 620-30.

8 Lee, *The !Kung San*; Marlowe, *The Hadza*; Hawkes, Hill, and O'Connell, "Why Hunters Gather."

9 F. W. Marlowe, J. C. Berbesque, B. Wood, A. Crittenden, C. Porter, and A. Mabulla, "Honey, Hadza, Hunter-Gatherers, and Human Evolution," *Journal of Human Evolution* 71 (2014): 119-28.

10 Marlowe and Berbesque, "Tubers as Fallback Foods"; Hill, Kaplan, Hawkes, and Hurtado, "Foraging Decisions."

11 同上。

12 Marlowe, *The Hadza.*

13 R. G. Bribiescas, "Serum Leptin Levels and Anthropometric Correlates in Ache Amerindians of Eastern Paraguay," *American Journal of Physical Anthropology* 115, no. 4 (August 2001): 297-303.

14 H. Pontzer, D. A. Raichlen, B. M. Wood, A. Z. P. Mabulla, S. B. Racette, and F. W. Marlowe, "Hunter-Gatherer Energetics and Human Obesity," *PLOS ONE* 7, no. 7 (2012): e40503.

15 L. Cordain, J. B. Miller, S. B. Eaton, N. Mann, S. H. Holt, and J. D. Speth, "Plant-Animal Subsistence Ratios and Macronutrient Energy Estimations in Worldwide Hunter-Gatherer Diets," *American Journal of Clinical Nutrition* 71, no. 3 (March 2000): 682-92.

16 Hurtado and Hill, *Ache Life History;* K. Hawkes, J. F. O'Connell, K. Hill, and E. L. Charnov, "How Much Is Enough? Hunters and Limited Needs," *Ethology and Social Biology* 6, no. 1 (1985): 3-15.

17 M. N. Cohen, *Paleopathology at the Origins of Agriculture* (Orlando, FL: Academic Press, 1984), 644.

18 L. S. Lieberman, "Evolutionary and Anthropological Perspectives on Optimal Foraging in Obesogenic Environments," *Appetite* 47, no. 1 (July 2006): 3-9.

19 Rising, Alger, Boyce, Seagle, Ferraro, Fontvieille, et al., "Food Intake"; Larson, Tataranni, Ferraro, and Ravussin, "Ad Libitum Food Intake"; Larson, Rising, Ferraro, and Ravussin, "Spontaneous Overfeeding."

20 B. Wansink, "Environmental Factors That Increase the Food Intake and Consumption Volume of Unknowing Consumers," *Annual Review of Nutrition* 24 (2004): 455-79; B. Wansink, *Mindless Eating: Why We Eat More Than We Think* (New York: Bantam, 2010).

21 Wansink, *Mindless Eating.*

22 USDA, *USDA Economic Research Service—Food Availability.*

23 M. J. Elias, *Food in the United States, 1890-1945* (Santa Barbara, CA: Greenwood Press / ABC-CLIO, 2009).

24 USDA, *USDA Economic Research Service—Food Availability.*

25 Moss, *Salt, Sugar, Fat.*

26 C. Padoa-Schioppa and J. A. Assad, "Neurons in Orbito-frontal Cortex Encode Economic Value," *Nature* 441, no. 7090 (May 11, 2006): 223-26.

27 P. Glimcher, "Understanding the Hows and Whys of Decision-Making: From Expected Utility to Divisive Normalization," Cold Spring Harbor Symposia on Quantitative Biology, January 30, 2015; C. Padoa-Schioppa, "Neurobiology of Economic Choice: A Good-Based Model," *Annual Review of Neuroscience* 34 (2011): 333-59.

28 Padoa-Schioppa and Assad, "Neurons in Orbitofrontal Cortex."

29 Padoa-Schioppa, "Neurobiology of Economic Choice"; A. P. Raghuraman and C. Padoa-Schioppa, "Integration of Multiple Determinants in the Neuronal Computation of Economic Values," *Journal of Neuroscience* 34, no. 35 (August 27, 2014): 11583-603; S. W. Kennerley, A. F. Dahmubed, A. H. Lara, and J. D. Wallis, "Neurons in the Frontal Lobe Encode the Value of Multiple Decision Variables," *Journal of Cognitive Neuroscience* 21, no. 6 (June 2009): 1162-78.

30 Padoa-Schioppa, "Neurobiology of Economic Choice"; T. A. Hare, W. Schultz, C. F. Camerer, J. P. O'Doherty, and A. Rangel, "Transformation of Stimulus Value Signals into Motor Commands During Simple Choice," *Proceedings of the National Academy of Sciences of the United States of America* 108, no. 44 (November 1, 2011): 18120-25; A. Rangel, "Regulation of Dietary Choice by the Decision-Making Circuitry," *Nature Neuroscience* 16, no. 12 (December 2013): 1717-24.

31 Hare, Schultz, Camerer, O'Doherty, and Rangel, "Transformation of Stimulus"; X. Cai and C. Padoa-Schioppa, "Contributions of Orbitofrontal and Lateral Prefrontal Cortices to Economic Choice and the Good-to-Action Transformation," *Neuron* 81, no. 5 (March 5, 2014): 1140-51.

32 E. A. West, J. T. DesJardin, K. Gale, and L. Malkova, "Transient Inactivation

of Orbitofrontal Cortex Blocks Reinforcer Devaluation in Macaques," *Journal of Neuroscience* 31, no. 42 (October 19, 2011): 15128-35; M. Gallagher, R. W. McMahan, and G. Schoenbaum, "Orbitofrontal Cortex and Representation of Incentive Value in Associative Learning," *Journal of Neuro-science* 19, no. 15 (August 1, 1999): 6610-4; A. Tsuchida, B. B. Doll, and L. K. Fellows, "Beyond Reversal: A Critical Role for Human Orbitofrontal Cortex in Flexible Learning from Probabilistic Feedback," *Journal of Neuroscience: The Official Journal of the Society for Neuroscience* 30, no. 50 (December 15, 2010): 16868-75.

33 Clarke, Robbins, and Roberts, "Lesions of the Medial Striatum"; J. S. Snowden, D. Neary, and D. M. A. Mann, "Frontotemporal Dementia," *British Journal of Psychiatry* 180 (February 2002): 140-43.

34 H. F. Clarke, T. W. Robbins, and A. C. Roberts, "Lesions of the Medial Striatum in Monkeys Produce Perseverative Impairments During Reversal Learning Similar to Those Produced by Lesions of the Orbitofrontal Cortex," *Journal of Neuroscience* 28, no. 43 (October 22, 2008): 10972-82.

35 J. D. Woolley, M.-L. Gorno-Tempini, W. W. Seeley, K. Rankin, S. S. Lee, B. R. Matthews, et al., "Binge Eating Is Associated with Right Orbitofrontal-Insular-Striatal Atrophy in Frontotemporal Dementia," *Neurology* 69, no. 14 (October 2, 2007): 1424-33.

36 同上。

37 Q. Y. Zhou and R. D. Palmiter, "Dopamine-Deficient Mice Are Severely Hypoactive, Adipsic, and Aphagic," *Cell* 83, no. 7 (December 29, 1995): 1197-209.

38 J. D. Salamone and M. Correa, "The Mysterious Motivational Functions of Mesolimbic Dopamine," *Neuron* 76, no. 3 (November 8, 2012): 470-85.

39 M. C. Wardle, M. T. Treadway, L. M. Mayo, D. H. Zald, and H. de Wit, "Amping Up Effort: Effects of d-Amphetamine on Human Effort-Based Decision-Making," *Journal of Neuroscience* 31, no. 46 (November 16, 2011): 16597-602.

40 W. Mischel and E. B. Ebbesen, "Attention in Delay of Gratification," *Journal of Personality and Social Psychology* 16, no. 2 (1970): 329-37.

41 Mischel and Ebbesen, "Attention in Delay of Gratification"; W. Mischel, E. B. Ebbesen, and A. Raskoff Zeiss, "Cognitive and Attentional Mechanisms in Delay

of Gratification," *Journal of Personality and Social Psychology* 21, no. 2 (February 1972): 204-18.

42 T. R. Schlam, N. L. Wilson, Y. Shoda, W. Mischel, and O. Ayduk, "Preschoolers' Delay of Gratification Predicts Their Body Mass 30 Years Later," *Journal of Pediatrics* 162, no. 1 (January 2013): 90-93.

43 D. P. Jarmolowicz, J. B. C. Cherry, D. D. Reed, J. M. Bruce, J. M. Crespi, J. L. Lusk, et al., "Robust Relation Between Temporal Discounting Rates and Body Mass," *Appetite* 78 (July 2014): 63-67; L. H. Epstein, N. Jankowiak, K. D. Fletcher, K. A. Carr, C. Nederkoorn, H. Raynor, et al., "Women Who Are Motivated to Eat and Discount the Future Are More Obese," *Obesity* (Silver Spring, MD) 22, no. 6 (June 2014): 1394-99.

44 Audrain-McGovern, Rodriguez, Epstein, Cuevas, Rodgers, and Wileyto, "Does Delay Discounting"; N. M. Petry, "Delay Discounting of Money and Alcohol in Actively Using Alcoholics, Currently Abstinent Alcoholics, and Controls," *Psychopharmacology* (Berlin) 153, no. 3 (March 1, 2001): 243-50; S. F. Coffey, G. D. Gudleski, M. E. Saladin, and K. T. Brady, "Impulsivity and Rapid Discounting of Delayed Hypothetical Rewards in Cocaine-Dependent Individuals," *Experimental and Clinical Psychopharmacology* 11, no. 1 (2003): 18-25; J. MacKillop, M. T. Amlung, L. R. Few, L. A. Ray, L. H. Sweet, and M. R. Munafò, "Delayed Reward Discounting and Addictive Behavior: A Meta-Analysis," *Psychopharmacology* (Berlin) 216, no. 3 (March 4, 2011): 305-21; S. M. Alessi and N. M. Petry, "Pathological Gambling Severity Is Associated with Impulsivity in a Delay Discounting Procedure," *Behavioural Processes* 64, no. 3 (October 31, 2003): 345-54; S. Meier and C. Sprenger, "Present-Biased Preferences and Credit Card Borrowing," *American Economic Journal: Applied Economics* 2, no. 1 (January 1, 2010): 193-210.

45 J. Audrain-McGovern, D. Rodriguez, L. H. Epstein, J. Cuevas, K. Rodgers, and E. P. Wileyto, "Does Delay Discounting Play an Etiological Role in Smoking or Is It a Consequence of Smoking?," *Drug and Alcohol Dependence* 103, no. 3 (August 1, 2009): 99-106.

46 Hurtado and Hill, *Ache Life History*.

47 C. M. Atance and D. K. O'Neill, "Episodic Future Thinking," *Trends in Cognitive Sciences* 5, no. 12 (December 1, 2001): 533-39.

48 J. Peters and C. Büchel, "Episodic Future Thinking Reduces Reward Delay Discounting Through an Enhancement of Prefrontal-Mediotemporal Interactions," *Neuron* 66, no. 1 (April 15, 2010): 138-48.

49 T. O. Daniel, C. M. Stanton, and L. H. Epstein, "The Future Is Now: Reducing Impulsivity and Energy Intake Using Episodic Future Thinking," *Psychological Science* 24, no. 11 (November 1, 2013): 2339-42; T. O. Daniel, M. Said, C. M. Stanton, and L. H. Epstein, "Episodic Future Thinking Reduces Delay Discounting and Energy Intake in Children," *Eating Behaviors* 18 (August 2015): 20-24.

6. 饱足因子

1 B. Mohr, "Hypertrophie der Hypophysis cerebri und dadurch bedingter Druck auf die Hirngrundflashe, insbesondere auf die Sehverven, das Chiasma derselben und den linkseitigen Hirnschenkel," *Wochen-schrift Ges Heilkunde* 6 (1840): 565-71; B. Mohr, "Neuropathology Communication from Dr. Mohr, Privat Docent in Würzburg. 1840," *Obesity Research* 1, no. 4 (July 1993): 334-35.

2 A. Frohlich, "Dr. Alfred Frohlich stellt einen fall von tumor der hypophyse ohne akromegalie vor," *Wien Klin Rundsch* 15 (1902): 883-86, 906-908.

3 B. M. King, "The Rise, Fall, and Resurrection of the Ventromedial Hypothalamus in the Regulation of Feeding Behavior and Body Weight," *Physiology and Behavior* 87, no. 2 (February 28, 2006): 221-44.

4 同上。

5 J. Erdheim, "Uber Hypophysenganggeschwulste und Hirncholestcatome," *Akad Wiss Wien* 113 (1904): 537-726.

6 P. Bailey and F. Bremer, "Experimental Diabetes Insipidus," *Archives of Internal Medicine* 28, no. 6 (December 1, 1921): 773-803; P. Smith, "The Disabilities Caused by Hypophysectomy and Their Repair: The Tuberal (Hypotha-lamic) Syndrome in the Rat," *Journal of the American Medical Association* 88, no. 3 (January 15, 1927): 158-61; P. E. Smith, "Hypophysectomy and a Replacement Therapy in the Rat," *American Journal of Anatomy* 45, no. 2 (March 1, 1930): 205-73; A. W.

Hetherington, "Obesity in the Rat Following the Injection of Chromic Acid into the Hypophysis," *Endocrinology* 26, no. 2 (February 1, 1940): 264-68.

7 A. Hetherington, "The Relation of Various Hypothalamic Lesions to Adiposity and Other Phenomena in the Rat," *American Journal of Physiology* 133 (1941): 326-27; A. W. Hetherington, "The Production of Hypothalamic Obesity in Rats Already Displaying Chronic Hypopituitarism," *American Journal of Physiology* 140, no. 1 (1943): 89-92.

8 J. R. Brobeck, J. Tepperman, and C. N. H. Long, "Experimental Hypothalamic Hyperphagia in the Albino Rat," *Yale Journal of Biology and Medicine* 15, no. 6 (July 1943): 831-53.

9 同上。

10 King, "The Rise, Fall, and Resurrection."

11 E. R. Shell, *The Hungry Gene: The Inside Story of the Obesity Industry*, 1st trade paper ed. (New York: Grove Press, 2003), 304.

12 A. M. Ingalls, M. M. Dickie, and G. D. Snell, "*Obese*, a New Mutation in the House Mouse," *Journal of Heredity* 41, no. 12 (December 1950): 317-18.

13 G. A. Bray and D. A. York, "Hypothalamic and Genetic Obesity in Experimental Animals: An Autonomic and Endocrine Hypothesis," *Physiological Reviews* 59, no. 3 (July 1, 1979): 719-809.

14 L. M. Zucker and T. F. Zucker, "*Fatty*, a New Mutation in the Rat," *Journal of Heredity* 52, no. 6 (1961): 275-78.

15 B. Ga, "The *Zucker-Fatty* Rat: A Review," *Federation Proceedings* 36, no. 2 (February 1977): 148-53.

16 G. R. Hervey, "The Effects of Lesions in the Hypothalamus in Parabiotic Rats," *Journal of Physiology* 145, no. 2 (March 3, 1959): 336-52.

17 G. C. Kennedy, "The Role of Depot Fat in the Hypothalamic Control of Food Intake in the Rat," *Proceedings of the Royal Society of London B: Biological Sciences* 140, no. 901 (January 15, 1953): 578-92.

18 Hervey, "The Effects of Lesions."

19 D. L. Coleman, "Effects of Parabiosis of Obese with Diabetes and Normal Mice," *Diabetologia* 9, no. 4 (August 1973): 294-98.

20 R. B. Harris and R. J. Martin, "Specific Depletion of Body Fat in Parabiotic Partners

of Tube-Fed Obese Rats," *American Journal of Physiology* 247, no. 2 pt. 2 (August 1984): R380-R386.

21 R. B. Harris and R. J. Martin, "Site of Action of Putative Lipostatic Factor: Food Intake and Peripheral Pentose Shunt Activity," *American Journal of Physiology* 259, no. 1 pt. 2 (July 1990): R45-R52.

22 Harris and Martin, "Specific Depletion of Body Fat."

23 R. B. S. Harris, "Is Leptin the Parabiotic 'Satiety' Factor? Past and Present Interpretations," *Appetite* 61, no. 1 (February 2013): 111-18.

24 T. Rennie, "Obesity as a Manifestation of Personality Distur-bance," *Diseases of the Central Nervous System* 1 (1940): 238.

25 R. Neumann, "Experimentelle Beitrage zur Lehre von dem taglichen Nahrungsbedarf des Menschen unter besonderer Berucksich tigung der notwendigen Eiweissmenge," *Arch Für Hyg* 45 (1902): 1-87.

26 A. Keys, J. Brožek, A. Henschel, O. Mickelsen, and H. Longstreet Taylor, *The Biology of Human Starvation,* 2 vols. (Minneapolis, MN: University of Minnesota Press, 1950), 1385.

27 E. A. Sims, R. F. Goldman, C. M. Gluck, E. S. Horton, P. C. Kelleher, and D. W. Rowe, "Experimental Obesity in Man," *Transactions of the Association of American Physicians* 81 (1968): 153-70.

28 E. A. Sims and E. S. Horton, "Endocrine and Metabolic Adaptation to Obesity and Starvation," *American Journal of Clinical Nutrition* 21, no. 12 (December 1, 1968): 1455-70.

29 Shell, *The Hungry Gene*.

30 Y. Zhang, R. Proenca, M. Maffei, M. Barone, L. Leopold, and J. M. Friedman, "Positional Cloning of the Mouse Obese Gene and Its Human Homologue," *Nature* 372, no. 6505 (December 1, 1994): 425-32.

31 Shell, *The Hungry Gene*.

32 J. L. Halaas, K. S. Gajiwala, M. Maffei, S. L. Cohen, B. T. Chait, D. Rabinowitz, et al., "Weight-Reducing Effects of the Plasma Protein Encoded by the Obese Gene," *Science* 269, no. 5233 (July 28, 1995): 543-46; L. A. Campfield, F. J. Smith, Y. Guisez, R. Devos, and P. Burn, "Recombinant Mouse OB Protein: Evidence for a

Peripheral Signal Linking Adiposity and Central Neural Networks," *Science* 269, no. 5223 (July 28, 1995): 546-49.

33 C. T. Montague, I. S. Farooqi, J. P. Whitehead, M. A. Soos, H. Rau, N. J. Wareham, et al., "Congenital Leptin Deficiency Is Associated with Severe Early-Onset Obesity in Humans," *Nature* 387, no. 6636 (June 26, 1997): 903-908.

34 Shell, *The Hungry Gene*.

35 Montague, Farooqi, Whitehead, Soos, Rau, Wareham, et al., "Congenital Leptin Deficiency."

36 I. S. Farooqi and S. O'Rahilly, "Leptin: A Pivotal Regulator of Human Energy Homeostasis," *American Journal of Clinical Nutrition* 89, no. 3 (March 1, 2009): 980S-984S.

37 同上。

38 Shell, *The Hungry Gene*.

39 Keys, Brožek, Henschel, Mickelsen, and Longstreet Taylor, *The Biology of Human Starvation*.

40 R. L. Leibel and J. Hirsch, "Diminished Energy Requirements in Reduced-Obese Patients," *Metabolism* 33, no. 2 (February 1984): 164-70.

41 M. Rosenbaum, R. Goldsmith, D. Bloomfield, Magnano, L. Weimer, S. Heymsfield, et al., "Low-Dose Leptin Reverses Skeletal Muscle, Autonomic, and Neuroendocrine Adaptations to Maintenance of Reduced Weight," *Journal of Clinical Investigation* 115, no. 12 (December 2005): 3579-86.

42 M. Rosenbaum, M. Sy, K. Pavlovich, R. L. Leibel, and J. Hirsch, "Leptin Reverses Weight Loss-Induced Changes in Regional Neural Activity Responses to Visual Food Stimuli," *Journal of Clinical Investigation* 118, no. 7 (July 1, 2008): 2583-91; H. R. Kissileff, J. C. Thornton, M. I. Torres, K. Pavlovich, L. S. Mayer, V. Kalari, et al., "Leptin Reverses Declines in Satiation in Weight-Reduced Obese Humans," *American Journal of Clinical Nutrition* 95, no. 2 (February 2012): 309-17.

43 J. M. Friedman, "A War on Obesity, Not the Obese," *Science* 299, no. 5608 (February 7, 2003): 856-58.

44 Rosenbaum, Goldsmith, Bloomfield, Magnano, Weimer, Heymsfield, et al., "Low-Dose Leptin"; Rosenbaum, Sy, Pavlovich, Leibel, and Hirsch, "Leptin Reverses

Weight Loss-Induced Changes"; Kissileff, Thornton, Torres, Pavlovich, Mayer, Kalari, et al., "Leptin Reverses Declines."

45 I. S. Farooqi, E. Bullmore, J. Keogh, J. Gillard, S. O'Rahilly, and P. C. Fletcher, "Leptin Regulates Striatal Regions and Human Eating Behavior," *Science* 317, no. 5843 (September 7, 2007): 1355.

46 I. S. Farooqi, G. Matarese, G. M. Lord, J. M. Keogh, E. Lawrence, C. Agwu, et al., "Beneficial Effects of Leptin on Obesity, T Cell Hyporesponsiveness, and Neuroendocrine/Metabolic Dysfunction of Human Congenital Leptin Deficiency," *Journal of Clinical Investigation* 110, no. 8 (October 15, 2002): 1093-103.

47 R. V. Considine, M. K. Sinha, M. L. Heiman, A. Kriauciunas, T. W. Stephens, M. R. Nyce, et al., "Serum Immunoreactive Leptin Concentrations in Normal-weight and Obese Humans," *New England Journal of Medicine* 334, no. 5 (February 1996): 292-95.

48 S. B. Heymsfield, A. S. Greenberg, K. Fujioka, R. M. Dixon, R. Kushner, T. Hunt, et al., "Recombinant Leptin for Weight Loss in Obese and Lean Adults: A Randomized, Controlled, Dose-Escalation Trial," *Journal of the American Medical Association* 282, no. 16 (October 27, 1999):1568-75.

49 Y. Ravussin, R. L. Leibel, and A. W. Ferrante Jr., "A Missing Link in Body Weight Homeostasis: The Catabolic Signal of the Overfed State," *Cell Metabolism* 20, no. 4 (October 7, 2014): 565-72.

50 S. Carnell and J. Wardle, "Appetite and Adiposity in Children: Evidence for a Behavioral Susceptibility Theory of Obesity," *American Journal of Clinical Nutrition* 88, no. 1 (July 2008): 22-29.

51 Group DPPR, "10-Year Follow-Up of Diabetes Incidence and Weight Loss in the Diabetes Prevention Program Outcomes Study," *Lancet* 374, no. 9702 (November 20, 2009): 1677-86; I. Shai, D. Schwarzfuchs, Y. Henkin, D. R. Shahar, S. Witkow, I. Greenberg, et al., "Weight Loss with a Low-Carbohydrate, Mediterranean, or Low-Fat Diet," *New England Journal of Medicine* 359, no. 3 (July 17, 2008): 229-41.

52 "*Biggest Loser* Winner Admits She's Gained Back All the Weight," Mail Online, 2016, cited April 22, 2016, http://www.dailymail.co .uk/femail/article-3550257/I-feel-like-failure-Biggest-Loser-winner-dropped-112lbs-shares-shame-

embarrassment-admitting-gained-nearly-weight-lost.html.

53 "Former *Biggest Loser* Contestants Admit 'We Are All Fat Again!'" Mail Online, 2015, cited April 22, 2016, http://www.dailymail.co.uk/femail/article-2927207/We-fat-Former-Biggest-Loser-contestants-admit-controversial-regained-weight-endure-lasting-health-issues.html.

54 Stokes, "Using Maximum Weight"; Stokes and Preston, "Revealing the Burden of Obesity Using Weight Histories"; S. S. Du Plessis, S. Cabler, D. A. McAlister, E. Sabanegh, and A. Agarwal, "The Effect of Obesity on Sperm Disorders and Male Infertility," *Nature Reviews Urology* 7, no. 3 (March 2010): 153-61; C. J. Brewer and A. H. Balen, "The Adverse Effects of Obesity on Conception and Implantation," *Reproduction* (Cambridge, England) 140, no. 3 (September 2010): 347-64.

55 B. E. Levin and A. A. Dunn-Meynell, "Defense of Body Weight Against Chronic Caloric Restriction in Obesity-Prone and-Resistant Rats," *American Journal of Physiology—Regulatory, Integrative and Comparative Physiology* 278, no. 1 (January 2000): R231-R237.

56 B. E. Levin and A. A. Dunn-Meynell, "Defense of Body Weight Depends on Dietary Composition and Palatability in Rats with Diet-Induced Obesity," *American Journal of Physiology—Regulatory, Integrative and Comparative Physiology* 282, no. 1 (January 2002): R46-R54.

57 Hashim and Van Itallie, "Studies in Normal and Obese Subjects"; Campbell, Hashim and Van Itallie, "Studies of Food-Intake Regulation."

58 Cabanac and Rabe, "Influence of a Monotonous Food."

59 K. H. Schmitz, D. R. Jacobs, A. S. Leon, P. J. Schreiner, and B. Sternfeld, "Physical Activity and Body Weight: Associations over Ten Years in the CARDIA Study. Coronary Artery Risk Development in Young Adults," *International Journal of Obesity and Related Metabolic Disorders* 24, no. 11 (November 2000): 1475-87; A. J. Littman, A. R. Kristal, and E. White, "Effects of Physical Activity Intensity, Frequency, and Activity Type on 10-Y Weight Change in Middle-Aged Men and Women," *International Journal of Obesity* 29, no. 5 (January 11, 2005): 524-33.

60 B. E. Levin and A. A. Dunn-Meynell, "Chronic Exercise Lowers the Defended Body Weight Gain and Adiposity in Diet-Induced Obese Rats," *American Journal of*

Physiology—Regulatory, Integrative and Comparative Physiology 286, no. 4 (April 2004): R771-R778.

61 C. Bouchard, A. Tchernof, and A. Tremblay, "Predictors of Body Composition and Body Energy Changes in Response to Chronic Overfeeding," *International Journal of Obesity* 38, no. 2 (February 1, 2014): 236-42.

62 W. C. Miller, D. M. Koceja, and E. J. Hamilton, "A Meta-Analysis of the Past 25 Years of Weight Loss Research Using Diet, Exercise or Diet Plus Exercise Intervention," *International Journal of Obesity and Related Metabolic Disorders* 21, no. 10 (October 1997): 941-47.

63 C. A. Slentz, B. D. Duscha, J. L. Johnson, K. Ketchum, L. B. Aiken, G. P. Samsa, et al., "Effects of the Amount of Exercise on Body Weight, Body Composition, and Measures of Central Obesity: STRRIDE—A Randomized Controlled Study," *Archives of Internal Medicine* 164, no. 1 (January 12, 2004): 31-39; N. A. King, M. Hopkins, P. Caudwell, R. J. Stubbs, and J. E. Blundell, "Individual Variability Following 12 Weeks of Supervised Exercise: Identification and Characterization of Compensation for Exercise-Induced Weight Loss," *International Journal of Obesity* 32, no. 1 (January 2008): 177-84; J. E. Donnelly, J. J. Honas, B. K. Smith, M. S. Mayo, C. A. Gibson, D. K. Sullivan, et al., "Aerobic Exercise Alone Results in Clinically Significant Weight Loss for Men and Women: Midwest Exercise Trial 2," *Obesity* (Silver Spring, MD) 21, no. 3 (March 2013): E219-E228.

64 King, Hopkins, Caudwell, Stubbs, and Blundell, "Individual Variability Following 12 Weeks."

65 M. Hession, C. Rolland, U. Kulkarni, A. Wise, and J. Broom, "Systematic Review of Randomized Controlled Trials of Low-Carbohydrate vs. Low-Fat/Low-Calorie Diets in the Management of Obesity and Its Comorbidities," *Obesity Reviews* 10, no. 1 (January 1, 2009): 36-50.

66 S. M. Nickols-Richardson, M. D. Coleman, J. J. Volpe, and K. W. Hosig, "Perceived Hunger Is Lower and Weight Loss Is Greater in Overweight Premenopausal Women Consuming a Low-Carbohydrate/High-Protein vs. High-Carbohydrate/Low-Fat Diet," *Journal of the American Dietetic Association* 105, no. 9 (September 2005): 1433-37.

67 B. J. Brehm, S. E. Spang, B. L. Lattin, R. J. Seeley, S. R. Daniels, and D. A. D'Alessio, "The Role of Energy Expenditure in the Differential Weight Loss in Obese Women on Low-Fat and Low-Carbohydrate Diets," *Journal of Clinical Endocrinology and Metabolism* 90, no. 3 (March 1, 2005): 1475-82.

68 E. R. Ropelle, J. R. Pauli, M. F. A. Fernandes, S. A. Rocco, R. M. Marin, J. Morari, et al., "A Central Role for Neuronal AMP-Activated Protein Kinase (AMPK) and Mammalian Target of Rapamycin (mTOR) in High-Protein Diet-Induced Weight Loss," *Diabetes* 57, no. 3 (March 1, 2008): 594-605.

69 D. S. Weigle, P. A. Breen, C. C. Matthys, H. S. Callahan, K. E. Meeuws, V. R. Burden, et al., "A High-Protein Diet Induces Sustained Reductions in Appetite, Ad Libitum Caloric Intake, and Body Weight Despite Compensatory Changes in Diurnal Plasma Leptin and Ghrelin Concentrations," *American Journal of Clinical Nutrition* 82, no. 1 (July 2005): 41-48.

70 M. S. Westerterp-Plantenga, S. G. Lemmens, and K. R. Westerterp, "Dietary Protein—Its Role in Satiety, Energetics, Weight Loss and Health," *British Journal of Nutrition* 108, supplement S2 (August 2012): S105-S112.

71 S. Soenen, A. G. Bonomi, S. G. T. Lemmens, J. Scholte, M. A. Thijssen, F. van Berkum, et al., "Relatively High-Protein or 'Low-Carb' Energy-Restricted Diets for Body Weight Loss and Body Weight Maintenance?" *Physiology and Behavior* 107, no. 3 (October 10, 2012): 374-80.

7. 饥饿神经元

1 J. T. Clark, P. S. Kalra, W. R. Crowley, and S. P. Kalra, "Neuropeptide Y and Human Pancreatic Polypeptide Stimulate Feeding Behavior in Rats," *Endocrinology* 115, no. 1 (July 1984): 427-29.

2 J. D. White and M. Kershaw, "Increased Hypothalamic Neuro-peptide Y Expression Following Food Deprivation," *Molecular and Cellular Neuroscience* 1, no. 1 (August 1990): 41-48.

3 B. Mittendorfer, F. Magkos, E. Fabbrini, B. S. Mohammed, and S. Klein, "Relationship Between Body Fat Mass and Free Fatty Acid Kinetics in Men and Women," *Obesity* (Silver Spring, MD) 17, no. 10 (October 2009): 1872-77.

4 M.-F. Hivert, M.-F. Langlois, and A. C. Carpentier, "The Entero-Insular Axis and Adipose Tissue-Related Factors in the Prediction of Weight Gain in Humans," *International Journal of Obesity* 31, no. 5 (November 28, 2006): 731-42.

5 M. W. Schwartz, J. L. Marks, A. J. Sipolst, D. G. Baskin, S. C. Woods, S. E. Kahn, et al., "Central Insulin Administration Reduces Neuropep-tide Y mRNA Expression in the Arcuate Nucleus of Food-Deprived Lean (Fa/Fa) but Not Obese (fa/fa) *Zucker* Rats," *Endocrinology* 128, no. 5 (May 1, 1991): 2645-47.

6 T. W. Stephens, M. Basinski, P. K. Bristow, J. M. Bue-Valleskey, S. G. Burgett, L. Craft, et al., "The Role of Neuropeptide Y in the Antiobesity Action of the Obese Gene Product," *Nature* 377, no. 6549 (October 12, 1995): 530-2.

7 M. W. Schwartz, D. G. Baskin, T. R. Bukowski, J. L. Kuijper, D. Foster, G. Lasser, et al., "Specificity of Leptin Action on Elevated Blood Glucose Levels and Hypothalamic Neuropeptide Y Gene Expression in *Ob/ Ob* Mice," *Diabetes* 45, no. 4 (April 1996): 531-35.

8 M. W. Schwartz, R. J. Seeley, L. A. Campfield, P. Burn, and D. G. Baskin, "Identification of Targets of Leptin Action in Rat Hypothalamus," *Journal of Clinical Investigation* 98, no. 5 (September 1, 1996): 1101-106.

9 R. J. Seeley, K. A. Yagaloff, S. L. Fisher, P. Burn, T. E. Thiele, G. van Dijk, et al., "Melanocortin Receptors in Leptin Effects," *Nature* 390, no. 6658 (November 27, 1997): 349.

10 Y. Aponte, D. Atasoy, and S. M. Sternson, "AGRP Neurons Are Sufficient to Orchestrate Feeding Behavior Rapidly and Without Training," *Nature Neuroscience* 14, no. 3 (March 2011): 351-55.

11 J. N. Betley, S. Xu, Z. F. H. Cao, R. Gong, C. J. Magnus, Y. Yu, et al., "Neurons for Hunger and Thirst Transmit a Negative-Valence Teaching Signal," *Nature* 521, no. 7551 (May 14, 2015): 180-85.

12 Q. Wu, B. B. Whiddon, and R. D. Palmiter, Ablation of Neurons Expressing Agouti-Related Protein, but Not Melanin Concentrating Hormone, in Leptin-Deficient Mice Restores Metabolic Functions and Fertility," *Proceedings of the National Academy of Sciences of the United States of America* 109, no. 8 (February 21, 2012): 3155-60.

13 S. J. Guyenet and M. W. Schwartz, "Regulation of Food Intake, Energy Balance,

and Body Fat Mass: Implications for the Pathogenesis and Treatment of Obesity," *Journal of Clinical Endocrinology and Metabolism* 97, no. 3 (March 2012): 745-55.

14 Aponte, Atasoy, and Sternson, "AGRP neurons Are Sufficient"; Betley, Xu, Cao, Gong, Magnus, Yu, et al., "Neurons for Hunger and Thirst"; Wu, Whiddon, and Palmiter, "Ablation of Neurons"; M. E. Carter, M. E. Soden, L. S. Zweifel, and R. D. Palmiter, "Genetic Identification of a Neural Circuit That Suppresses Appetite," *Nature* 503, no. 7474 (November 7, 2013): 111-14; B. P. Shah, L. Vong, D. P. Olson, S. Koda, M. J. Krashes, C. Ye, et al., "MC4R-Expressing Glutamatergic Neurons in the Paraventricular Hypothalamus Regulate Feeding and Are Synaptically Connected to the Parabrachial Nucleus," *Proceedings of the National Academy of Sciences of the United States of America* 111, no. 36 (September 9, 2014): 13193-98.

15 F. A. C. Azevedo, L. R. B. Carvalho, L. T. Grinberg, J. M. Farfel, R. E. L. Ferretti, and R. E. P. Leite, et al., "Equal Numbers of Neuronal and Nonneuronal Cells Make the Human Brain an Isometrically Scaled-Up Primate Brain," *Journal of Comparative Neurology* 513, no. 5 (April 10, 2009): 532-41.

16 C. T. De Souza, E. P. Araujo, S. Bordin, R. Ashimine, R. L. Zollner, A. C. Boschero, et al., "Consumption of a Fat-Rich Diet Activates a Proinflammatory Response and Induces Insulin Resistance in the Hypothalamus," *Endocrinology* 146, no. 10 (October 1, 2005): 4192-99.

17 同上。

18 X. Zhang, G. Zhang, H. Zhang, M. Karin, H. Bai, and D. Cai, "Hypothalamic IKKbeta/NF-kappaB and ER Stress Link Overnutrition to Energy Imbalance and Obesity," *Cell* 135, no. 1 (October 3, 2008): 61-73.

19 C. Bjørbæk, H. J. Lavery, S. H. Bates, R. K. Olson, S. M. Davis, J. S. Flier, et al., "SOCS3 Mediates Feedback Inhibition of the Leptin Receptor via Tyr985," *Journal of Biological Chemistry* 275, no. 51 (December 22, 2000): 40649-57.

20 Zhang, Zhang, Zhang, Karin, Bai, and Cai, "Hypothalamic IKKbeta/NF-kappaB"; H. Mori, R. Hanada, T. Hanada, D. Aki, R. Mashima, H. Nishinakamura, et al., "Socs3 Deficiency in the Brain Elevates Leptin Sensitivity and Confers Resistance to Diet-Induced Obesity," *Nature Medicine* 10, no. 7 (July 2004): 739-43.

21 J. P. Thaler, C.-X. Yi, E. A. Schur, S. J. Guyenet, B. H. Hwang, M. O. Dietrich, et al.,

"Obesity Is Associated with Hypothalamic Injury in Rodents and Humans," *Journal of Clinical Investigation* 122, no. 1 (January 3, 2012): 153-62.

22 同上；E. A. Schur, S. J. Melhorn, S.-K. Oh, J. M. Lacy, K. E. Berkseth, S. J. Guyenet, et al., "Radiologic Evidence That Hypothalamic Gliosis Is Associated with Obesity and Insulin Resistance in Humans," *Obesity* (Silver Spring, MD) 23, no. 11 (November 2015): 2142-48.

23 L. Ozcan, A. S. Ergin, A. Lu, J. Chung, S. Sarkar, D. Nie, et al., "Endoplasmic Reticulum Stress Plays a Central Role in Development of Leptin Resistance," *Cell Metabolism* 9, no. 1 (January 7, 2009): 35-51.

24 J. Li, Y. Tang, and D. Cai, "IKKβ/NF-κB Disrupts Adult Hypothalamic Neural Stem Cells to Mediate Neurodegenerative Mechanism of Dietary Obesity and Pre-Diabetes," *Nature Cell Biology* 14, no. 10 (October 2012): 999-1012.

25 K. E. Berkseth, S. J. Guyenet, S. J. Melhorn, D. Lee, J. P. Thaler, E. A. Schur, et al., "Hypothalamic Gliosis Associated with High-Fat Diet Feeding Is Reversible in Mice: A Combined Immunohistochemical and Magnetic Resonance Imaging Study," *Endocrinology* 155, no. 8 (August 2014): 2858-67.

26 P. D. Cani, J. Amar, M. A. Iglesias, M. Poggi, C. Knauf, D. Bastelica, et al., "Metabolic Endotoxemia Initiates Obesity and Insulin Resistance," *Diabetes* 56, no. 7 (July 2007): 1761-72.

27 S. C. Benoit, C. J. Kemp, C. F. Elias, W. Abplanalp, J. P. Herman, S. Migrenne, et al., "Palmitic Acid Mediates Hypothalamic Insulin Resistance by Altering PKC-? Subcellular Localization in Rodents," *Journal of Clinical Investigation* 119, no. 9 (September 1, 2009): 2577-89.

28 J. A. Yanovski, S. Z. Yanovski, K. N. Sovik, T. T. Nguyen, P. M. O'Neil, and N. G. Sebring, "A Prospective Study of Holiday Weight Gain," *New England Journal of Medicine* 342, no. 12 (March 23, 2000): 861-67.

29 Z. A. Knight, K. S. Hannan, M. L. Greenberg, and J. M. Friedman, "Hyperleptinemia Is Required for the Development of Leptin Resistance," *PLOS ONE* 5, no. 6 (2010): e11376; K. M. Gamber, L. Huo, S. Ha, J. E. Hairston, S. Greeley, and C. Bjørbæk, "Over-Expression of Leptin Receptors in Hypothalamic POMC Neurons Increases Susceptibility to Diet-Induced Obesity," *PLOS ONE* 7, no. 1 (January 20, 2012):

e30485; C. L. White, A. Whittington, M. J. Barnes, Z. Wang, G. A. Bray, and C. D. Morrison, "HF Diets Increase Hypothalamic PTP1B and Induce Leptin Resistance Through Both Leptin-Dependent and-Independent Mechanisms," *American Journal of Physiology—Endocrinology and Metabolism* 296, no. 2 (February 2009): E291-E299.

30 C. Chin-Chance, K. S. Polonsky, and D. A. Schoeller, "Twenty-Four-Hour Leptin Levels Respond to Cumulative Short-Term Energy Imbalance and Predict Subsequent Intake," *Journal of Clinical Endocrinology and Metabolism* 85, no. 8 (August 2000): 2685-91.

31 White, Whittington, Barnes, Wang, Bray, and Morrison, "HF Diets Increase Hypothalamic PTP1B"; Y. Ravussin, C. A. LeDuc, K. Watanabe, B. R. Mueller, A. Skowronski, M. Rosenbaum, et al., "Effects of Chronic Leptin Infusion on Subsequent Body Weight and Composition in Mice: Can Body Weight Set Point Be Reset?" *Molecular Metabolism* 3, no. 4 (March 5, 2014): 432-40.

32 S. Mehta, S. J. Melhorn, A. Smeraglio, V. Tyagi, T. Grabowski, M. W. Schwartz, et al., "Regional Brain Response to Visual Food Cues Is a Marker of Satiety That Predicts Food Choice," *American Journal of Clinical Nutrition* 96, no. 5 (November 1, 2012): 989-99.

33 H. J. Grill and R. Norgren, "Chronically Decerebrate Rats Demonstrate Satiation but Not Bait Shyness," *Science* 201, no. 4352 (July 21, 1978): 267-69.

34 R. J. Seeley, H. J. Grill, and J. M. Kaplan, "Neurological Dissociation of Gastrointestinal and Metabolic Contributions to Meal Size Control," *Behavioral Neuroscience* 108, no. 2 (1994): 347-52; H. J. Grill and G. P. Smith, "Cholecystokinin Decreases Sucrose Intake in Chronic Decerebrate Rats," *American Journal of Physiology—Regulatory, Integrative and Comparative Physiology* 254, no. 6 (June 1, 1988): R853-R856.

35 Guyenet and Schwartz, "Regulation of Food Intake."

36 H. J. Grill and M. R. Hayes, "Hindbrain Neurons as an Essential Hub in the Neuroanatomically Distributed Control of Energy Balance," *Cell Metabolism* 16, no. 3 (September 5, 2012): 296-309.

37 J. M. Kaplan, R. J. Seeley, and H. J. Grill, "Daily Caloric Intake in Intact and

Chronic Decerebrate Rats," *Behavioral Neuroscience* 107, no. 5 (October 1993): 876-81.

38 Grill and Hayes, "Hindbrain Neurons."

39 Carter, Soden, Zweifel, and Palmiter, "Genetic Identification"; Shah, Vong, Olson, Koda, Krashes, Ye, et al., "MC4R-Expressing Glutamatergic Neurons."

40 Guyenet and Schwartz, "Regulation of Food Intake."

41 A. S. Bruce, L. M. Holsen, R. J. Chambers, L. E. Martin, W. M. Brooks, J. R. Zarcone, et al., "Obese Children Show Hyperactivation to Food Pictures in Brain Networks Linked to Motivation, Reward and Cognitive Control," *International Journal of Obesity* 34, no. 10 (October 2010): 1494-500.

42 S. H. Holt, J. C. Miller, P. Petocz, and E. Farmakalidis, "A Satiety Index of Common Foods," *European Journal of Clinical Nutrition* 49, no. 9 (September 1995): 675-90.

43 T. H. Park and K. D. Carr, "Neuroanatomical Patterns of Fos-Like Immunoreactivity Induced by a Palatable Meal and Meal-Paired Environment in Saline-and Naltrexone-Treated Rats," *Brain Research* 805, nos. 1,2 (September 14, 1998): 169-80.

44 同上：C. Jiang, R. Fogel, and X. Zhang, "Lateral Hypothalamus Modulates Gut-Sensitive Neurons in the Dorsal Vagal Complex," *Brain Research* 980, no. 1 (August 1, 2003): 31-47; E. M. Parise, N. Lilly, K. Kay, A. M. Dossat, R. Seth, J. M. Overton, et al., "Evidence for the Role of Hindbrain Orexin-1 Receptors in the Control of Meal Size," *American Journal of Physiology—Regulatory, Integrative and Comparative Physiology* 301, no. 6 (December 2011): R1692-R1699.

45 B. J. Rolls, "The Role of Energy Density in the Overconsumption of Fat," *Journal of Nutrition* 130, 2S suppl. (February 2000): 268S-271S.

46 S. D. Poppitt, D. McCormack, and R. Buffenstein, "Short-Term Effects of Macronutrient Preloads on Appetite and Energy Intake in Lean Women," *Physiology and Behavior* 64, no. 3 (June 1, 1998): 279-85.

47 R. Faipoux, D. Tomé, S. Gougis, N. Darcel, and G. Fromentin, "Proteins Activate Satiety-Related Neuronal Pathways in the Brainstem and Hypothalamus of Rats," *Journal of Nutrition* 138, no. 6 (June 1, 2008): 1172-78; N. Geary, "Pancreatic Glucagon Signals Postprandial Satiety," *Neuroscience and Biobehaviorial Reviews* 14, no. 3 (1990): 323-38.

48 T. Jönsson, Y. Granfeldt, C. Erlanson-Albertsson, B. Ahrén, and S. Lindeberg, "A Paleolithic Diet Is More Satiating Per Calorie Than a Mediterranean-Like Diet in Individuals with Ischemic Heart Disease," *Nutrition and Metabolism* 7 (November 30, 2010): 85.

49 S. Lindeberg, T. Jönsson, Y. Granfeldt, E. Borgstrand, J. Soffman, K. Sjöström, et al., "A Palaeolithic Diet Improves Glucose Tolerance More Than a Mediterranean-Like Diet in Individuals with Ischaemic Heart Disease," *Diabetologia* 50, no. 9 (September 2007): 1795-807; T. Jönsson, Y. Granfeldt, B. Ahrén, U.-C. Branell, G. Pålsson, A. Hansson, et al., "Beneficial Effects of a Paleolithic Diet on Cardiovascular Risk Factors in Type 2 Diabetes: A Randomized Cross-Over Pilot Study," *Cardiovascular Diabetology* 8 (2009): 35.

50 M. Börjeson, "The Aetiology of Obesity in Children. A Study of 101 Twin Pairs," *Acta Pœdiatrica* 65, no. 3 (May 1, 1976): 279-87.

51 H. H. Maes, M. C. Neale, and L. J. Eaves, "Genetic and Environmental Factors in Relative Body Weight and Human Adiposity," *Behavior Genetics* 27, no. 4 (July 1997): 325-51.

52 J. M. de Castro, "Genetic Influences on Daily Intake and Meal Patterns of Humans," *Physiology and Behavior* 53, no. 4 (April 1993): 777-82; J. M. de Castro, "Palatability and Intake Relationships in Free-Living Humans: The Influence of Heredity," *Nutrition Research* (New York) 21, no. 7 (July 2001): 935-45.

53 C. Bouchard, A. Tremblay, J.-P. Després, A. Nadeau, P. J. Lupien, G. Thériault, et al., "The Response to Long-Term Overfeeding in Identical Twins," *New England Journal of Medicine* 322, no. 21 (May 24, 1990): 1477-82.

54 J. A. Levine, N. L. Eberhardt, and M. D. Jensen, "Role of Nonexercise Activity Thermogenesis in Resistance to Fat Gain in Humans," *Science* 283, no. 5399 (January 8, 1999): 212-14.

55 A. A. van der Klaauw and I. S. Farooqi, "The Hunger Genes: Pathways to Obesity," *Cell* 161, no. 1 (March 26, 2015): 119-32.

56 同上。

57 A. E. Locke, B. Kahali, S. I. Berndt, A. E. Justice, T. H. Pers, F. R. Day, et al., "Genetic Studies of Body Mass Index Yield New Insights for Obesity Biology," *Nature* 518,

no. 7538 (February 12, 2015): 197-206.

8. 节律

1 M.-P. St-Onge, A. L. Roberts, J. Chen, M. Kelleman, M. O'Keeffe, A. RoyChoudhury, et al., "Short Sleep Duration Increases Energy Intakes but Does Not Change Energy Expenditure in Normal-Weight Individuals," *American Journal of Clinical Nutrition* 94, no. 2 (August 2011): 410-16.

2 L. C. Triarhou, "The Percipient Observations of Constantin von Economo on Encephalitis Lethargica and Sleep Disruption and Their Lasting Impact on Contemporary Sleep Research," *Brain Research Bulletin* 69, no. 3 (April 14, 2006): 244-58.

3 C. B. Saper, T. E. Scammell, and J. Lu, "Hypothalamic Regulation of Sleep and Circadian Rhythms," *Nature* 437, no. 7063 (October 27, 2005): 1257-63.

4 同上。

5 同上。

6 同上。

7 M. Dworak, P. Diel, S. Voss, W. Hollmann, and H. K. Strüder, "Intense Exercise Increases Adenosine Concentrations in Rat Brain: Implications for a Homeostatic Sleep Drive," *Neuroscience* 150, no. 4 (December 19, 2007): 789-95.

8 L. Xie, H. Kang, Q. Xu, M. J. Chen, Y. Liao, M. Thiyagarajan, et al., "Sleep Drives Metabolite Clearance from the Adult Brain," *Science* 342, no. 6156 (October 18, 2013): 373-77.

9 H. P. A. van Dongen, G. Maislin, J. M. Mullington, and D. F. Dinges, "The Cumulative Cost of Additional Wakefulness: Dose-Response Effects on Neurobehavioral Functions and Sleep Physiology from Chronic Sleep Restriction and Total Sleep Deprivation," *Sleep* 26, no. 2 (March 15, 2003): 117-26.

10 P. Montagna, P. Gambetti, P. Cortelli, E. Lugaresi, "Familial and Sporadic Fatal Insomnia," *Lancet Neurology* 2, no. 3 (March 2003): 167-76.

11 A. Rechtschaffen, M. A. Gilliland, B. M. Bergmann, and J. B. Winter, "Physiological Correlates of Prolonged Sleep Deprivation in Rats," *Science* 221, no. 4606 (July 8, 1983): 182-84.

12 M. P. St-Onge, A. McReynolds, Z. B. Trivedi, A. L. Roberts, M. Sy, and J. Hirsch, "Sleep Restriction Leads to Increased Activation of Brain Regions Sensitive to Food Stimuli," *American Journal of Clinical Nutrition* 95, no. 4 (April 2012): 818-24; M. P. St-Onge, S. Wolfe, M. Sy, A. Shechter, and J. Hirsch, "Sleep Restriction Increases the Neuronal Response to Unhealthy Food in Normal-Weight Individuals," *International Journal of Obesity* 38, no. 3 (March 2014): 411-16.

13 C. Benedict, S. J. Brooks, O. G. O'Daly, M. S. Almèn, Morell, K.Åberg, et al., "Acute Sleep Deprivation Enhances the Brain's Response to Hedonic Food Stimuli: An fMRI Study," *Journal of Clinical Endocrinology and Metabolism* 97, no. 3 (March 2012): E443-E447.

14 A. Shechter, R. Rising, J. B. Albu, and M. P. St-Onge, "Experimental Sleep Curtailment Causes Wake-Dependent Increases in 24-H Energy Expenditure as Measured by Whole-Room Indirect Calorimetry," *American Journal of Clinical Nutrition* 98, no. 6 (December 1, 2013): 1433-39.

15 S. R. Patel and F. B. Hu, "Short Sleep Duration and Weight Gain: A Systematic Review," *Obesity* 16, no. 3 (2008): 643-53.

16 E. S. Ford, T. J. Cunningham, and J. B. Croft, "Trends in Self-Reported Sleep Duration among US Adults from 1985 to 2012," *Sleep* 38, no. 5 (May 2015): 829-32.

17 K. M. Keyes, J. Maslowsky, A. Hamilton, and J. Schulenberg, "The Great Sleep Recession: Changes in Sleep Duration among US Adolescents, 1991-2012," *Pediatrics* 135, no. 3 (March 2015): 460-68.

18 F. P. Cappuccio, D. Cooper, L. D'Elia, P. Strazzullo, and M. A. Miller, "Sleep Duration Predicts Cardiovascular Outcomes: A Systematic Review and Meta-Analysis of Prospective Studies," *European Heart Journal* 32, no. 12 (June 2011): 1484-92; F. P. Cappuccio, L. D'Elia, P. Strazzullo, and M. A. Miller, "Sleep Duration and All-Cause Mortality: A Systematic Review and Meta-Analysis of Prospective Studies," *Sleep* 33, no. 5 (May 2010): 585-92; N. T. Ayas, D. P. White, W. K. Al-Delaimy, J. E. Manson, M. J. Stampfer, F. E. Speizer, et al., "A Prospective Study of Self-Reported Sleep Duration and Incident Diabetes in Women," *Diabetes Care* 26, no. 2 (February 1, 2003): 380-84.

19 Ford, Cunningham, and Croft, "Trends in Self-Reported Sleep Duration."

20 P. E. Peppard, T. Young, J. H. Barnet, M. Palta, E. W. Hagen, and K. M. Hla, "Increased Prevalence of Sleep-Disordered Breathing in Adults," *American Journal of Epidemiology* 177, no. 9 (May 1, 2013): 1006-14.

21 V. Venkatraman, S. A. Huettel, L. Y. M. Chuah, J. W. Payne, M. W. L. Chee, "Sleep Deprivation Biases the Neural Mechanisms Underlying Economic Preferences," *Journal of Neuroscience* 31, no. 10 (March 9, 2011): 3712-18.

22 D. Pardi, M. Buman, J. Black, G. Lammers, and J. Zeitzer, "Eating Decisions Based on Alertness Levels After a Single Night of Sleep Manipulation," In review.

23 S. M. Greer, A. N. Goldstein, and M. P. Walker, "The Impact of Sleep Deprivation on Food Desire in the Human Brain," *Nature Communications* 4 (August 6, 2013): 2259.

24 M. Siffre, *Expériences Hors du Temps* (Paris, France: Fayard, 1972).

25 Saper, Scammell, and Lu, "Hypothalamic Regulation of Sleep"; E. Bianconi, A. Piovesan, F. Facchin, A. Beraudi, R. Casadei, F. Frabetti, et al., "An Estimation of the Number of Cells in the Human Body," *Annals of Human Biology* 40, no. 6 (December 2013): 463-71.

26 Saper, Scammell, and Lu, "Hypothalamic Regulation of Sleep."

27 G. C. Brainard, J. P. Hanifin, J. M. Greeson, B. Byrne, G. Glickman, and E. Gerner, et al., "Action Spectrum for Melatonin Regulation in Humans: Evidence for a Novel Circadian Photoreceptor," *Journal of Neuroscience* 21, no. 16 (August 15, 2001): 6405-12.

28 Saper, Scammell, and Lu, "Hypothalamic Regulation of Sleep."

29 I. M. McIntyre, T. R. Norman, G. D. Burrows, and S. M. Armstrong, "Human Melatonin Suppression by Light Is Intensity Dependent," *Journal of Pineal Research* 6, no. 2 (April 1, 1989): 149-56; A.-M. Chang, D. Aeschbach, J. F. Duffy, and C. A. Czeisler, "Evening Use of Light-Emitting eReaders Negatively Affects Sleep, Circadian Timing, and Next-Morning Alertness," *Proceedings of the National Academy of Sciences of the United States of America* 112, no. 4 (January 27, 2015): 1232-37.

30 L. Kayumov, R. F. Casper, R. J. Hawa, B. Perelman, S. A. Chung, S. Sokalsky, et al., "Blocking Low-wavelength Light Presents Nocturnal Melatonin Suppression

With No Adverse Effects on Performance During Simulated Shift Work," *Journal of Clinical Endocrinology and Metabolism* 90, no. 5 (May 2005): 2755-61.

31 A. Pan, E. S. Schernhammer, Q. Sun, and F. B. Hu, "Rotating Night Shift Work and Risk of Type 2 Diabetes: Two Prospective Cohort Studies in Women," *PLOS Medicine* 8, no. 12 (December 6, 2011): e1001141; L. G. van Amelsvoort, E. G. Schouten, and F. J. Kok, "Duration of Shiftwork Related to Body Mass Index and Waist to Hip Ratio," *International Journal of Obesity and Related Metabolic Disorders* 23, no. 9 (September 1999): 973-78; E. S. Schernhammer, F. Laden, F. E. Speizer, W. C. Willett, D. J. Hunter, Kawachi, et al., "Rotating Night Shifts and Risk of Breast Cancer in Women Participating in the Nurses' Health Study," *Journal of the National Cancer Institute* 93, no. 20 (October 17, 2001): 1563-68; M. V. Vyas, A. X. Garg, A. V. Iansavichus, J. Costella, A. Donner, L. E. Laugsand, et al., "Shift Work and Vascular Events: Systematic Review and Meta-Analysis," *BMJ* 345 (July 26, 2012): e4800.

32 D. M. Arble, J. Bass, A. D. Laposky, M. H. Vitaterna, and F. W. Turek, "Circadian Timing of Food Intake Contributes to Weight Gain," *Obesity* (Silver Spring, MD) 17, no. 11 (November 2009): 2100-102.

33 M. Hatori, C. Vollmers, A. Zarrinpar, L. DiTac-chio, E. A. Bushong, S. Gill, et al., "Time-Restricted Feeding Without Reducing Caloric Intake Prevents Metabolic Diseases in Mice Fed a High-Fat Diet," *Cell Metabolism* 15, no. 6 (June 6, 2012): 848-60; H. Sherman, Y. Genzer, R. Cohen, N. Chapnik, Z. Madar, and O. Froy, "Timed High-Fat Diet Resets Circadian Metabolism and Prevents Obesity," *FASEB Journal* 26, no. 8 (August 1, 2012): 3493-502; L. K. Fonken, J. L. Workman, J. C. Walton, Z. M. Weil, J. S. Morris, A. Haim, et al., "Light at Night Increases Body Mass by Shifting the Time of Food Intake," *Proceedings of the National Academy of Sciences of the United States of America* 107, no. 43 (October 26, 2010): 18664-69; I. N. Karatsoreos, S. Bhagat, E. B. Bloss, J. H. Morrison, and B. S. McEwen, "Disruption of Circadian Clocks Has Ramifications for Metabolism, Brain, and Behavior," *Proceedings of the National Academy of Sciences of the United States of America* 108, no. 4 (January 25, 2011): 1657-62.

34 S. L. Colles, J. B. Dixon, and P. E. O'Brien, "Night Eating Syndrome and Nocturnal

Snacking: Association with Obesity, Binge Eating and Psychological Distress," *International Journal of Obesity* 31, no. 11 (June 19, 2007): 1722-30.

9. 快车道的生活

1 American Psychological Association, *Stress in America* (2007).

2 Marlowe, *The Hadza*; N. A. Chagnon and E. O. Wilson, *Yanomamö: The Last Days of Eden* (San Diego: Jovanovich, 1992).

3 D. D. Krahn, B. A. Gosnell, M. Grace, and A. S. Levine, "CRF Antagonist Partially Reverses CRF-and Stress-Induced Effects on Feeding," *Brain Research Bulletin* 17, no. 3 (September 1986): 285-89.

4 APA, *Stress in America*.

5 T. C. Adam and E. S. Epel, "Stress, Eating and the Reward System," *Physiology and Behavior* 91, no. 4 (July 24, 2007): 449-58.

6 H. Klüver and P. C. Bucy, "Preliminary Analysis of Functions of the Temporal Lobes in Monkeys," *Archives of Neurology and Psychiatry* 42, no. 6 (1939): 979-1000.

7 M. Davis and P. J. Whalen, "The Amygdala: Vigilance and Emotion," *Molecular Psychiatry* 6, no. 1 (January 2001): 13-34.

8 同上。

9 同上；Y. M. Ulrich-Lai and J. P. Herman, "Neural Regulation of Endocrine and Autonomic Stress Responses," *Nature Reviews Neuroscience* 10, no. 6 (June 2009): 397-409; J. LeDoux, *Anxious: Using the Brain to Understand and Treat Fear and Anxiety,* 1st ed. (New York: Viking, 2015), 480.

10 LeDoux, *Anxious*.

11 同上。

12 Davis and Whalen, "The Amygdala"; LeDoux, *Anxious*.

13 Davis and Whalen, "The Amygdala."

14 同上；LeDoux, *Anxious*.

15 Davis and Whalen, "The Amygdala"; Ulrich-Lai and Herman, "Neural Regulation"; LeDoux, *Anxious*.

16 同上。

17 Ulrich-Lai and Herman, "Neural Regulation"; LeDoux, *Anxious*.

18 K. E. Habib, K. P. Weld, K. C. Rice, J. Pushkas, M. Champoux, S. Listwak, et al., "Oral Administration of a Corticotropin-Releasing Hormone Receptor Antagonist Significantly Attenuates Behavioral, Neuroendocrine, and Autonomic Responses to Stress in Primates," *Proceedings of the National Academy of Sciences of the United States of America* 97, no. 11 (May 23, 2000): 6079-84.

19 E. A. Phelps and J. E. LeDoux, "Contributions of the Amygdala to Emotion Processing: From Animal Models to Human Behavior," *Neuron* 48, no. 2 (October 20, 2005): 175-87.

20 A. Breier, M. Albus, D. Pickar, T. P. Zahn, O. M. Wolkowitz, and S. M. Paul, "Controllable and Uncontrollable Stress in Humans: Alterations in Mood and Neuroendocrine and Psychophysiological Function," *American Journal of Psychiatry* 144, no. 11 (November 1987): 1419-25.

21 V. Michopoulos, M. Higgins, D. Toufexis, and M. E. Wilson, "Social Subordination Produces Distinct Stress-Related Phenotypes in Female Rhesus Monkeys," *Psychoneuroendocrinology* 37, no. 7 (July 2012): 1071-85.

22 V. Michopoulos, D. Toufexis, and M. E. Wilson, "Social Stress Interacts with Diet History to Promote Emotional Feeding in Females," *Psychoneuroendocrinology* 37, no. 9 (September 2012): 1479-90.

23 C. J. Moore, Z. P. Johnson, M. Higgins, D. Toufexis, and M. E. Wilson, "Antagonism of Corticotrophin-Releasing Factor Type 1 Receptors Attenuates Caloric Intake of Free Feeding Subordinate Female Rhesus Monkeys in a Rich Dietary Environment," *Journal of Neuroendocrinology* 27, no. 1 (January 2015): 33-43.

24 H. Cushing, "The Basophil Adenomas of the Pituitary Body and Their Clinical Manifestations. Pituitary Basophilism," *Bulletin of the Johns Hopkins Hospital* L (1932): 137-95.

25 L. K. Nieman and I. Ilias, "Evaluation and Treatment of Cushing's Syndrome," *American Journal of Medicine* 118, no. 12 (December 2005): 1340-46.

26 P. A. Tataranni, D. E. Larson, S. Snitker, J. B. Young, J. P. Flatt, and E. Ravussin, "Effects of Glucocorticoids on Energy Metabolism and Food Intake in Humans," *American Journal of Physiology* 271, no. 2 pt. 1 (August 1996): E317-E325.

27 K. E. Zakrzewska, I. Cusin, A. Sainsbury, F. Rohner-Jeanrenaud, and B.

Jeanrenaud, "Glucocorticoids as Counterregulatory Hormones of Leptin: Toward an Understanding of Leptin Resistance," *Diabetes* 46, no. 4 (April 1, 1997): 717-19.

28 R. Ishida-Takahashi, S. Uotani, T. Abe, M. Degawa-Yamauchi, T. Fukushima, N. Fujita, et al., "Rapid Inhibition of Leptin Signaling by Glucocorticoids In Vitro and In Vivo," *Journal of Biological Chemistry* 279, no. 19 (May 7, 2004): 19658-64; A. M. Strack, R. J. Sebastian, M. W. Schwartz, and M. F. Dallman, "Glucocorticoids and Insulin: Reciprocal Signals for Energy Balance," *American Journal of Physiology* 268, no. 1 pt. 2 (January 1995): R142-R149.

29 E. J. Brunner, T. Chandola, and M. G. Marmot, "Prospective Effect of Job Strain on General and Central Obesity in the Whitehall II Study," *American Journal of Epidemiology* 165, no. 7 (April 1, 2007): 828-37; J. P. Block, Y. He, A. M. Zaslavsky, L. Ding, and J. Z. Ayanian, "Psychosocial Stress and Change in Weight Among US Adults," *American Journal of Epidemiology* (January 1, 2009), doi: 10.1093/aje/kwp104; A. Kouvonen, M. Kivimäki, S. J. Cox, T. Cox, and J. Vahtera, "Relationship Between Work Stress and Body Mass Index Among 45,810 Female and Male Employees," *Psychosomatic Medicine* 67, no. 4 (August 2005): 577-83; T. Chandola, E. Brunner, and M. Marmot, "Chronic Stress at Work and the Metabolic Syndrome: Prospective Study," *BMJ* 332, no. 7540 (March 2, 2006): 521-25.

30 E. Epel, R. Lapidus, B. McEwen, and K. Brownell, "Stress May Add Bite to Appetite in Women: A Laboratory Study of Stress-Induced Cortisol and Eating Behavior," *Psychoneuroendocrinology* 26, no. 1 (January 2001): 37-49; E. Newman, D. B. O'Connor, and M. Conner, "Daily Hassles and Eating Behaviour: The Role of Cortisol Reactivity Status," *Psychoneuroendocrinology* 32, no. 2 (February 2007): 125-32.

31 Breier, Albus, Pickar, Zahn, Wolkowitz, and Paul, "Control-lable and Uncontrollable Stress."

32 APA, *Stress in America*; D. A. Zellner, S. Loaiza, Z. Gonzalez, J. Pita, J. Morales, D. Pecora, et al., "Food Selection Changes Under Stress," *Physiology and Behavior* 87, no. 4 (April 15, 2006): 789-93; G. Oliver, J. Wardle, and E. L. Gibson, "Stress and Food Choice: A Laboratory Study," *Psychosomatic Medicine* 62, no. 6 (December 2000): 853-65.

33 A. M. Strack, S. F. Akana, C. J. Horsley, and M. F. Dallman, "A Hypercaloric Load Induces Thermogenesis but Inhibits Stress Responses in the SNS and HPA System," *American Journal of Physiology* 272, no. 3 pt. 2 (March 1997): R840-R848.

34 S. E. la Fleur, H. Houshyar, M. Roy, and M. F. Dallman, "Choice of Lard, but Not Total Lard Calories, Damps Adrenocorticotropin Responses to Restraint," *Endocrinology* 146, no. 5 (May 2005): 2193-99.

35 Y. M. Ulrich-Lai, M. M. Ostrander, I. M. Thomas, B. A. Packard, A. R. Furay, C. M. Dolgas, et al., "Daily Limited Access to Sweetened Drink Attenuates Hypothalamic-Pituitary-Adrenocortical Axis Stress Responses," *Endocrinology* 148, no. 4 (April 1, 2007): 1823-34.

36 Y. M. Ulrich-Lai, A. M. Christiansen, M. M. Ostrander, A. A. Jones, K. R. Jones, D. C. Choi, et al., "Pleasurable Behaviors Reduce Stress via Brain Reward Pathways," *Proceedings of the National Academy of Sciences of the United States of America* 107, no. 47 (November 23, 2010): 20529-34.

37 同上。

38 同上。

10. 人体电脑

1 V. L. Gloy, M. Briel, D. L. Bhatt, S. R. Kashyap, P. R. Schauer, G. Mingrone, et al., "Bariatric Surgery versus Non-Surgical Treatment for Obesity: A Systematic Review and Meta-Analysis of Randomised Controlled Trials," *BMJ* 347 (October 22, 2013): f5934.

2 K. A. Carswell, R. P. Vincent, A. P. Belgaumkar, R. A. Sherwood, S. A. Amiel, A. G. Patel, et al., "The Effect of Bariatric Surgery on Intestinal Absorption and Transit Time," *Obesity Surgery* 24, no. 5 (December 30, 2013): 796-805; E. A. Odstrcil, J. G. Martinez, C. A. S. Ana, B. Xue, R. E. Schneider, K. J. Steffer, et al., "The Contribution of Malabsorption to the Reduction in Net Energy Absorption after Long-Limb Roux-en-Y Gastric Bypass," *American Journal of Clinical Nutrition* 92, no. 4 (October 1, 2010): 704-13.

3 C. N. Ochner, Y. Kwok, E. Conceição, S. P. Pantazatos, L. M. Puma, S. Carnell, et al., "Selective Reduction in Neural Responses to High Calorie Foods Following

Gastric Bypass Surgery," *Annals of Surgery* 253, no. 3 (March 2011): 502-507; A. D. Miras, R. N. Jackson, S. N. Jackson, A. P. Goldstone, T. Olbers, T. Hackenberg, et al., "Gastric Bypass Surgery for Obesity Decreases the Reward Value of a Sweet-Fat Stimulus as Assessed in a Progressive Ratio Task," *American Journal of Clinical Nutrition* 96, no. 3 (September 1, 2012): 467-73; C. W. le Roux, M. Bueter, N. Theis, M. Werling, H. Ashrafian, C. Löwenstein, et al., "Gastric Bypass Reduces Fat Intake and Preference," *American Journal of Physiology—Regulatory, Integrative and Comparative Physiology* 301, no. 4 (October 1, 2011): R1057-R1066; H. A. Kenler, R. E. Brolin, and R. P. Cody, "Changes in Eating Behavior After Horizontal Gastroplasty and Roux-en-Y Gastric Bypass," *American Journal of Clinical Nutrition* 52, no. 1 (July 1, 1990): 87-92.

4 le Roux, Bueter, Theis, Werling, Ashrafian, Löwenstein, et al., "Gastric Bypass"; H. Zheng, A. C. Shin, N. R. Lenard, R. L. Townsend, L. M. Patterson, D. L. Sigalet, et al., "Meal Patterns, Satiety, and Food Choice in a Rat Model of Roux-en-Y Gastric Bypass Surgery," *American Journal of Physiology—Regulatory, Integrative and Comparative Physiology* 297, no. 5 (Novem-ber 1, 2009): R1273-R1282; H. E. Wilson-Pérez, A. P. Chambers, D. A. Sandoval, M. A. Stefater, S. C. Woods, S. C. Benoit, et al., "The Effect of Vertical Sleeve Gastrectomy on Food Choice in Rats," *International Journal of Obesity* 37, no. 2 (February 2013): 288-95.

11. 比饥饿的大脑更聪明

1 Hall, Sacks, Chandramohan, Chow, Wang, Gortmaker, et al., "Quantification of the Effect of Energy Imbalance."

2 B. Elbel, R. Kersh, V. L. Brescoll, and L. B. Dixon, "Calorie Labeling and Food Choices: A First Look at the Effects on Low-Income People in New York City," *Health Affairs* (Millwood) 28, no. 6 (November 1, 2009): w1110-w1121; B. Elbel, J. Gyamfi, and R. Kersh, "Child and Adolescent Fast-Food Choice and the Influence of Calorie Labeling: A Natural Experiment," *International Journal of Obesity* 35, no. 4 (April 2011): 493-500; J. Cantor, A. Torres, C. Abrams, and B. Elbel, "Five Years Later: Awareness of New York City's Calorie Labels Declined, with No Changes in Calories Purchased," *Health Affairs* (Millwood) 34, no. 11 (November 1, 2015):

1893-900.

3 B. Forey, J. Hamling, J. Hamling, A. Thornton, and P. Lee, "Chapter 28: USA" in *International Smoking Statistics: A Collection of Historical Data from 30 Economically Developed Countries*, 2nd ed. (Oxford, UK: Oxford University Press, 2012).

4 T. Rosenberg, "How One of the Most Obese Countries on Earth Took on the Soda Giants," *Guardian,* November 3, 2015, cited November 9, 2015, http://www.theguardian.com/news/2015/nov/03/obese-soda-sugar-tax-mexico.

5 D. Agren, "Mexico's Congress Accused of Caving to Soda Pop Industry in Tax Cut Plan," *Guardian,* October 19, 2015, cited November 4, 2015, http://www.theguardian.com/global-development/2015/oct/19/mexico-soda-tax-cut-pop-fizzy-drinks.

6 Rosenberg, "How One of the Most Obese Countries."

7 Associated Press, "Farm Subsidies Not in Sync with Food Pyramid," msnbc.com, cited November 9, 2015, http://www.nbcnews.com/id/8904252/ns/health-fitness/t/farm-subsidies-not-sync-food-pyramid/.

8 Sections 92.0379A(j), B(j) & C(j) and 94.0379D(i) in City of Detroit, Official Zoning Ordinance.

9 Dembek, Harris, and Schwartz, "Where Children and Adolescents."

10 S. Speers, J. Harris, A. Goren, M. B. Schwartz, and K. D. Brownell, *Public Perceptions of Food Marketing to Youth: Results of the Rudd Center Public Opinion Poll, May 2008* (Rudd Center for Food Policy and Obesity, 2009).

11 E. D. Kolish, M. Enright, and B. Oberdorff, *The Children's Food & Beverage Advertising Initiative in Action: A Report on Compliance and Progress During 2013* (Children's Food & Beverage Advertising Initiative, 2014).

12 同上。

13 J. L. Harris, M. B. Schwartz, C. Shehan, M. Hyary, J. Appel, K. Haraghey, et al., *Snack F.A.C.T.S 2015: Evaluating Snack Food Nutrition and Marketing to Youth* (Rudd Center for Food Policy and Obesity, 2015).

14 Wansink, *Mindless Eating.*

15 M. Nestle, *Food Politics: How the Food Industry Influences Nutrition and Health,*

revised and expanded edition (Berkeley: University of California Press, 2007), 510.

16 "Hardee's Serves Up 1,420-Calorie Burger," MSNBC, November 17, 2004, http://www.nbcnews.com/id/6498304/ns/business-us_business/t/hardees-serves—calorie-burger/.

17 "Hardee's Hails Burger as 'Monument to Decadence,'" *USA Today,* November 15, 2004, http://usatoday30.usatoday.com/money/industries/food/2004-11-15-hardees_x.htm.

18 Stokes, "Using Maximum Weight"; A. Must and R. S. Strauss, "Risks and Consequences of Childhood and Adolescent Obesity," *International Journal of Obesity and Related Metabolic Disorders* 23, suppl. 2 (March 1999): S2-S11; A. Berrington de Gonzalez, P. Hartge, J. R. Cerhan, A. J. Flint, L. Hannan, R. J. MacInnis, et al., "Body-Mass Index and Mortality Among 1.46 Million White Adults," *New England Journal of Medicine* 363, no. 23 (2010): 2211-19.

19 R. D. Mattes, P. M. Kris-Etherton, and G. D. Foster, "Impact of Peanuts and Tree Nuts on Body Weight and Healthy Weight Loss in Adults," *Journal of Nutrition* 138, no. 9 (September 2008): 1741S-1745S.

20 King, Hopkins, Caudwell, Stubbs, and Blundell, "Individual Variability Following 12 Weeks"; D. M. Thomas, C. Bouchard, T. Church, C. Slentz, W. E. Kraus, L. M. Redman, et al., "Why Do Individuals Not Lose More Weight from an Exercise Intervention at a Defined Dose? An Energy Balance Analysis," *Obesity Reviews* 13, no. 10 (October 2012): 835-47.

21 "2008 Physical Activity Guidelines for Americans," US Department of Health and Human Services, 2008, http://health.gov/paguidelines/pdf/paguide.pdf.

22 P. Grossman, L. Niemann, S. Schmidt, and H. Walach, "Mindfulness-Based Stress Reduction and Health Benefits: A Meta-Analysis," *Journal of Psychosomatic Research* 57, no. 1 (July 2004): 35-43; J. Daubenmier, J. Kristeller, F. M. Hecht, N. Maninger, M. Kuwata, K. Jhaveri, et al., "Mindfulness Intervention for Stress Eating to Reduce Cortisol and Abdominal Fat Among Overweight and Obese Women: An Exploratory Randomized Controlled Study," *Journal of Obesity* 2011 (2011): 651936.

索　引

索引页码为英文原版页码。页码后带有“f”的表示信息在图注中，带有“n”的表示信息在脚注中。

B

D

E

F

186，187

G

gamma-aminobutyric acid γ-氨基丁酸（GABA），149n
garum sauce 鱼酱，80
gastric bypass surgery 胃旁路手术，221
Gearhardt，Ashley 阿什莉·吉尔哈特，54–55
gene expression analysis 基因表达分析，153–154
General Mills 通用磨坊公司，227
genes，natural selection and 基因和自然选择，42n
genetics，role of 遗传的作用，171–175，218–219
glasses，blue-spectrum blocking 防蓝光眼镜，191
globus pallidus 苍白球，30f
glucocorticoids 糖皮质激素，209n
glucose 葡萄糖，48–49，156
glutamate 谷氨酸
  food preferences and 和食物偏好，49–50
  history of in modern diet 在现代饮食中的历史，78–80
gluttony，hunter-gatherers and 暴饮暴食和狩猎采集者，94–97
glycerol 甘油，122n，124n
goals，learning and 目标和学习，41–42
grain-based desserts 谷物做的甜点，83，84
Grill，Harvey 哈维·格里尔，163–164，166
Grillner，Sten 斯特恩·格里纳，23，30
grocery stores，variety of food in 食品杂货店中的食物多样化，75
growth hormone 生长激素，122n
Gurney，Kevin 凯文·格尼，33

H

habituation 习惯，62–63
Hadza people 哈扎人，87–90，88n，90f，91f，94–97
Hall，Kevin 凯文·霍尔，14–16，16n，224
Hardee's 哈迪斯，228–229
Harris，Ruth B.（露丝·B.哈里斯），121–122
Heiman，Mark 马克·海曼，148
Helmchen，Lorens 洛伦斯·黑尔姆兴，9
Henderson，Max 马克斯·亨德森，9
Hervey，Romaine 罗曼·赫维，118–120，120f，133
Hetherington，Albert 阿尔伯特·赫瑟林顿，115，148–149
high-fructose corn syrup 高果糖玉米糖浆，76，226
high-protein diets 高蛋白饮食，142–144
high-satiety foods 高饱足食物，167–171
Hill，Kim 金·希尔，94–96，94n
hippocampus 海马体，200
Hirsch，Jules 朱尔斯·赫希，124，129–130
holidays 假期，158，159
Holt，Susanna 苏珊娜·霍尔特，167–170

I

J

K

lipostat 恒脂系统
appetite management and 和食欲管理，231–232
carbohydrates and 和碳水化合物，142–144
changing set point of 设定值的变化，135–140
data supporting existence of 存在的数据支撑，122
exercise and 和锻炼，140–142
Hervey's model of 哈维的（恒脂系统）模型，120，120f
leptin deficiency and 和瘦蛋白缺乏，128
melanocortins and 和黑皮质素，148
neuropeptide Y and 和神经肽 Y，146–147
overview of 的概述，132–135，134f，218
regulation of 的调控，157–158
sleep restriction and 和睡眠限制，183
threat response system and 和威胁反应系统，209–210
location of dining，at home vs. out 用餐地点：家食与外食的对比，75，76f
locus coeruleus 蓝斑（LC），180f
low–carbohydrate diets 低碳水饮食，142–144，143n，146n
Lowell，Brad 布拉德 · 洛厄尔，151，166

M

machine feeding study 机器喂食研究，58–59，59f
Maduru and Esta（Hadza people）马杜鲁和艾斯塔（哈扎人），87–90
magnetic resonance imaging 磁共振成像（MRI），156，160
marijuana 大麻，63–65
Marlowe，Frank 弗兰克 · 马洛，90
marshmallow experiment 棉花糖实验，108–109，109n
McDevitt，Ross 罗斯 · 麦克德维特，44–46
McDonalds 麦当劳，228
meal size 用餐量，166
meat 肉，167–168
mediation 冥想，234–235
melanocortin–4 receptor 黑皮质素 4 型受体，174
melanocortins 黑皮质素，148–149，148n
α –melanocyte–stimulating hormone α –黑素细胞刺激素，148n
melatonin 褪黑激素，189–190，191
Melhorn，Susan 苏珊 · 梅尔霍恩，160
Menaker，Michael 迈克尔 · 梅纳克，192
Mendonca，Suzanne 苏珊娜 · 门敦卡，135
mescaline 麦司卡林，200
metabolic rate，increasing 新陈代谢率升高，13n
metabolic wards 代谢区，20–21
methylprednisolone 甲强龙，208–209
Mexico 墨西哥，225–226
microarrays 微列阵，153–154

microglia，changes in with obesity 小胶质细胞随肥胖而变化，154–155，155f
milk 牛奶，2，2n，228
mindfulness meditation 正念冥想，234–235
minerals，lack of enjoyment of 缺乏对矿物质的喜欢，52，52n
Minnesota Starvation Experiment 明尼苏达饥饿实验，123，128–129
Minnie G. 明妮 · G，208
mismatches，evolutionary 进化不匹配，5，70
Mohr，Bernard 伯纳德 · 莫尔，113–114，142，152
mongongo trees 蒙贡戈树，70–71，71f
monosodium glutamate 谷氨酸一钠（MSG），49–50，78–80，80n
Moser，Elisa 埃莉萨 · 莫泽，113，117
Moss，Michael 迈克尔 · 莫斯，77，86n，100
motivation 动机
  bland diet and 和寡淡饮食，139
  brain regions and 和脑区，40
  dopamine and 和多巴胺，107
  learning and 和学习，42–44
MRI. 参见磁共振成像。
MSG. 参见谷氨酸一钠。

N

natural flavors 天然味道，80
natural selection 自然选择，42n，96
Nature papers《自然》论文，125，126n
NEAT. 参见非运动性生热作用。
negative feedback systems 负反馈系统，132n，211n
negative reinforcement 负强化作用，44
Nestlé 雀巢公司，228
Nestle，Marion 马里昂 · 奈斯德，84n
Neumann，Rudolf 鲁道夫 · 诺依曼，123
neuron–firing，valuation and 神经元放电和价值评估，27n
neurons，subjective value and 神经元和主观价值，103–105
neuropeptide Y neurons 神经肽 Y 神经元（NPY neurons），149–151，149n，151f，166
neuropeptide Y 神经肽 Y（NPY），146–149，209
New Guinea 新几内亚，7–8
NGY/AgRP neurons NGY/AgRP 神经元，149n
night blindness 夜盲症，61n
night eating syndrome 夜食症，194
noncontact aggression 非接触式攻击，206
non–exercise activity thermogenesis 非运动性生热作用（NEAT），173
nonindustrial diets. 非工业化饮食。另请参见狩猎采集者。
  common elements of 的常见要素，73–74
  fat，starch，sugar，salt，free glutamate and 和脂肪、淀粉、糖、盐、游离谷氨酸，76
noradrenaline 去甲肾上腺素，202
Norgren，Ralph 拉尔夫 · 诺格伦，163

O

P

T

U

V

W

Y

Z

图书在版编目（CIP）数据

饥饿的大脑：如何聪明地战胜驱使我们暴饮暴食的本能 /（英）斯蒂芬·J. 居耶内特（Stephan J.Guyenet）著；石雨晴译. -- 太原：山西人民出版社，2020.5

ISBN 978-7-203-11371-3

Ⅰ. ①饥… Ⅱ. ①斯… ②石… Ⅲ. ①饮食－卫生习惯－通俗读物 Ⅳ. ① R155.1-49

中国版本图书馆 CIP 数据核字（2020）第 053046 号

著作权合同登记号：图字：04-2019-004号

饥饿的大脑：如何聪明地战胜驱使我们暴饮暴食的本能

著　　者：[英] 斯蒂芬·J. 居耶内特
译　　者：石雨晴
责任编辑：贾　娟
复　　审：傅晓红
终　　审：秦继华

出 版 者：山西出版传媒集团·山西人民出版社
地　　址：太原市建设南路 21 号
邮　　编：030012
发行营销：010-62142290
0351-4922220　4955996　4956039
0351-4922127（传真）　4956038（邮购）
天猫官网：http://sxrmcbs.tmall.com　电话：0351-4922159
E-mail：sxskcb@163.com（发行部）
sxskcb@163.com（总编室）
网　　址：www.sxskcb.com

经 销 者：山西出版传媒集团·山西新华书店集团有限公司
承 印 厂：北京玺诚印务有限公司

开　　本：880mm × 1230mm　1/32
印　　张：11.5
字　　数：300 千字
版　　次：2020 年 5 月　第 1 版
印　　次：2020 年 5 月　第 1 次印刷
书　　号：ISBN 978-7-203-11371-3
定　　价：56.00 元